EL PRACTICUM EN ENFERMERÍA: UNA PROPUESTA DE DESARROLLO DEL PROYECTO DOCENTE

Practicum IV

Ana María Sánchez García

Antoni Merelles Tormo

Antonio Martínez Sabater

FACULTAT D'INFERMERIA I PODOLOGIA.
UNIVERSITAT DE VALÈNCIA

Valencia, 2012

ISBN papel 978-84-686-1073-3
Editado por Bubok Publishing S.L.
Impreso en España/Printed in Spain

Índice

Lista de Tablas

Lista de Figuras

1. Introducción

El documento que presentamos ha supuesto un reto frente a la necesidad de adecuar el plan de estudios al Espacio Europeo de Educación Superior.

La asignatura *Practicum IV* objeto de este proyecto docente forma parte de la materia «Prácticas Integradas en el Área/Departamento de Salud» del Grado en Enfermería, y se encuentra estrechamente relacionada no sólo con las demás asignaturas de la materia sino con casi todas las del Grado, por no decir todas. Asimismo, dada la recomendación genérica de activar los *Practicum* en el tercer y el cuarto curso, todavía no se dispone de referentes con sólida andadura sobre la organización y el funcionamiento de estas asignaturas, al menos en universidades que cuenten con un amplio número de estudiantes en la titulación.

El proyecto lo hemos estructurado en cinco grandes apartados, procurando respetar los criterios establecidos en el *Formulario de solicitud* para la verificación del título y tener en cuenta los medios y recursos disponibles o previsibles por parte de la Universitat de València.

En el primero se expone el `contexto legal e institucional`, dando un breve repaso al proceso de democratización de la sociedad española, de descentralización y de implantación de reformas en la Universidad y en la Sanidad. En el segundo se desarrolla la `evolución histórica de la carrera y profesión de Enfermería`, distinguiendo tres grandes etapas.

Tras este análisis histórico hemos estructurado el `marco teórico` del proyecto a partir de los conceptos de salud y enfermedad y de la organización de una atención integral de salud. Estos apartados han servido de antesala para el abordaje del `marco conceptual de la Enfermería Médico-Quirúrgica`, donde hemos definido el objeto de estudio, el campo de actuación profesional y las fuentes de información.

En el último gran apartado hemos abordado el `proyecto docente` propiamente dicho. Éste se inserta en el `contexto formativo curricular` determinado por l'Escola Universitària d'Infermeria i Podologia, por el Departament d'Infermeria y por el plan de estudios, y siempre teniendo en cuenta la caracterización del alumnado que ingresa en la titulación. Tras ello se aborda la `estructura de la materia` de «Prácticas Integradas en el

Área/Departamento de Salud», proponiendo una disposición lógica del contenido de los *Practicum* y los `recursos` necesarios para impartir la docencia en el Área/Departamento de Salud.

Finalmente, se aborda la `estructura de la asignatura` con las metas, objetivos, programa, metodología docente y medios técnicos. Se muestra también el despliegue de la organización del trabajo tanto en el centro sanitario como en la Escola Universitària d'Infemeria i Podologia. En la elaboración del programa docente se ha tenido en cuenta la dedicación guiada del alumnado en las unidades o servicios de hospitalización y la figura del profesorado asociado de ciencias de la salud en permanente cooperación con el profesorado responsable de la asignatura. Todo ello reforzado con la impartición de seminarios/taller, el seguimiento mediante tutorías académicas y el uso de tecnología de la información, a lo largo del periodo de prácticas. También se ha querido destacar la evaluación, que ha de servir como elemento de reflexión con el fin de mejorar la calidad de docencia en la asignatura. Se propone tanto la evaluación que el profesorado realiza sobre el alumnado, como la que el alumnado realiza sobre aquél y sobre la organización y el funcionamiento de las prácticas.

Para concluir, decir que esperamos que nuestro proyecto docente sea útil como punto de partida para las demás asignaturas que componen la materia de «Prácticas Integradas en el Área/Departamento de Salud». El profesorado encargado de estas asignaturas debemos permanecer receptivo a cualquier orientación ofrecida por los miembros de la comunidad universitaria. Sabemos que habrá que reevaluar y readaptar la programación a las condiciones que encontraremos en el proceso de implantación, pero esperamos satisfacer los objetivos de aprendizaje de los futuros profesionales.

Asimismo, esperamos que resulte útil también para que el alumnado alcance las exigencias que delimita el perfil de enfermero o enfermera generalista, y que le sirva para aplicar los conocimientos teóricos y metodológicos vistos a lo largo de las enseñanzas teóricas, con el fin de promover, proteger, prevenir, mantener y restaurar la salud de la persona, de la familia y de la comunidad.

2. Contexto legal e institucional

2.1. En el ámbito estatal

2.1.1. La Universidad

Desde el establecimiento de la democracia en España se han producido dos grandes reformas en el ámbito Universitario, delimitadas por sendas normas legislativas: la Ley de Reforma Universitaria (LRU, 1983) y la Ley Orgánica de Universidades (LOU, 2001).

Tanto una como la otra han pretendido dar respuesta al artículo 27 de la Constitución Española de 1979, en el que se establece el derecho a la educación y se especifica que ésta tendrá por objeto el pleno desarrollo de la personalidad humana en el respeto a los principios democráticos de convivencia y a los derechos y libertades fundamentales. En este mismo artículo se reconoce el principio de la autonomía de las Universidades, aspecto sustancial satisfecho con la LRU, cuya proclamación supuso el marco para la renovación de la vida académica española y la conceptualización de la Universidad como un servicio público sujeto a las exigencias de la sociedad.

2.1.1.1. La Ley de Reforma Universitaria

La LRU[1] facultó una nueva estructura organizativa universitaria, a través de los Departamentos, que se convirtieron en los responsables de la organización y desarrollo de la investigación y las enseñanzas propias de su respectiva área de conocimiento, agrupando al personal docente e investigador de una misma Universidad especializado en un mismo saber. También posibilitó una estructura participativa en la que estaban representados los intereses universitarios y los intereses sociales, a través del Consejo Social y el Consejo de Universidades.

Asimismo, dispuso que el Gobierno, a propuesta del Consejo de Universidades, debía establecer los títulos que tendrían carácter oficial y validez en todo el territorio nacional, así como las directrices generales de los planes de

[1] Ley Orgánica 11/1983, de 25 de agosto, de Reforma Universitaria. BOE núm. 209 de 1/9/1983, pág 24034–42

estudio que debían cursarse para su obtención y homologación. A raíz de ello, el Real Decreto 1497/1987[2] estableció las directrices generales comunes aplicables a todos los planes de estudio conducentes a la obtención de cualquier título universitario de carácter oficial y validez en todo el territorio nacional, estableció las directrices generales comunes aplicables a todos los planes de estudio conducentes a la obtención de cualquier título universitario de carácter oficial y validez en todo el territorio nacional, iniciándose un proceso de reestructuración de las directrices propias de cada título, de manera que se garantizara la coherencia y homogeneidad del modelo académico universitario.

En el marco de la incorporación de España al área universitaria europea, la LRU ofreció respuesta a una sociedad democrática, frente a las características previas de la Universidad, y al mismo tiempo satisfizo las exigencias profesionales marcadas por la constante generación y mutación de conocimientos, a los que, por otra parte, deseaban acceder cada vez más personas. Es por ello por lo que hay que encuadrarla en una nueva línea de ordenamiento jurídico, que vino a completarse en 1985 con la Ley Orgánica reguladora del Derecho a la Educación[3] (LODE) y, posteriormente, en 1990, con la Ley Orgánica de Ordenación General del Sistema Educativo[4] (LOGSE).

2.1.1.2. La Ley Orgánica de Universidades

La LOU[5] supuso una nueva ordenación de la actividad universitaria, tras el primer gran cambio sufrido por la Universidad en el periodo democrático, con el aumento progresivo de centros y titulaciones, la mejora en la investigación y la técnica y la recepción por parte de los estudiantes del espíritu crítico y de la extensión de la cultura como funciones propias de la universidad.

Tomando como base el *Informe Universidad 2000*, elaborado por Bricall

[2]Real Decreto 1497/1987, de 27 de noviembre, por el que se establecen las directrices generales comunes de los planes de estudio de los títulos universitarios de carácter oficial y validez en todo el territorio nacional. B.O.E. núm. 298, de 14/12/1987.

[3]Ley Orgánica 8/1985, de 3 de julio, reguladora del Derecho a la Educación. BOE núm. 159 de 4/07/1985.

[4]Ley Orgánica 1/1990, de 3 de octubre, de Ordenación General del Sistema Educativo. BOE núm. 238 de 4/10/1990

[5]Ley Orgánica 6/2001, de 21 de diciembre, de Universidades. BOE núm. 307 de 24/12/2001, págs. 49400–25

(2000) a partir del encargo efectuado por la Conferencia de Rectores de las Universidades Españolas a finales de 1998, la LOU se propuso sistematizar y actualizar los aspectos académicos, de docencia, investigación y, sobre todo, gestión con el fin de facilitar la adaptación a: 1) las características de una sociedad de información y conocimiento, que estaba transformando la naturaleza del trabajo y de la organización de la producción; 2) el fenómeno de la mundialización que incidía sobre las posibilidades de creación de empleo; y 3) la revolución científico-técnica, que estaba creando una nueva cultura y que planteaba acuciantes cuestiones éticas y sociales. El abordaje de estos aspectos, ya de por sí precisados en el *Libro Blanco sobre la Educación y la Formación* de la Comisión Europea (1995)[6], iba a reforzar el papel central de las universidades en el desarrollo cultural, económico y social de un país, así como conseguir una autonomía que desarrollara en cada una de ellas planes específicos acordes con sus características propias, con la composición de su profesorado, su oferta de estudios y con sus procesos de gestión e innovación.

La LOU se promulgó para adaptarse a las características de una sociedad en continuo cambio y facilitar una docencia de calidad y una investigación de excelencia. Con ella se pretendió dotar al sistema universitario de un marco normativo que estimulara el dinamismo de la comunidad universitaria, y lograra alcanzar una Universidad moderna que mejorara su calidad, que sirviera para generar bienestar y que, en función de unos mayores niveles de excelencia, influyera positivamente en todos los ámbitos de la sociedad. Se diseñó, también, con el propósito de impulsar la acción de la Administración General del Estado en la vertebración y cohesión del sistema universitario, ampliar las competencias de las Comunidades Autónomas en materia de enseñanza superior, incrementar el grado de autonomía de las Universidades, y establecer los cauces necesarios para fortalecer las relaciones y vinculaciones recíprocas entre Universidad y sociedad. Asimismo, con el propósito de constituir el marco para vincular la autonomía universitaria con la rendición de cuentas a la sociedad y al mismo tiempo permitir a las Universidades responder a la sociedad potenciando la formación y la investigación en la excelencia.

Así pues, la LOU articuló los distintos niveles competenciales, los de las

[6] *Libro Blanco sobre la educación y la formación - Enseñar y aprender - Hacia la sociedad cognitiva.* Noviembre de 1995. http://europa.eu/documents/comm/white_papers/pdf/com95_590_en.pdf [Consultado el 19/08/2010].

Universidades, las Comunidades Autónomas y la Administración General del Estado, contempló un mayor autogobierno de las Universidades y proporcionó a éstas nuevas competencias como la contratación de profesorado. Por otro lado, atribuyó nuevas competencias a las Comunidades Autónomas como la posibilidad de regular el régimen jurídico y retributivo del profesorado contratado, la evaluación de la calidad, etc.

Esta Ley supuso la base de la integración de la enseñanza superior española en el espacio europeo común de enseñanza superior. Con el objetivo de la mejora de la calidad del sistema en su conjunto y en cada una de sus vertientes, potenció la cultura de la evaluación, con la creación de la Agencia Nacional de Evaluación de Calidad y Acreditación (ANECA), y estableció nuevos mecanismos para el fomento de la excelencia. Al mismo tiempo, otro de los objetivos de la Ley fue impulsar la movilidad, tanto de estudiantes como de profesores e investigadores, tanto en el sistema español como en el europeo e internacional, con el fin de proporcionar mayor riqueza y una mejora de la calidad de los conocimientos.

2.1.1.3. El Espacio Europeo de Educación Superior y el despliegue de la normativa estatal

La creación de un Espacio Europeo de Enseñanza Superior (EEES) ha surgido, en esencia, de la necesidad de promover, por un lado, la convergencia en un área compartida entre los diferentes sistemas nacionales de educación superior, y por otro, de promocionar este sistema europeo por lo que respecta a la competitividad internacional y la movilidad académica y profesional de sus integrantes.

Este proceso de convergencia se ha visto arropado por varias declaraciones de Conferencias de Ministros de Educación, propulsoras de un cambio paulatino en la mentalidad de las instituciones políticas y académicas, y finalmente se ha visto concretado en la transformación legislativa pertinentemente adoptada en cada país. En la Figura 1 se pueden observar, en la parte superior, las diversas declaraciones y los momentos en que vieron la luz, y en la parte inferior las reglamentaciones adoptadas en nuestro país a propósito del desarrollo del EEES.

Sin embargo, no podemos obviar la labor de la UNESCO que previamente,

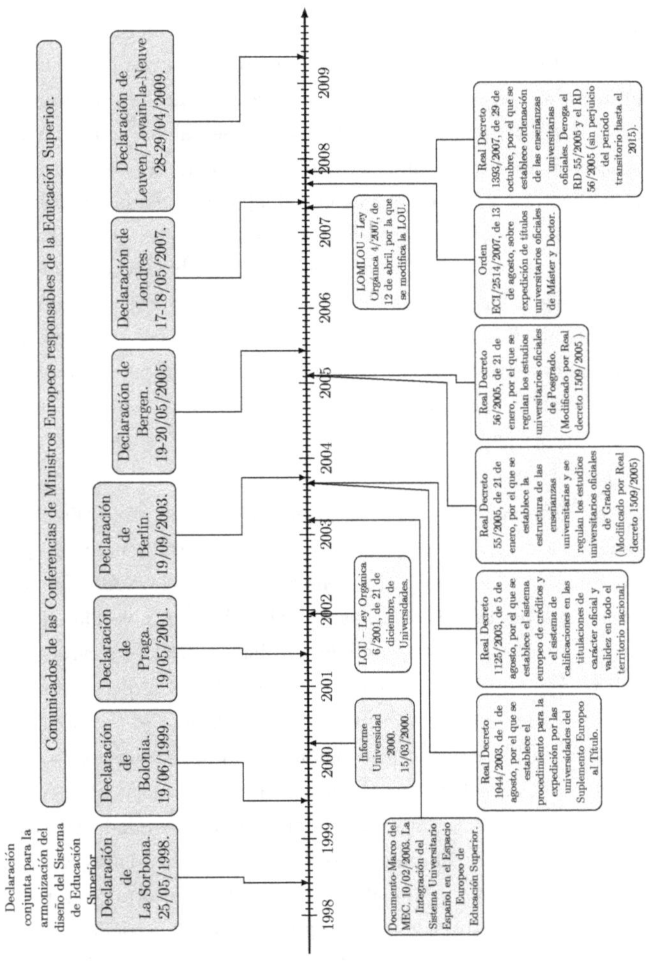

Figura 1: Declaraciones de las Conferencias de Ministros participantes en el proceso de Bolonia y legislación promulgada por el Ministerio de Educación (y Ciencia).Elaboración propia a partir de la información ofrecida en el portal *EEES Espacio Europeo de Educación Superior.* http://www.eees.es/es/documentacion [Consultado el 19/08/2010].

y en distintas ocasiones, ya había elaborado estudios internacionales en los que se examinaban los problemas y las prioridades de la educación en el mundo entero. En 1963, en la obra *La crisis mundial de la educación – un análisis de sistemas*, Philip H. Coombs[7] expuso los problemas con que se enfrentaba la educación en esos momentos y recomendó innovaciones de gran alcance. En 1971, tras los movimientos estudiantiles que habían agitado a numerosos países durante los tres años anteriores, la Comisión presidida por Edgar Faure[8] recibió el encargo de definir «las finalidades nuevas que asignan a la educación la transformación rápida de los conocimientos y de las sociedades, las exigencias del desarrollo, las aspiraciones del individuo y los imperativos de la comprensión internacional y de la paz» y de presentar «sugerencias en cuanto a los medios conceptuales, humanos y financieros a movilizar para alcanzar los objetivos fijados». El resultado fue el informe *Aprender a ser*, publicado en 1972, al que se le reconoce el mérito de fundamentar el concepto de educación permanente, en un contexto en que los sistemas de educación tradicionales eran objeto de críticas.

En 1991, la Conferencia General de la UNESCO invitó al Director General (Federico Mayor) a convocar «una comisión internacional para que reflexionara sobre la educación y el aprendizaje en el siglo XXI». La Comisión Internacional sobre la Educación para el Siglo XXI, establecida oficialmente a principios de 1993, estuvo presidida por Jacques Delors y tardó tres años en publicar *La educación encierra un tesoro* (1996). En dicho informe ya se aprecian las líneas maestras de un imperioso cambio en la orientación de la enseñanza: «edificar un futuro común», «educación durante toda la vida en el seno de la sociedad», «cooperación internacional», «interdependencia planetaria», «mundialización de los campos de la actividad humana», «comunicación universal», «un mundo repleto de riesgo», «daños causados por el progreso» «lo local y lo mundial», «comprender al otro», «participación democrática», «participación de la mujer», «desarrollo económico desigual», «desarrollo económico y humano». La influencia de la educación en el desarrollo humano decantó a la Comisión por apostar por cuatro pilares de una educación a lo largo de la vida: aprender a conocer, aprender a hacer, apren-

[7] Por entonces Director del Instituto Internacional de Planeamiento de la Educación de la UNESCO (IIPE).

[8] Ex Primer Ministro y ex Ministro de Educación francés.

der a vivir juntos y con los demás, aprender a ser. La universidad, además de sus misiones tradicionales, debía diversificar sus funciones en el sentido de: a) preparar para la investigación teórica o aplicada y para la enseñanza (incluso del profesorado); b) ofertar tipos de formación muy especializados y adaptados a las necesidades de la vida económica y social; c) abrir sus puertas a los adultos para que reanuden sus estudios (educación permanente en el sentido lato del término); y d) propulsar la cooperación internacional mediante el intercambio de profesorado y alumnado.

Teniendo en cuenta este contexto, y volviendo a lo que nos ocupa, el embrión del denominado Espacio Europeo de Educación Superior lo podemos encontrar en la firma de la *Carta Magna de las Universidades Europeas* por parte de Rectores de Universidades europeas a finales de 1988, en Bolonia. En ella se proclamaron los principios básicos de una incipiente reforma: 1) libertad de investigación y enseñanza, 2) selección de profesorado, 3) garantías para el estudiante, y 4) intercambio entre universidades.

Diez años después se firmó la Declaración de la Sorbona, una declaración conjunta a cargo de los cuatros ministros representantes de Francia, Alemania, Italia y el Reino Unido, en la que se hacía un llamamiento para la **armonización** del diseño del Sistema de Educación Superior Europeo con vistas a la creación de un espacio común de educación superior. Al año siguiente ya fueron 29 los ministros de educación europeos los que firmaron la Declaración de Bolonia (entre ellos el de España), con el propósito de coordinar las políticas de los respectivos países para alcanzar a corto plazo (antes del final de la primera década del tercer milenio), una serie de objetivos para el establecimiento del EEES y para la promoción mundial del sistema europeo de enseñanza superior. Reproducimos a continuación dichos objetivos, pues constituyen la base del EEES.

1. La adopción de un sistema de títulos de sencilla legibilidad y comparabilidad, a través de la introducción del Suplemento al Título, con tal de favorecer la empleabilidad de los ciudadanos europeos y la competitividad internacional del sistema europeo de enseñanza superior.

2. La adopción de un sistema basado esencialmente en dos ciclos principales, respectivamente de primer y segundo nivel. El acceso al segundo ciclo precisa de la conclusión satisfactoria de los estudios de primer ciclo, que duran un mínimo de tres años. El título otorgado al final del primer ciclo será utilizable como cualificación en el mercado laboral europeo. El segundo ciclo debe conducir a un título de máster o doctorado como en muchos países europeos.

3. El establecimiento de un sistema de créditos —como el modelo ECTS— como medio de promover la movilidad de estudiantes. Los créditos también pueden adquirirse en otros contextos, como la formación permanente, siempre que estén reconocidos por las universidades receptoras en cuestión.
4. La promoción de la movilidad; mediante la eliminación de los obstáculos para el pleno ejercicio de la libre circulación con especial atención a lo siguiente:
   - Para los estudiantes: el acceso a oportunidades de estudio y formación, y a servicios relacionados.
   - Para profesores, investigadores y personal técnico-administrativo: el reconocimiento y valorización de períodos de investigación en contextos europeos relacionados con la docencia y la formación, sin perjuicio para los derechos adquiridos.
5. La promoción de una colaboración europea en la garantía de calidad con vistas al diseño de criterios y metodologías comparables.
6. La promoción de las dimensiones europeas necesarias en la enseñanza superior, sobre todo en lo que respecta al desarrollo curricular, colaboración interinstitucional, planes de movilidad y programas integrados de estudio, formación e investigación.

En posteriores declaraciones de periodicidad bianual se fueron incorporando nuevos países, a la vez que enfatizando y matizando los presupuestos de base, a la espera de que los estados miembro completaran el proceso de transformación.

En España, tras más de un año desde la promulgación de la LOU, el Ministerio de Educación, Cultura y Deporte delineó su propuesta de integración del sistema universitario en el EEES en un documento marco titulado *La integración del sistema universitario español en el Espacio Europeo de Enseñanza Superior.*[9] Entre 2004 y 2005 se aprobaron los Reales Decretos que establecieron el procedimiento para la expedición por las universidades del Suplemento Europeo al Título, el sistema europeo de créditos y el sistema de calificaciones en las titulaciones de carácter oficial y validez en todo el territorio nacional, la estructura de las enseñanzas universitarias y la regulación de los estudios universitarios oficiales de Grado y de Postgrado.

Sin embargo, a los cinco años de promulgada, la LOU precisaba cambios de urgencia. En 2006 se había aprobado la Ley Orgánica 2/2006 de Educación[10],

[9]Disponible en el portal de Internet *EEES Espacio Europeo de Educación Superior.* http://www.eees.es/pdf/Documento-Marco_10_Febrero.pdf [Consultado el 19/08/2010].

[10]Ley Orgánica 2/2006, de 3 de mayo, de Educación. BOE núm. 106 de 4/5/2006, págs.

había que corregir algunas deficiencias puestas de manifiesto en el seno del sistema universitario e incorporar elementos que mejoraran la calidad de las universidades a instancia de los acuerdos en política de educación superior en Europa —como la elaboración del marco general de cualificaciones compatibles, distribuido en tres ciclos, tal y como quedó especificado en la Declaración de Bergen de 2005—, y del impulso que la Unión Europea pretendía dar a la investigación en los países miembros.

Así pues, en 2007 se aprobó la LOMLOU o Ley Orgánica 4/2007[11] que modificó la LOU. De la LOMLOU destacaremos un par de detalles. Primero, que reformó la estructura y organización de las enseñanzas para adaptarse a los tres ciclos: Grado, Máster y Doctorado. Y segundo, el énfasis puesto en su preámbulo en determinados aspectos no contemplados en la LOU, tales como «el papel de la universidad como transmisor esencial de valores», o el hecho de que a la universidad deba afrontar «el reto de la sociedad actual para alcanzar una sociedad tolerante e igualitaria, en la que se respeten los derechos y libertades fundamentales y de igualdad entre hombres y mujeres».

Se insiste en el preámbulo de la LOMLOU que «la acción de la universidad no debe limitarse a la transmisión del saber; debe generar opinión, demostrar su compromiso con el progreso social y ser un ejemplo para su entorno», y que la universidad debe cuidar de manera especial «la igualdad entre hombres y mujeres, los valores superiores de nuestra convivencia, el apoyo permanente a las personas con necesidades especiales, el fomento del valor del diálogo, de la paz y de la cooperación entre los pueblos».

Se insta, además, a que las universidades respondan al reto «no sólo a través de la incorporación de tales valores como objetivos propios de la universidad y de la calidad de su actividad, sino mediante el establecimiento de sistemas que permitan alcanzar la paridad en los órganos de representación y una mayor participación de la mujer en los grupos de investigación», y mediante estrategias que remuevan «los obstáculos que impiden a las mujeres alcanzar una presencia en los órganos de gobierno de las universidades y en el nivel más elevado de la función pública docente e investigadora acorde con

17158–207

[11]Ley Orgánica 4/2007, de 12 de abril, por la que se modifica la Ley Orgánica 6/2001, de 21 de diciembre, de Universidades. BOE núm. 89 de 13/04/2007, págs. 16241–60.

el porcentaje que representan entre los licenciados universitarios». Asimismo, la LOMLOU contempla «la creación de programas específicos sobre la igualdad de género, de ayuda a las víctimas del terrorismo y el impulso de políticas activas para garantizar la igualdad de oportunidades a las personas con discapacidad».

Con la LOMLOU, los decretos que regulaban los estudios universitarios de Grado y de Postgrado quedaron obsoletos. La situación se subsanó con el Real Decreto 1393/2007,[12] por el que se reordenaron las enseñanzas universitarias oficiales.

En virtud de este Real Decreto, la finalidad de las enseñanzas de `Grado` es la obtención por parte del estudiante de una formación general, en una o varias disciplinas, orientada a la preparación para el ejercicio de actividades de carácter profesional. Los planes de estudios conducentes a la obtención del título de Graduado deben ser elaborados por las universidades y verificados cada 6 años por el Consejo de Universidades de acuerdo con los protocolos de verificación y acreditación establecidos por la Agencia Nacional de Evaluación de la Calidad y Acreditación (ANECA). Los planes de estudios tendrán 240 créditos, que contendrán toda la formación teórica y práctica que el estudiante deba adquirir: aspectos básicos de la rama de conocimiento, materias obligatorias u optativas, seminarios, prácticas externas, trabajos dirigidos, trabajo de fin de Grado u otras actividades formativas.

En cuanto a las enseñanzas de `Máster` su finalidad es la adquisición por el estudiante de una formación avanzada, de carácter especializado o multidisciplinar, orientada a la especialización académica o profesional, o bien a promover la iniciación en tareas investigadoras. Los planes de estudios conducentes a la obtención de los títulos de Máster Universitario tendrán entre 60 y 120 créditos, y deben contemplar toda la formación teórica y práctica que el estudiante deba adquirir: materias obligatorias, materias optativas, seminarios, prácticas externas, trabajos dirigidos, trabajo de fin de Máster, actividades de evaluación, y otras que resulten necesarias según las características propias de cada título. Estas enseñanzas concluirán con la elaboración y defensa pública de un trabajo de fin de Máster, que tendrá entre 6 y 30

[12]Real Decreto 1393/2007, de 29 de octubre, por el que se establece la ordenación de las enseñanzas universitarias oficiales. BOE num. 260 de 30/10/2007, págs. 44037-48.

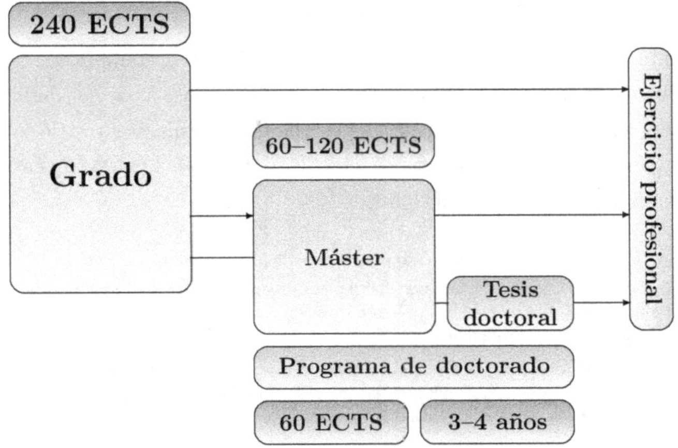

Figura 2: Estructura de las enseñanzas universitarias oficiales (Real Decreto 1393/2007), acorde con las líneas generales emanadas del EEES.(Tomado del Ministerio de Educación, de la página de Internet: http://www.educacion.es/educacion/universidades/educacion-superior-universitaria/organizacion-ensenanza-universitaria.html).

créditos.

Y respecto a las enseñanzas de **Doctorado** su finalidad es la formación avanzada del estudiante en las técnicas de investigación. Para ello podrán incorporar cursos, seminarios u otras actividades orientadas a la formación investigadora e incluir la elaboración y presentación de la correspondiente tesis doctoral, consistente en un trabajo original de investigación. Para obtener el título de Doctor o Doctora es necesario haber superado un periodo de formación y un periodo de investigación organizado denominado Programa de Doctorado. La tesis doctoral deberá consistir en un trabajo original de investigación elaborado por el candidato en cualquier disciplina.

En la Figura 2 se ofrece una representación sobre la estructura de las enseñanzas universitarias oficiales según este Real Decreto, de acuerdo con las líneas generales emanadas del EEES. Abordaremos más contenidos sobre el mismo en posteriores secciones. Sin embargo, haremos referencia a alguno de sus artículos a continuación.

2.1.1.4. La transversalidad de género

Como hemos podido apreciar, el proceso del EEES contempla que la formación universitaria debe profundizar en múltiples aspectos del desarrollo humano, social, político, ecológico... en cualquier titulación y ciclo formativo. Así queda dicho en el mencionado Real Decreto 1393/2007, en cuyo artículo 3, punto 5, se especifica que:

> Artículo 3. Enseñanzas universitarias y expedición de títulos.
>
> 5. Entre los principios generales que deberán inspirar el diseño de los nuevos títulos, los planes de estudios deberán tener en cuenta que cualquier actividad profesional debe realizarse:
>
> a) desde el respeto a los derechos fundamentales y de igualdad entre hombres y mujeres, debiendo incluirse, en los planes de estudios en que proceda, enseñanzas relacionadas con dichos derechos.
>
> b) desde el respeto y promoción de los Derechos Humanos y los principios de accesibilidad universal y diseño para todos de conformidad con lo dispuesto en la disposición final décima de la Ley 51/2003, de 2 de diciembre, de igualdad de oportunidades, no discriminación y accesibilidad universal de las personas con discapacidad, debiendo incluirse, en los planes de estudios en que proceda, enseñanzas relacionadas con dichos derechos y principios.
>
> c) de acuerdo con los valores propios de una cultura de paz y de valores democráticos, y debiendo incluirse, en los planes de estudios en que proceda, enseñanzas relacionadas con dichos valores.

Uno de los aspectos que está bien presente en las políticas europeas de educación superior es la igualdad entre hombres y mujeres. Un aprendizaje para la igualdad requiere un cambio en la sensibilidad de los profesionales que incluye no sólo la adquisición de conocimientos científicos y tecnológicos, sino la dotación de instrumentos que capacitan para un análisis crítico de las repercusiones que la construcción del género tiene en la reducción de las desigualdades. Precisamente, en la *European Netwotk on gender equality in higher education* celebrada en Berlín, en 2007, se analizó qué competencias en género demandan las áreas profesionales y cómo introducirlas en los programas curriculares.

La elaboración de todo proyecto docente no debe obviar estas consideraciones, menos en las titulaciones de ciencias de la salud, y máxime cuando desde la segunda mitad del siglo XX, sobre todo a partir de la década de los años setenta, se hizo un llamamiento internacional para integrar el enfoque de género en la salud. Y de acuerdo a las recomendaciones emanadas de las

Conferencias Internacionales de Naciones Unidas de «Población y Desarrollo» y de la «Mujer y Desarrollo», los organismos e instituciones internacionales, como la Organización Mundial de la Salud y la Unión Europea, y el Estado español, están apoyando la iniciativa de incorporar el enfoque de género en las políticas de salud pública para proporcionar una respuesta global a las desigualdades de género.

Con la Ley Orgánica 3/2007,[13] de 22 de marzo, para la igualdad efectiva de mujeres y hombres, el Gobierno español abrió un horizonte claro y fijó como una de sus prioridades en materia sanitaria y social la adopción de una perspectiva de género que posibilite indagar en el origen de las desigualdades y diseñar estrategias para superarlas.

2.1.2. El Sistema Sanitario

La transición democrática desencadenó una serie de transformaciones de índole política, social y económica, que terminaron por configurar un sistema institucional de libertades civiles y gobierno representativo, análogo al de los países europeos occidentales.

La aprobación de la Constitución Española[14] de 1978 supuso el inicio de la consolidación de un Estado de derecho que garantizara la convivencia democrática y unas leyes conforme a un orden económico y social justo, y que abogaba por la implantación de un Estado de bienestar. En su artículo 41, afirma que los poderes públicos mantendrán un régimen público de Seguridad Social para todos los ciudadanos y ciudadanas, que garantice la asistencia y prestaciones sociales suficientes ante situaciones de necesidad. Y en el artículo 43, reconoce el derecho a la protección de la salud, encomendando a los poderes públicos organizar y tutelar la salud pública a través de medidas preventivas y de las prestaciones y servicios necesarios. Asimismo, permitió la estructuración territorial del Estado en Comunidades Autónomas, favoreciendo, los correspondientes Estatutos de Autonomía, los cambios legislativos y la descentralización de los servicios públicos.

[13]Ley Orgánica 3/2007, de 22 de marzo, para la igualdad efectiva de mujeres y hombres. BOE núm. 71 de 23/03/2007, pg. 12611-45.

[14]Constitución Española de 27 de diciembre de 1978. BOE núm. 311 de 29/12/1978, págs. 29313–424.

La distribución de competencias en materia de servicios sanitarios y sociales queda clara en la Constitución: compete al Estado la regulación de todas aquellas condiciones que ayuden a mantener la igualdad entre toda la ciudadanía española. Según el artículo 149.1.16, el Estado tiene competencia exclusiva en la regulación de las condiciones básicas que garanticen la igualdad, las bases y la coordinación general de la sanidad, la legislación básica y el régimen general de la Seguridad Social. Pero también queda claro que según el artículo 149 de nuestra Carta Magna la competencia de los servicios sociales corresponde a las Comunidades Autónomas, las cuales los desarrollarán a través de sus respectivos Estatutos de Autonomía.

2.1.2.1. La Ley General de Sanidad

La Ley 14/1986 General de Sanidad[15] (LGS) hizo efectivo el derecho a la salud y propició un gran cambio en una estructura anquilosada, como la de la sanidad en nuestro país, abordando la construcción de una gran sanidad pública, capaz de hacer efectiva la universalidad de la asistencia sanitaria, y dando prioridad a la Atención Primaria preconizada por la OMS.

La LGS, y el Real Decreto 137/1984 previo, sobre estructuras básicas de salud,[16] propiciaron un nuevo modelo de organización sanitaria del sector público, fundamentado en los principios de la planificación, con un notable avance en la descentralización administrativa del gobierno central al autonómico, creándose una red de Atención Primaria e integrándose todas las redes asistenciales hospitalarias que, con anterioridad y sin coordinación alguna entre ellas, coexistían dentro del sistema público, en una sola gestión con criterios comunes.

Tal como recomendaba la OMS, se creó un Sistema Nacional de Salud concebido como el conjunto de servicios de salud de las Comunidades Autónomas, con una estructura descentralizada en Áreas de Salud, en cada una de las cuales estaba previsto ofrecer todas las prestaciones en cualquiera de sus niveles: Salud Pública, Atención Primaria y Atención Especializada, de

[15]Ley 14/1986, de 25 de abril, General de Sanidad. BOE núm. 102 de 29/4/1986, págs. 15207–24.

[16]Real Decreto 137/1984, de 11 de enero, sobre estructuras básicas de salud. BOE núm. 27 de 1/2/1984, págs. 2627–29.

forma que se pudiera integrar la asistencia (tanto curativa como preventiva), la promoción y la protección de la salud (incluida la salud laboral), mediante acciones coordinadas.

En el artículo 18 de la LGS se establecen las actuaciones necesarias a desarrollar por las administraciones públicas a través de los servicios de Salud y órganos competentes. Reproducimos el texto a continuación.

CAPÍTULO 2

De las actuaciones sanitarias del sistema de salud

Artículo dieciocho

Las administraciones públicas, a través de sus servicios de salud y de los órganos competentes en cada caso, desarrollarán las siguientes actuaciones:

1. Acciones sistemáticas para la educación sanitaria como elemento primordial para la mejora de la salud individual y comunitaria.
2. Atención primaria integral de la salud, incluyendo, además de las acciones curativas y rehabilitadoras, las que tiendan a la promoción de la salud y a la prevención de la enfermedad del individuo y de la comunidad.
3. Asistencia sanitaria especializada, que incluye la asistencia domiciliaria, la hospitalización y la rehabilitación.
4. Prestación de los productos terapéuticos precisos.
5. Programas de atención a grupos de población de mayor riesgo y programas específicos de protección frente a factores de riesgo, así como programas de atención de las deficiencias, tanto congénitas como adquiridas.
6. Promoción y mejora de los sistemas de saneamiento, abastecimiento de aguas, eliminación y tratamiento de residuos líquidos y sólidos; promoción y mejora de los sistemas de saneamiento y control del aire, con especial atención a la contaminación atmosférica, la vigilancia sanitaria y adecuación a la salud del medio ambiente en todos los ámbitos de la vida, incluyendo la vivienda.
7. Programas de orientación en el campo de la planificación familiar y la prestación de los servicios correspondientes.
8. Promoción y mejora de la salud mental.
9. Protección, promoción y mejora de la salud laboral.
10. Control sanitario y prevención de los riesgos para la salud derivados de los productos alimentarios, incluyendo la mejora de sus cualidades nutritivas.
11. Control sanitario de los productos farmacéuticos, otros productos y elementos de utilización terapéutica, diagnóstica y auxiliar, y de aquellos otros que, afectando al organismo humano, puedan suponer un riesgo para la salud de las personas.

12. Promoción y mejora de las actividades de Veterinaria de Salud Pública, sobre todo en las áreas de higiene alimentaria, en mataderos e industrias de su competencia, y en la armonización funcional que exige la prevención y lucha contra la zoonosis.
13. Difusión de la información epidemiológica general y específica para fomentar el conocimiento detallado de los problemas de salud.
14. Mejora y adecuación de las necesidades de la formación del personal al servicio de la organización sanitaria.
15. Fomento de la investigación científica en el campo específico de los problemas de salud.
16. Control y mejora de la calidad de la asistencia sanitaria en todos sus niveles.

El proceso de transferencia de competencias en materia sanitaria a las Comunidades Autónomas se inició en 1981 y se prolongó durante quince años. Como se puede apreciar en la Tabla 1 dicho proceso tuvo lugar en tres fases: en un primer momento, previo a la aprobación de la LGS se produjeron las transferencias a Cataluña y Andalucía; en una segunda etapa tuvieron lugar las transferencias a cinco Comunidades Autónomas más (País Vasco, Comunidad Valenciana, Galicia, Navarra y Comunidad Canaria) a lo largo de siete años; y en la tercera y última etapa, a partir del 1 de enero de 2002, el resto de comunidades asumieron las competencias, coincidiendo con el nuevo modelo de financiación autonómica[17,18] a finales de 2001.

[17]Ley Orgánica 7/2001, de 27 de diciembre, de modificación de la Ley Orgánica 8/1980, de 22 de septiembre, de Financiación de las Comunidades Autónomas (LOFCA). BOE número 313 de 31/12/2001, páginas 50377–83.

[18]Ley 21/2001, de 27 de diciembre, por la que se regulan las medidas fiscales y administrativas del nuevo sistema de financiación de las Comunidades Autónomas de régimen común y Ciudades con Estatuto de Autonomía. BOE núm. 313 de 31/12/2001, págs. 50383–419.

Comunidad Autónoma	Real Decreto Constitutivo del Servicio de Salud Autonómico	Identificación del Servicio de Salud Autónomo
Cataluña	1517/1981, de 8 de julio	Instituto Catalán de la Salud (ICS)
Andalucía	400/1984, de 22 de febrero	Servicio Andaluz de Salud (SAS)
País Vasco	1536/1987, de 6 de noviembre	Osakidetza - Servicio Vasco de Salud
Comunidad Valenciana	1612/1987, de 27 de noviembre	Agencia Valenciana de Salud
Galicia	1679/1990, de 28 de diciembre	Servicio Gallego de Salud (SERGAS)
Navarra	1680/1990, de 28 de diciembre	Servicio Navarro de Salud-Osasunbidea
Canarias	446/1994, de 11 de marzo	Servicio Canario de la Salud (SCS)
Asturias	1471/2001, de 27 de diciembre	Servicio de Salud del Principado de Asturias (SESPA)
Cantabria	1471/2001, de 27 de diciembre	Servicio Cántabro de Salud (SCS)
La Rioja	1473/2001, de 27 de diciembre	Servicio Riojano de Salud
Región de Murcia	1474/2001, de 27 de diciembre	Servicio Murciano de Salud (SMS)
Aragón	1475/2001, de 27 de diciembre	Servicio Aragonés de Salud (Salud)
Castilla-La Mancha	1476/2001, de 27 de diciembre	Servicio de Salud de Castilla-La Mancha (SESCAM)
Extremadura	1477/2001, de 27 de diciembre	Servicio Extremeño de Salud (SES)
Islas Baleares	1478/2001, de 27 de diciembre	Servicio de Salud de las Islas Baleares (IB-SALUD)
Comunidad de Madrid	1479/2001, de 27 de diciembre	Servicio Madrileño de Salud (SERMAS)
Castilla y León	1480/2001, de 27 de diciembre	Sanidad Castilla y León (SACYL)

Tabla 1: Devolución de las competencias en materia sanitaria a las Comunidades Autónomas.(Elaboración propia.)

2.1.2.2. La Ley de cohesión y calidad del Sistema Nacional de Salud

Los cambios producidos en la sociedad desde la entrada en vigor de la LGS originaron nuevos retos para el Sistema Nacional de Salud. La orientación hacia los resultados en salud, la potenciación del papel de los usuarios como decisores, la implicación de los profesionales en las reformas administrativas, las actuaciones clínicas y la toma de decisiones basadas en la evidencia científica, así como la búsqueda de mecanismos de integración en la atención sanitaria y la sociosanitaria, pusieron de manifiesto la necesidad del funcionamiento cohesionado del Estado y de las Comunidades Autónomas para complementar algunos elementos esenciales del Sistema Nacional de Salud, de manera que pudiera adaptarse a la modernización que el entorno le exigía.

Como respuesta a estos y otros motivos, en 2003 se promulgó la Ley 16/2003 de cohesión y calidad del Sistema Nacional de Salud.[19] Esta Ley estableció acciones de coordinación y cooperación de las Administraciones Públicas sanitarias como medio para asegurar a la ciudadanía el derecho a la protección de la salud, con el objetivo común de garantizar la equidad, la calidad y la participación social en el Sistema Nacional de Salud. Se pretendía, por tanto, que la atención a las personas por los servicios públicos sanitarios respondiera a unas garantías básicas y comunes.

A tal fin, la normativa se centró en el núcleo básico del Sistema: la equidad, la calidad y la participación; tal y como recomendaban los organismos internacionales (OMS, OPS, etc.) tras la revisión de los objetivos de «Salud para todos en el año 2000».[20] La **equidad**, en la línea de desarrollo del principio constitucional de igualdad, para garantizar el acceso a las prestaciones y, de esta manera, el derecho a la protección de la salud en condiciones de igualdad efectiva en todo el territorio, posibilitando la libre circulación de todas las personas. Una **calidad** que conjugara la incorporación de innovaciones con la seguridad y efectividad de éstas, que orientara los esfuerzos del sistema hacia la anticipación de los problemas de salud o hacia soluciones eficaces cuando

[19]Ley 16/2003, de 28 de mayo, de cohesión y calidad del Sistema Nacional de Salud. BOE núm. 128 de 29/05/2003, págs. 20567–86.

[20]Tejada de Rivero D A. Alma-Ata: 25 años después. *Revista Perspectivas de Salud. La revista de la Organización Panamericana de la Salud.* 8(2), 2003. Disponible en: http://www.paho.org/Spanish/dd/pin/Numero17_articulo1_1.htm

éstos apareciesen; calidad que evaluara el beneficio de las actuaciones clínicas incorporando sólo aquello capaz de aportar un valor añadido a la mejora de la salud, e implicando a todos los actores del sistema. Y la **participación ciudadana**, tanto en el respeto a la autonomía de sus decisiones individuales, como en la consideración de sus expectativas como colectivo de usuarios del sistema sanitario, permitiendo el intercambio de conocimientos y experiencias.

Al mismo tiempo, la normativa estableció que los ámbitos de colaboración entre las Administraciones Públicas sanitarias abarcaran: las prestaciones del Sistema Nacional de Salud, la farmacia, los profesionales sanitarios, la investigación, el sistema de información sanitaria, y la calidad del sistema sanitario. Las personas debían tener la seguridad de acceso a las mismas prestaciones en todo el ámbito estatal, los profesionales sanitarios debían contar con las mismas garantías de competencia profesional, la investigación debía orientarse a las necesidades de salud de la población, y se precisaba que la información sanitaria fluyera en todo el sistema y que la calidad constituyera un objetivo común dentro del Sistema Nacional de Salud.

Otro aspecto de la Ley es que ofrecía mecanismos de cooperación y coordinación tanto en la organización de la asistencia sanitaria como en salud pública, estableciendo, por ejemplo, la regulación de los planes integrales de salud en la asistencia sanitaria, con el fin de que las Administraciones sanitarias adoptaran un enfoque integral en la atención a las enfermedades más prevalentes, puesto de manifiesto en el informe del Defensor del Pueblo en el año 2000.[21]

2.1.3. El Sistema para la Autonomía y Atención a la Dependencia

La reflexión y debate sobre la atención a las personas en situación de dependencia en nuestro país alcanzó su punto álgido con la publicación en 2004

[21]Defensor del Pueblo. *La atención sociosanitaria en España: perspectiva gerontológica y otros aspectos conexos. Recomendaciones del Defensor del Pueblo e informes de la Sociedad Española de Geriatría y Gerontología y de la Asociación Multidisciplinaria de Gerontología. Año 2000.* Disponible en http://www.defensordelpueblo.es/documentacion/informesmonograficos/estudiosociosanitario.zip.

del *Libro blanco*,[22] y culminó con la promulgación de la Ley 39/2006, de Promoción de la Autonomía Personal y Atención a las personas en situación de dependencia.[23] Esta Ley amplió la acción protectora del Estado y del Sistema de Seguridad Social y completó el desarrollo legislativo de la Constitución Española en lo que a sus artículos 49 y 50 se refiere, los cuales garantizan la atención a las personas con discapacidad y personas mayores y el desarrollo de un sistema de servicios sociales promovidos por los poderes públicos para el bienestar de la ciudadanía y dentro de un marco estable de recursos y servicios.

Con dicha Ley se ha tratado de configurar un nuevo desarrollo de los servicios sociales del país que amplíe y complemente la acción protectora de este sistema, potenciando el avance del modelo de Estado social que consagra la Constitución Española, así como el compromiso de todos los poderes públicos en promover y dotar los recursos necesarios para hacer efectivo un sistema de servicios sociales de calidad, garantistas y plenamente universales mediante la creación de un `Sistema para la Autonomía y Atención a la Dependencia`, con la colaboración y participación de todas las Administraciones Públicas y la garantía por la Administración General del Estado de un contenido mínimo común de derechos para todos los ciudadanos y ciudadanas en cualquier parte del territorio del Estado español.

Esta atención a las personas en situación de dependencia y la promoción de su autonomía personal constituye uno de los principales retos de la política social de los países desarrollados, planteándose la necesidad de aquellas personas que, por encontrarse en situación de especial vulnerabilidad, requieren apoyos para desarrollar las actividades esenciales. Si en el momento de la entrada en vigor de la Constitución, los elementos fundamentales del Estado de bienestar se centraban en la atención sanitaria y en la Seguridad Social, el desarrollo social de nuestro país (envejecimiento de la población, personas con falta de autonomía o en situación terminal, etc.) ha situado la atención

[22]VV.AA. *Libro Blanco de atención a las personas en situación de dependencia.* Ministerio de Trabajo y Asuntos Sociales. Secretaría de Estado de Servicios Sociales, Familias y Discapacidad. Instituto de Mayores y Servicios Sociales (IMSERSO). 2005. Disponible en: http://www.imserso.es/dependencia_01/documentacion/documentos_de_interes/documentos_clave/libro_blanco/index.htm

[23]Ley 39/2006, de 14 de diciembre, de Promoción de la Autonomía Personal y Atención a las personas en situación de dependencia. BOE núm. 299 de 15/12/2006, págs. 44142–56.

social en un nivel fundamental.

Tradicionalmente han sido las familias, y en especial las mujeres, las que han asumido la atención de las personas dependientes. Los cambios en el modelo familiar hacen necesaria una modificación del sistema tradicional. La atención a este colectivo de población se ha convertido en un reto para los poderes públicos que requiere una respuesta adaptada al modelo social actual.

2.1.4. El concierto entre la Universidad y las Instituciones Sanitarias

Tanto la Disposición adicional sexta de la LRU, primero, como el Artículo 104.3 del Título VI de la Ley General de Sanidad, («De la docencia y la investigación»), después, coincidieron en que, las Administraciones Públicas competentes en educación y sanidad, debían establecer las bases generales del régimen de conciertos entre las Universidades y las Instituciones Sanitarias en las que se deba impartir enseñanza universitaria, a efectos de garantizar la docencia práctica en las áreas relacionadas con las Ciencias de la Salud (medicina, enfermería, farmacia) y otras enseñanzas que así lo exigieran.

Asimismo, en otros apartados del Artículo 104 de la Ley General de Sanidad, se subrayó que toda la estructura asistencial del sistema sanitario debía estar en disposición de ser utilizada para la docencia pregraduada, postgraduada y continuada de los profesionales, debiendo contar, las Universidades, con Centros de Atención Primaria y Hospitales, para el ejercicio de la docencia y la investigación.

El Real Decreto 1558/1986,[24] modificado, posteriormente, por los Reales Decretos 644/1988[25] y 1652/1991,[26] estableció, finalmente, el marco norma-

[24]Real Decreto 1558/1986, de 28 de junio (Presidencia), por el que se establecen las bases generales del régimen de conciertos entre las universidades y las instituciones sanitarias. BOE núm. 182 de 31/7/1986, págs. 27235–39.

[25]Real Decreto 644/1988, de 3 de junio, del Ministerio de Relaciones con las Cortes y de la Secretaria del Gobierno, por el que se modifica parcialmente el Real Decreto 1558/1986, de 28 de junio (Presidencia), por el que se establecen las bases generales del régimen de conciertos entre las universidades y las instituciones sanitarias. BOE núm. 152 de 25/6/1988, págs. 19925–6.

[26]Real Decreto 1652/1991, de 11 de octubre, por el que se modifica parcialmente Real Decreto 1558/1986, de 28 de junio (Presidencia), por el que se establecen las bases generales del régimen de conciertos entre las universidades y las instituciones sanitarias. BOE núm. 279 de 21/11/1991, págs. 37702–3.

tivo homogéneo que permitiría, con respecto a la autonomía universitaria, la ulterior realización de acuerdos de colaboración entre las instituciones respectivas, que garantizasen la consecución de objetivos docentes, asistenciales y de investigación, abarcando tanto a los Hospitales como a los Centros de Atención Primaria.

La LOU (2002), en su Disposición adicional séptima («Del régimen de conciertos entre Universidades e instituciones sanitarias») no vino más que a refrendar lo establecido en la Disposición adicional sexta de la LRU y el Artículo 104.3 del Título VI de la Ley General de Sanidad.

La Ley de cohesión y calidad del Sistema Nacional de Salud (2003), si bien no hizo referencia explícita a los conciertos, estatuyó la conformación de la Comisión de Recursos Humanos, con el cometido general de contribuir a la planificación y diseño de los programas de formación de los profesionales de la sanidad, en colaboración con el resto de instituciones responsables, así como la modernización de los recursos humanos del Sistema Nacional de Salud y definición de los criterios básicos de evaluación de las competencias de los profesionales sanitarios. Por otra parte, en los artículos 36 al 39, se abordan los cometidos de esta Comisión con respecto a la formación pregrado, postgrado, continuada y profesional, respectivamente. Sobre la formación de pregrado, la Comisión de Recursos Humanos, atendiendo a las necesidades de la población, quedó emplazada a trasladar al Ministerio de Educación, Cultura y Deporte y al Consejo de Coordinación Universitaria criterios para la adaptación de los planes de estudios conducentes a la obtención de los distintos títulos universitarios del ámbito de las ciencias de la salud, que conjugaran la adquisición simultánea de conocimientos, habilidades y actitudes y favorecieran el trabajo en equipo multiprofesional y multidisciplinar.

En cuanto a la LOMLOU (2007), en su Disposición final primera se limitó a introducir las pertinentes modificaciones al artículo 105 de la LGS para, en función del régimen de conciertos entre las universidades y las instituciones sanitarias, establecer la vinculación de determinadas plazas asistenciales de la institución sanitaria con plazas docentes de los cuerpos de profesores de universidad y con plazas de profesor contratado doctor.

2.1.5. Las reformas de las enseñanzas universitarias y de los Planes de Estudios de Enfermería

En España, la incorporación de los estudios de enfermería en la Universidad se produjo en el contexto legal de la Ley General de Educación[27] de 1970, merced a la publicación del Decreto 2293/1973,[28] por el que se regularon las Escuelas Universitarias, y la Orden que lo desarrolló.[29] Posteriormente apareció el Real Decreto 2128/1977[30] por el que las Escuelas de Ayudantes Técnicos Sanitarios (ATS) vinculadas a las Facultades de Medicina se convirtieron en Escuelas Universitarias de Enfermería integradas en la correspondiente Universidad.

La Orden de 31 de octubre de 1977[31] estableció las directrices para la elaboración de nuevos planes de estudios, que otorgaban el título de Diplomado en Enfermería, y que suponían la transición hacia una etapa profesional, delimitando diferencias respecto a planes anteriores como la formación hacia un nuevo modelo de salud.

En este sentido, dicho plan de estudios se adecuaba bastante a las recomendaciones de la OMS en cuanto a la formación que debía recibir el personal de Enfermería para trabajar sobre la base de una perspectiva científica, de una orientación hacia la salud, con una visión integral de la persona, y de una capacitación profesional para asumir funciones más complejas, elaborar juicios críticos, tomar decisiones y reorientar las actividades de manera autónoma.

El plan de estudios de 1977 se configuró en tres cursos, con una duración mínima de 4600 horas y una formación práctica de al menos el 50 % de las mismas. En este sentido, el plan de estudios se adecuaba a la Directiva

[27]Ley 14/1970, de 4 de agosto (Jefatura), General de Educación y Financiamiento de la Reforma Educativa. BOE núm. 187 de 6/8/1970, págs. 12525–46.

[28]Decreto 2293/1973, de 17 de agosto (Educación y Ciencia), por el que se regulan las Escuelas Universitarias. BOE núm. 231 de 26/9/1973, págs. 18685–9.

[29]Orden de 17 de septiembre de 1974 (Educación y Ciencia) por la que se desarrolla el Decreto 2293/1973, de 17 de agosto (Disp. 1343), regulador de las Escuelas Universitarias. BOE núm. 229 de 24/9/1974, págs. 19521–6.

[30]Real Decreto 2128/1977, de 23 de julio, sobre integración en la Universidad de las Escuelas de Ayudantes Técnicos Sanitarios como Escuelas Universitarias de Enfermería. BOE núm. 200 de 22/8/1977, págs. 18716-7.

[31]Orden de 31 de octubre de 1977 por la que se dictan directrices para la elaboración de Planes de Estudios de las Escuelas Universitarias de Enfermería. BOE núm. 283 de 26/11/1977, págs. 25987-9.

77/453/CEE,[32] en la que se especificaban las recomendaciones de la Comunidad Europea sobre formación de enfermería y según la cual se podían emplear 4600 horas de enseñanza teórica y práctica o tres años de estudios.

Este cambio de titulación se inscribía en el contexto de reformas legislativas e institucionales en el ámbito de la educación (LRU) y de la sanidad (LGS), a los que ya nos hemos referido previamente. Desde entonces, y gracias a la integración en la universidad, las distintas corrientes profesionales de enfermería han trabajado en el desarrollo de un cuerpo de conocimientos propio, apoyándose en una amplia y creciente actividad investigadora, lo que ha permitido contar, en estos momentos, con profesionales expertos en proporcionar cuidados integrales a las personas (sanas y enfermas, en las distintas etapas del ciclo vital), a las familias y a la comunidad, contemplando todos los niveles de atención.

A finales de la década de 1980 se empezó a gestar la elaboración de nuevos planes de estudios. Las directrices generales comunes aplicables a todos los planes de estudio aparecieron en el Real Decreto 1497/1978, mencionado al principio. En él se estableció una carga lectiva troncal mínima entre 60 y 90 créditos por año académico (1 crédito = 10 horas), es decir entre 180 y 270 créditos totales para las enseñanzas de primer ciclo (entre ellas las diplomaturas). Los contenidos de las materias se ordenaron en «troncales», «determinadas discrecionalmente por la Universidad» (incluyendo aquí las «obligatorias» y «optativas») y las materias «de libre elección».

Las directrices generales propias correspondientes al plan de estudios de Enfermería se aprobaron, definitivamente, en el Real Decreto 1466/1990,[33] estableciéndose una carga lectiva troncal mínima de 143 créditos. No se acotaron los límites y se permitió la adaptación por parte de cada Universidad de su plan de estudios con un amplio margen. Esto dio lugar a notables diferencias en la oferta de créditos troncales entre unas Universidades y otras,

[32]Directiva del Consejo de la Comunidad Europea, de 27 de junio de 1977, sobre coordinación de las disposiciones legales, reglamentarias y administrativas relativas a las actividades de los enfermeros responsables de cuidados generales (77/453/CEE). Diario Oficial de las Comunidades Europeas, 6, vol. 2.

[33]Real Decreto 1466/1990, de 26 de octubre, por el que se establece el título universitario oficial de Diplomado en Enfermería y las directrices generales propias de los planes de estudios conducentes a la obtención de aquél. BOE núm. 278 de 20/11/1990, págs. 34410–11.

dependiendo del número de créditos adicionales que cada Universidad decidiera añadir a los troncales.

Este plan de estudios sufrió dos modificaciones: mediante el Real Decreto 1267/1994,[34] modificando el Real Decreto 1497/1987, se estableció la carga lectiva total en un mínimo de 205 créditos y un máximo de 270; y el Real Decreto 614/1997, [35] que, con la intención de corregir la excesiva fragmentación del conocimiento a la que se habían sometido algunas disciplinas, fijó un número de créditos mínimo por materia o módulo, que evitaba el excesivo número de éstas.

Cabe mencionar que la drástica reducción de créditos entraba en contradicción con la Directiva 77/453/CEE (modificada por la Directiva 89/595/CEE,[36] pero en la que se mantenían las 4600 horas), y podía suponer problemas de homologación del título en la Comunidad Europea y para la libre circulación de los profesionales en dicho ámbito. De otro lado, estaba la discriminación que las 4600 horas suponía para los estudios de enfermería, en relación con la carga horaria de otras titulaciones del mismo nivel (e incluso de segundo ciclo) en Europa; aparte de las limitaciones temporales con que podía tropezar la programación docente.

Cuando el Tribunal Supremo dirimió el litigio y falló a favor de la Asociación Española de Enfermería Docente (AEED), el Plan de Estudio de Enfermería ya se había puesto en marcha en las Escuelas. Poco después, el Consejo

---

[34]Real Decreto 1267/1994, de 10 de junio, por el que se modifica el Real Decreto 1497/1987, de 27 de noviembre, por el que se establecen las directrices generales comunes de los planes de estudios de los títulos universitarios de carácter oficial y diversos Reales Decretos que aprueban las directrices generales propias de los mismos. BOE núm. 139 de 11/6/1994, págs. 18413–20.

[35]Real Decreto 614/1997, de 25 de abril, por el que se modifica parcialmente el Real Decreto 1497/1987, de 27 de noviembre, por el que se establecen las directrices generales comunes de los Planes de Estudios de los títulos universitarios de carácter oficial y validez en todo el territorio nacional, modificado parcialmente por los Reales Decretos 1267/1994, de 10 de junio, y 2347/1996, de 8 de noviembre. BOE núm. 117 de 16/5/1997, págs. 15344–5.

[36]Directiva del Consejo de la Comunidad Europea, de 10 de octubre de 1989, por la que se modifica la directiva 77/452/CEE sobre el reconocimiento recíproco de los idiomas, certificados y otros títulos de enfermero responsable de cuidados generales, que contiene además medidas a facilitar el ejercicio efectivo del derecho de establecimiento y de libre prestación de servicios, así como la Directiva 77/453/CEE sobre coordinación de las disposiciones legales, reglamentarias y administrativas relativas a las actividades de los enfermeros responsables de cuidados generales. Diario Oficial de las Comunidades Europeas, Nº L 341/30 (89/595/CEE).

de Universidades informó del acuerdo adoptado con la Comunidad Europea para establecer un máximo de 390 créditos totales de formación (y no 460) para que el título español de diplomado en enfermería se pudiera homologar con el de enfermería a nivel europeo. No obstante, el compromiso de los 390 créditos fue, en cierto modo, ficticio, ya que el Real Decreto 1267/1994 permaneció vigente y la carga lectiva total se mantuvo establecida en un mínimo de 205 créditos y un máximo de 270; y aunque en su Corrección de erratas[37] se mencionaba la ampliación a 390 créditos, la solución real consistió en adoptar una serie de equivalencias de horas que transformasen los 205/270 créditos en 390 créditos.

El siguiente paso en la reordenación de las enseñanzas universitarias oficiales se enmarca ya dentro del proceso de convergencia hacia el EEES (véase la sección 2.1.1.3) amparado en nuestro país por la LOU y la LOMLOU, hecho que se materializó en el Real Decreto 1393/2007. Se abrió con ello un nuevo escenario para Enfermería que, al pasar de Diplomatura a Grado, se «equipara» con las titulaciones de segundo ciclo, también en proceso de extinción. La posibilidad de realizar Máster y Doctorado en la propia disciplina otorga definitivamente igualdad de condiciones para el desarrollo académico, científico y profesional en relación con otras áreas del saber.

A partir del Real Decreto 1393/2007, las universidades constituyeron las Comisiones Elaboradoras de los Planes de Estudio, una por cada nueva titulación, según el catálogo de titulaciones reconfigurado,[38] las cuales, en un plazo prudencial que garantizara que la impartición de los Grados pudiera iniciarse en el curso 2009–10, elaboraron un extenso documento que debía de ajustarse al *Protocolo de evaluación para la verificación de títulos universitarios oficiales (Grado y Máster)*[39] establecido por la ANECA.

En el proceso de elaboración de estos documentos, y nueve meses des-

[37]Corrección de erratas del Real Decreto 1267/1994, de 10 de junio, por el que se modifica el Real Decreto 1497/1987, de 27 de noviembre, por el que se establecen las directrices generales comunes de los planes de estudios de los títulos universitarios de carácter oficial y diversos Reales Decretos que aprueban las directrices generales propias de los mismos. BOE núm. 141 de 14/6/1994, págs. 18537–8.

[38]Se puede consultar la oferta de títulos oficiales en: http://www.educacion.es/educacion/universidades/educacion-superior-universitaria/que-estudiar-donde.html

[39]Disponible en http://www.aneca.es/media/164042/verifica_protocoloyplantilla_gradomaster_080904.pdf (Ordenación de las enseñanzas universitarias oficiales (grado y máster): Programa VERIFICA).

pués de publicarse el Real Decreto 1393/2007, finalmente vio la luz la Orden CIN/2134/2008,[40] por la que se establecieron los requisitos para la verificación de los títulos universitarios oficiales que habilitaban para el ejercicio de la profesión de Enfermero/a. En el apartado 3 del anexo de esta orden se enumera una serie de 18 «Objetivos.–Competencias que los estudiantes deben adquirir», los cuales reproducimos a continuación.

1. Ser capaz, en el ámbito de la enfermería, de prestar una atención sanitaria técnica y profesional adecuada a las necesidades de salud de las personas que atienden, de acuerdo con el estado de desarrollo de los conocimientos científicos de cada momento y con los niveles de calidad y seguridad que se establecen en las normas legales y deontológicas aplicables.
2. Planificar y prestar cuidados de enfermería dirigidos a las personas, familia o grupos, orientados a los resultados en salud evaluando su impacto, a través de guías de práctica clínica y asistencial, que describen los procesos por los cuales se diagnostica, trata o cuida un problema de salud.
3. Conocer y aplicar los fundamentos y principios teóricos y metodológicos de la enfermería.
4. Comprender el comportamiento interactivo de la persona en función del género, grupo o comunidad, dentro de su contexto social y multicultural.
5. Diseñar sistemas de cuidados dirigidos a las personas, familia o grupos, evaluando su impacto y estableciendo las modificaciones oportunas.
6. Basar las intervenciones de la enfermería en la evidencia científica y en los medios disponibles.
7. Comprender sin prejuicios a las personas, considerando sus aspectos físicos, psicológicos y sociales, como individuos autónomos e independientes, asegurando el respeto a sus opiniones, creencias y valores, garantizando el derecho a la intimidad, a través de la confidencialidad y el secreto profesional.
8. Promover y respetar el derecho de participación, información, autonomía y el consentimiento informado en la toma de decisiones de las personas atendidas, acorde con la forma en que viven su proceso de salud-enfermedad.
9. Fomentar estilos de vida saludables, el autocuidado, apoyando el mantenimiento de conductas preventivas y terapéuticas.
10. Proteger la salud y el bienestar de las personas, familia o grupos atendidos, garantizando su seguridad.

[40] Orden CIN/2134/2008, de 3 de julio, por la que se establecen los requisitos para la verificación de los títulos universitarios oficiales que habiliten para el ejercicio de la profesión de Enfermero. BOE núm. 174 de 19/7/2008, págs. 31680–83.

11. Establecer una comunicación eficaz con pacientes, familia, grupos sociales y compañeros y fomentar la educación para la salud.
12. Conocer el código ético y deontológico de la enfermería española, comprendiendo las implicaciones éticas de la salud en un contexto mundial en transformación.
13. Conocer los principios de financiación sanitaria y sociosanitaria y utilizar adecuadamente los recursos disponibles.
14. Establecer mecanismos de evaluación, considerando los aspectos científico–técnicos y los de calidad.
15. Trabajar con el equipo de profesionales como unidad básica en la que se estructuran de forma uni o multidisciplinar e interdisciplinar los profesionales y demás personal de las organizaciones asistenciales.
16. Conocer los sistemas de información sanitaria.
17. Realizar los cuidados de enfermería basándose en la atención integral de salud, que supone la cooperación multiprofesional, la integración de los procesos y la continuidad asistencial.
18. Conocer las estrategias para adoptar medidas de confortabilidad y atención de síntomas, dirigidas al paciente y familia, en la aplicación de cuidados paliativos que contribuyan a aliviar la situación de enfermos avanzados y terminales.

En el apartado 5 de la Orden se remarca la duración de las enseñanzas oficiales de Grado: 240 créditos europeos. Dado que al crédito europeo se le reconoce una carga real de entre 25 y 30 horas de dedicación por parte del estudiante, esto supone un rango de 6000–7200 horas, lo cual guarda consonancia con la Directiva de la discordia, que fue actualizada con la Directiva 2005/36/CEE.[41]

Según la Orden, hay unos módulos que como mínimo deben incluirse en el plan de estudios, que se reproducen en la Tabla 2.

Conviene recordar que este plan de estudios capacita a los y las estudiantes como enfermeros/as generalistas, permitiendo posteriormente la especialización, bien mediante los postgrados, bien mediante las especialidades[42] de enfermería.

[41]Directiva 2005/36/CE del Parlamento Europeo y del Consejo de 7 de septiembre de 2005 relativa al reconocimiento de cualificaciones profesionales. Diario Oficial de la Unión Europea de 30/9/2005, L 255/22 ES.

[42]Real Decreto 450/2005, de 22 de abril, sobre especialidades de Enfermería. BOE núm. 108 de 6/5/2005, págs. 15480–6.

Tabla 2: Planificación de la enseñanza. Módulos que como mínimo deben incluirse en el plan de estudios de «Grado en Enfermería». Orden CIN/2134/2008.

Módulo	Nº de créditos europeos	Competencias que deben adquirirse
De formación básica común	60	Conocer e identificar la estructura y función del cuerpo humano. Comprender las bases moleculares y fisiológicas de las células y los tejidos. Conocer las características biológicas específicas (cromosómicas, gonadales, hormonales, de dimorfismo cerebral y genital). Conocer el uso y la indicación de productos sanitarios vinculados a los cuidados de enfermería, poniendo especial atención a la diferencia según edad y sexo. Conocer los diferentes grupos de fármacos, los principios de su autorización, uso e indicación y los mecanismos de acción de los mismos. Utilización de los medicamentos, evaluando los beneficios esperados y los riesgos asociado y/o efectos secundarios derivados de su administración y consumo en función de la diferencia sexual. Conocer y valorar las necesidades nutricionales de las personas sanas y con problemas de salud a lo largo del ciclo vital y según la actividad física, para promover y reforzar pautas de conducta alimentaria saludable. Identificar los nutrientes y los alimentos en que se encuentran. Identificar los problemas nutricionales de mayor prevalencia en mujeres y hombres y seleccionar las recomendaciones dietéticas adecuadas. Aplicar las tecnologías y sistemas de información y comunicación de los cuidados de salud. Conocer los procesos fisiopatológicos y sus manifestaciones y los factores de riesgo que determinan los estados de salud y enfermedad en las diferentes etapas del ciclo vital en función del género. Identificar las respuestas psicosociales de las personas ante las diferentes situaciones de salud (en particular, la enfermedad y el sufrimiento), seleccionando las acciones adecuadas para proporcionar ayuda en las mismas. Establecer una relación empática y respetuosa con el paciente y familia, acorde con la situación de la persona, problema de salud y etapa de desarrollo. Utilizar estrategias y habilidades que permitan una comunicación efectiva con pacientes, familias y grupos sociales así como la expresión de sus preocupaciones e intereses desde la perspectiva de género. Reconocer las situaciones de riesgo vital y saber ejecutar maniobras de soporte vital básico y avanzado. Conocer e identificar los problemas psicológicos y físicos derivados de la violencia de género para capacitar al estudiante en la prevención la detección precoz, la asistencia y la rehabilitación de las víctimas de esta forma de violencia.

Continúa en la página siguiente

Planificación de la enseñanza. Módulos que como mínimo deben incluirse en el plan de estudios de «Grado en Enfermería». Orden CIN/2134/2008.(Continuación)

Módulo	Nº de créditos europeos	Competencias que deben adquirirse
De Ciencias de la Enfermería	60	Identificar, integrar y relacionar el concepto de salud y los cuidados, desde una perspectiva histórica, para comprender la evolución del cuidado enfermero. Comprender desde una perspectiva ontológica y epistemológica la evolución de los conceptos centrales que configuran la disciplina enfermera, así como los modelos teóricos más relevantes, aplicando la metodología científica en el proceso de cuidar y desarrollando los planes de cuidados correspondientes. Aplicar el proceso de enfermería para proporcionar y garantizar el bienestar, la calidad y seguridad a las personas atendidas. Conocer y aplicar los principios que sustentan los cuidados integrales de enfermería. Dirigir, evaluar y prestar los cuidados integrales de enfermería al individuo a la familia y a la comunidad. Capacidad para describir los fundamentos del nivel primario de salud y las actividades a desarrollar para proporcionar un cuidado integral de enfermería al individuo, la familia y la comunidad. Comprender la función, actividades y actitud cooperativa que el profesional ha de desarrollar en un equipo de Atención Primaria de Salud. Promover la participación de las personas y grupos en su proceso de salud-enfermedad. Identificar los factores relacionados con la salud y los problemas del entorno, para atender a las personas en situaciones de salud y enfermedad como integrantes de una comunidad. Identificar y analizar la influencia de factores internos y externos en el nivel de salud de individuos, grupos y comunidad. Aplicar los métodos y procedimientos necesarios en su ámbito para identificar los problemas de salud más relevantes en una comunidad. Analizar los datos estadísticos referidos a estudios poblacionales desde la perspectiva de género, identificando las posibles causas de problemas de salud. Educar, facilitar y apoyar la salud y el bienestar de los miembros de la comunidad, cuyas vidas están afectadas por problemas de salud, riesgo, sufrimiento, enfermedad, incapacidad o muerte. Conocer las alteraciones de salud del adulto, identificando las manifestaciones que aparecen en sus distintas fases. Identificar las necesidades de cuidado derivadas de los problemas de salud. Analizar los datos recogidos en la valoración, priorizar los problemas del paciente adulto, establecer y ejecutar el plan de cuidados y realizar su evaluación. Realizar las técnicas y procedimientos de cuidados, estableciendo una relación terapéutica con los enfermos y familiares. Seleccionar las intervenciones encaminadas a tratar o prevenir los problemas derivados de las desviaciones de salud. Tener una actitud cooperativa con los diferentes miembros del equipo. Identificar las características de las mujeres en las diferentes etapas del ciclo reproductivo y en el climaterio y en las alteraciones que se pueden presentar proporcionando los cuidados necesarios en cada etapa. Aplicar cuidados generales durante el proceso de maternidad para facilitar la adaptación de las mujeres y los neonatos a las nuevas demandas y prevenir complicaciones.

Continúa en la página siguiente

Planificación de la enseñanza. Módulos que como mínimo deben incluirse en el plan de estudios de «Grado en Enfermería». Orden CIN/2134/2008.(Continuación)

Módulo	Nº de créditos europeos	Competencias que deben adquirirse
De Ciencias de la Enfermería (cont.)		Conocer los aspectos específicos y los cuidados del neonato. Identificar las características de las diferentes etapas de la infancia y adolescencia y los factores que condicionan el patrón normal de crecimiento y desarrollo. Conocer los problemas de salud más frecuentes en la infancia e identificar sus manifestaciones. Analizar los datos de valoración del niño, identificando los problemas de enfermería y las complicaciones que pueden presentarse. Aplicar las técnicas que integran el cuidado de enfermería, estableciendo una relación terapéutica con los niños y sus cuidadores. Seleccionar las intervenciones dirigidas al niño sano y al enfermo, así como las derivadas de los métodos de diagnóstico y tratamiento. Ser capaz de proporcionar educación para la salud a los padres o cuidadores primarios. Comprender los cambios asociados al proceso de envejecer y su repercusión en la salud. Identificar las modificaciones estructurales, funcionales, psicológicas y de formas de vida asociadas al proceso de envejecer. Conocer los problemas de salud más frecuentes en las personas mayores. Seleccionarlas intervenciones cuidadoras dirigidas a tratar o a prevenir los problemas de salud y su adaptación a la vida diaria mediante recursos de proximidad y apoyo a la persona anciana. Conocer el Sistema Sanitario Español. Identificar las características de la función directiva de los servicios de enfermería y la gestión de cuidados. Conocer y ser capaz de aplicar las técnicas de dirección de grupos. Conocer la legislación aplicable y el código ético y deontológico de la enfermería española, inspirado en el código europeo de ética y deontología enfermera. Prestar cuidados, garantizando el derecho a la dignidad, privacidad, intimidad, confidencialidad y capacidad de decisión del paciente y familia. Individualizar el cuidado considerando la edad, el género, las diferencias culturales, el grupo étnico, las creencias y valores. Conocer los problemas de salud mental más relevantes en las diferentes etapas del ciclo vital, proporcionando cuidados integrales y eficaces,en el ámbito de la enfermería aplicando el análisis de género. Conocer los cuidados paliativos y control del dolor para prestar cuidados que alivien la situación de los enfermos avanzados terminales.
Prácticas Tuteladas y Trabajo Final de Grado	90	Prácticas preprofesionales. En forma de rotatorio clínico independiente y con una evaluación final de competencias, en los centros de salud, hospitales y otros centros asistenciales que permitan incorporar los valores profesionales, competencias de comunicación, asistencia, razonamiento clínico, gestión clínica, juicio crítico, integrando en la práctica profesional los conocimientos, habilidades y actitudes de la enfermería, basados en principios y valores, asociados a competencias descritas en los objetivos generales y en las materias que conforman el título. Trabajo fin de grado. Materia Transversal cuyo trabajo se realizará asociado a distintas materias.

2.2. En el ámbito autonómico

La Comunidad Valenciana fue una de las primeras en acceder a la autonomía, como asimilada al artículo 151 de la Constitución Española. La aprobación del Estatuto de Autonomía de la Comunidad Valenciana[43] conllevó la asunción, entre otras, de las competencias en educación y en sanidad. El artículo 35 del Estatuto estableció que era competencia plena de la Generalitat Valenciana la regulación y administración de la enseñanza en toda su extensión, niveles y grados, modalidades y especialidades, en el ámbito de sus competencias. Y el artículo 38, que correspondía a dicha Institución el desarrollo legislativo y la ejecución de la legislación básica del Estado en materia de sanidad interior y en materia de seguridad social.

A partir de ese momento, la Generalitat Valenciana fue asumiendo las transferencias y comenzó a promulgar la legislación básica por la que se iban a regular los respectivos servicios educativos, sanitarios y sociales, como sistemas públicos. Las competencias en materia de educación se recibieron mediante el Real Decreto 2093/1983[44] Las del sistema sanitario tuvieron un proceso algo más complejo que abordaremos más adelante.

2.2.1. La Universitat de València–Estudi General

El Consell de la Generalitat Valenciana, aprobó los *Estatutos de la Universitat de València–Estudi General* el 28 de octubre de 1985, dentro del marco del Real Decreto 2093/1983 recién mencionado. Dichos estatutos articularon la renovación de las estructuras que permitirían el desarrollo de las funciones propias de la Universitat, amplia e intensamente reclamadas por la sociedad valenciana.

Se inició, así, la vertebración de la organización académica en departamentos, facultades, escuelas técnicas superiores, escuelas universitarias, colegios

[43]Ley Orgánica 5/1982, de 1 de julio, de Estatuto de Autonomía de la Comunidad Valenciana. DOGV núm 74 de 15/07/1982, págs. 2-23. Reformado mediante la Ley Orgánica 1/2006, de 10 d'abril, de Reforma de la Ley Orgánica 5/1982, de 1 de julio, de Estatuto de Autonomía de la Comunidad Valenciana. DOGV núm. 5238 de 11/04/2006, págs. 13339-84.

[44]Real Decreto 2093/1983, de 28 de julio, sobre traspaso de funciones y servicios de la Administración del Estado a la Comunidad Valenciana en materia de educación. BOE núm. 187 de 6/8/1983, págs. 21839–47. DOGV. núm. 121 de 15/09/1983, pág. 804 y ss.

mayores, y todos aquellos centros y servicios necesarios para el cumplimiento de sus funciones. Igualmente, se constituyeron los órganos de participación y de gobierno, los mecanismos de financiación, gestión y administración de los recursos, de selección y promoción del profesorado, así como se delimitaron las titulaciones propias de la Universitat, procediendo, más tarde, a la reforma de los planes de estudio.

En 1985 se publicó la Ley de Coordinación Interuniversitaria en la Comunidad Valenciana,[45] con la pretensión de establecer una coordinación entre las Universidades de la Comunidad en aras a la conjunción de esfuerzos y fomentar el espíritu de colaboración, respetando la Autonomía Universitaria. Fruto de esta Ley fue la creación del Consejo Interuniversitario de la Comunidad Valenciana.

Los `Departamentos` se constituyeron como las entidades universitarias encargadas de organizar y desarrollar la investigación, las enseñanzas y demás actividades universitarias referentes a un área de conocimiento o conjunto de áreas, cuya afinidad o relación justificara su agrupación desde un punto de vista científico y bajo criterios de eficacia. El `Departament d'Infermeria` se configuró tras la aprobación del acta constituyente, en la reunión del Consejo de Departamento celebrada el día 8 de mayo de 1987, adscribiéndose al área de conocimiento «Enfermería», fundamentada tanto en las ciencias biológicas como en las sociales, y vinculada a otras áreas de conocimiento. Esto implicó una opción enriquecedora para la organización del trabajo académico y el trasvase de otras disciplinas y profesiones a Enfermería y viceversa, sobre todo en el área de las ciencias sociales (Salud Pública, Sociología, Trabajo Social, Psicología Social, Antropología Social, Biblioteconomía y Documentación, Estadística).

Por otra parte, la organización de las tareas docentes y de investigación del Departament le obligaron a adoptar una nueva función: la `interdisciplinariedad`. Ésta puede definirse como la disposición de trabajo de grupo en busca de un lenguaje idéntico o común, y presupone la intervención de varias metodologías y formas de abordar los problemas para proporcionar una explicación más integradora de la realidad.

[45]Ley de la Generalidad Valenciana 3/1985, de 9 de marzo, de Coordinación Interuniversitaria en la Comunidad Valenciana. DOGV núm. 237 de 18/03/1985, págs. 674-6.

Los estatutos de la Universitat tuvieron que modificarse a raíz de las reformas propulsadas por la LOU. Los nuevos estatutos[46] de 2004 han mantenido un compromiso con la sociedad fundamentado en:

— `Los estudios`, mediante acciones que incrementen la relación de la Universitat de València con el entorno social de la ciudad y el país, y propicien que el estudio, la investigación y la crítica que en ella se realiza contribuya al progreso del conocimiento, de la cultura y al desarrollo económico y social. Esta aproximación a la sociedad cobra un papel relevante en la programación de los estudios y en el desarrollo de nuevas titulaciones y programas de investigación.

— `La investigación`, mediante el establecimiento de relaciones de cooperación con otras universidades e instituciones científicas y culturales, y el estímulo de su participación en los planes públicos de investigación. En especial, con la coordinación del trabajo con otras universidades valencianas y la cooperación con las del resto del área lingüística catalana. Asimismo, estableciendo acuerdos con entidades públicas y privadas, sin perjuicio de la garantía respecto a la titularidad de los resultados de la investigación.

— `La cultura`, a través de la difusión de la cultura en el seno de la sociedad, y la organización de un importante abanico de actividades dirigidas tanto a la comunidad universitaria como al público en general.

— `La cooperación y la solidaridad`, brindando sus recursos al servicio del desarrollo intelectual y material de los pueblos, de la defensa ecológica del medio y de la paz. La Universitat de València considera que la cooperación y la solidaridad son valores que han de superar los tópicos de la competitividad a que se quiere conducir la universidad en nuestro país. Asimismo, que el verdadero valor de la cooperación internacional está en la realización de proyectos de investigación común, de intercambio de profesorado, investigadores e investigadoras y estu-

[46]Decreto 128/2004, de 30 de julio, del Consell de la Generalitat, por el que se aprueban los Estatutos de la Universitat de València (Estudi General). DOGV núm. 4811 de 03/08/2004, págs. 20152-221. BOE núm. 69 de 22/3/2005, págs. 9850–92.

diantes entre la Universitat de València y otras del resto del mundo, y también en el desarrollo de iniciativas coordinadas.

Entre la LOU y los Estatutos se promulgó la Ley 5/2002,[47] de Creación del Consejo Valenciano de Universidades y de la Comisión Valenciana de Acreditación y Evaluación de la Calidad en el Sistema Universitario Valenciano, con el fin, por un lado, de vertebrar y mejorar la calidad como objetivo de la política universitaria de la Generalitat, en el marco de la ampliación de las competencias tanto de las Comunidades Autónomas como de las universidades, y por otro, de instituir el Consejo Valenciano de Universidades, como órgano consultivo de la administración y de coordinación del sistema universitario, que integre y armonice en un único órgano de coordinación las distintas vertientes, académicas y sociales, del sistema universitario valenciano y se abra a la participación de representantes de los agentes sociales y económicos y de los estudiantes de las universidades valencianas. El reglamento de funcionamiento de este Consejo se reguló mediante el Decreto 40/2005.[48]

2.2.1.1. Estructuras organizativas de la Universitat de València en la actualidad

La Universitat de València, tras más de cinco siglos de historia, es una de las instituciones de educación superior más destacadas del Estado español y busca consolidarse como una institución de prestigio entre las universidades españolas y también entre las europeas. Se preocupa intensamente de la calidad de la enseñanza, de la investigación y de los servicios, de la inserción de la Universitat en la sociedad, de el desarrollo y la promoción de la cultura, de la participación democrática de los universitarios en la vida de la Universitat, de el desarrollo del espíritu crítico y de la defensa de los derechos de la ciudadanía, tanto en el nivel individual como en el colectivo.

[47] Ley 5/2002, de 19 de junio, de la Generalitat Valenciana, de Creación del Consejo Valenciano de Universidades y de la Comisión Valenciana de Acreditación y Evaluación de la Calidad en el Sistema Universitario Valenciano. DOGV núm. 4279 de 26/06/2002, págs. 17983–91.

[48] Decreto 40/2005, de 25 de febrero, del Consell de la Generalitat, por el que se aprueba el Reglamento de Funcionamiento del Consejo Valenciano de Universidades. DOGV núm. 4956 de 01/03/2005, págs. 6761–6.

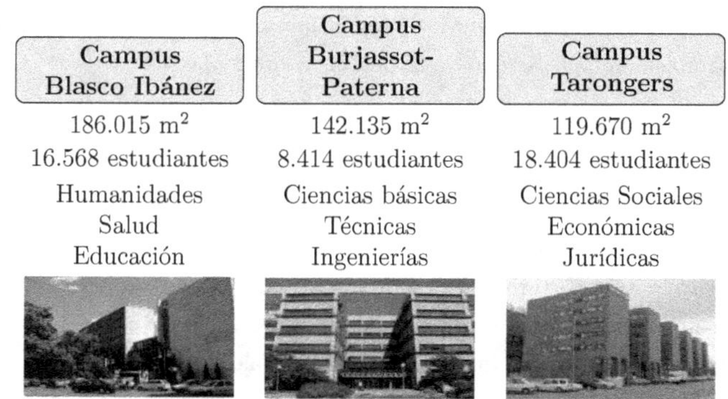

Figura 3: Los Campus de la Universitat de València–Estudi General.
(Número de estudiantes según el *Recull de Dades Estadístiques. Curs 08-09.* Servei d'Anàlisi i planificació de la universitat de València.)

Actualmente las estructuras organizativas de la Universitat (departamentos, facultades, escuelas técnicas superiores, escuelas universitarias, colegios mayores, y todos aquellos centros y servicios necesarios para el cumplimiento de sus funciones) se agrupan en tres Campus (Figura 3): 1) el de `Blasco Ibáñez`, donde se encuentran las facultades de Medicina y Odontología, de Psicología, de Geografía e Historia, de Filosofía y Ciencias de la Educación, y de Filología, así como la Escuela Universitaria de Enfermería; 2) el de `Burjassot-Paterna`, donde se encuentra la Escuela Técnica Superior de Ingeniería y las facultades de Ciencias Biológicas, de Física, de Química, de Matemáticas y de Farmacia; y 3) el de `Tarongers`, que incluye las facultades de Economía, de Derecho, de Magisterio y de Ciencias Sociales. Cuenta también con tres centros adscritos: dos públicos (la Escuela Universitaria de Enfermería «La Fe», en Valencia, y la Escuela Universitaria de Enfermería «Nuestra Señora del Sagrado Corazón», en Castellón) y uno privado («Florida Universitaria», en Catarroja, donde se imparten titulaciones sobre magisterio, economía y turismo).

2.2.1.2. El Plan Estratégico de la Universitat de València

La Universitat de València, ante la necesidad de identificar factores y objetivos clave que permitieran a la Institución conseguir con éxito la adaptación a los cambios y retos que plantea un entorno cada vez más complejo y cambiante, así como mejorar la organización y la percepción interna y social de las actividades emprendidas por la misma, aprobó, en 2008, el denominado *Pla Estratègic de la Universitat de València*

El *Pla Estratègic*, pretende servir de marco de referencia y facilitar la acción coordinada de los diversos órganos y unidades que integran la institución, garantizar la coherencia y ser cohesionador, eficiente y eficaz. Reconoce que la Universitat de València tiene como **misión** formar profesionales competentes en el ámbito europeo y fomentar una investigación de prestigio y de impacto internacional que contribuya al desarrollo de nuestra sociedad. También que la formación y la investigación son las que fundamentan las labores que realiza la Universitat en el ámbito de la difusión de la ciencia y la cultura, y en la reafirmación de los valores democráticos en favor de la sociedad en general, y de la valenciana, en particular.

La **visión** de la Universitat en el marco temporal del *Pla Estratègic* viene delimitada por las principales metas que se quiere alcanzar en un futuro. Así, la Universitat de València pretende ser reconocida en el futuro como:

- Referente de calidad en una formación de grado, amplia y abierta a toda la ciudadanía, y que tiene como objetivo la cualificación y la inserción profesional de las tituladas y los titulados.
- Institución que ofrece una formación de postgrado innovadora, flexible y atractiva, con vocación internacional, orientada, fundamentalmente, tanto a nuestro entorno como al ámbito europeo y latinoamericano.
- Institución guiada por la calidad y el volumen de su producción científica, así como por la transferencia de conocimientos a la sociedad y el impulso del desarrollo valenciano.
- Referente cultural en la sociedad valenciana, con especial atención a su cultura y su lengua.
- Referente universitario de intercambio, integración y movilidad en el ámbito del EEES.
- Organización accesible a los usuarios, que gestiona de forma innovadora, eficaz y eficiente.

— Comunidad universitaria integrada por personas que comparten unos objetivos comunes y que trabajan juntas para conseguirlos.

La elaboración y aprobación del *Pla Estratègic* va a permitir que la Universitat de forma conjunta defina claramente su futuro. Así pues, con esta herramienta, se emprende, con rigor metodológico, la planificación para la implantación de las acciones previstas y los recursos necesarios para desarrollarlas, evaluar los resultados y proceder a una valoración que conduzca, si procede, a los ajustes necesarios.

Con el *Pla Estratègic*, y los Planes Operativos que se deriven del mismo, todas las personas y estructuras con responsabilidades de gobierno y/o de gestión disponen de un potente instrumento que va a permitir trabajar en la construcción de una Universitat cada vez mejor, a partir de la trayectoria histórica, del análisis de la situación actual, de los objetivos comúnmente decididos y del futuro compartido.

A partir de la visión enunciada es posible identificar una serie de **ejes estratégicos** —áreas de actuación prioritaria o principales procesos clave de la organización (docencia de grado y de postgrado, producción científica y difusión cultural)—, y de **objetivos estratégicos**, o metas que se quiere conseguir para cada eje.

En la Figura 4 se reproduce un esquema de los ejes estratégicos del Plan y en la Tabla 3 se detallan los objetivos en función de los mismos.

2.2.1.3. Hacia el Campus de Excelencia Internacional

En 2009, la Universitat de València–Estudi General y la Universitat Politècnica de Valencia optaron a la convocatoria del Programa «Campus de Excelencia Internacional» (CEI), lanzada por el Ministerio de Ciencia e Innovación y el Ministerio de Educación. El esfuerzo por coordinar y conjuntar de forma precipitada dos proyectos de distinta naturaleza «Naunova. Ciencia Para la Salud y la Sostenibilidad» y «CPI2–Ciudad Politécnica de la Innovación y la Investigación» se saldó con la mención de proyectos prometedores, la correspondiente dotación económica como tales, y la recomendación de volver a concursar para optar a CEI en la convocatoria del año siguiente.

El propósito del Programa CEI consiste en iniciar la regeneración del concepto del campus universitario como un instrumento modernizador del siste-

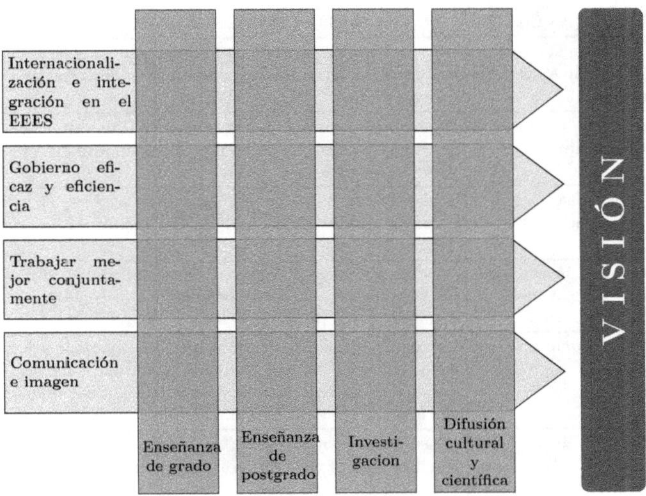

Figura 4: Ejes estratégicos de la Universitat de València.(Tomado del *Pla Estratègic de la Universitat de València.* http://www.uv.es/plaestrategic)

ma y de mejora de la visibilidad internacional de la universidad española. Estos campus pueden estar formados por una o varias universidades, institutos de investigación, centros tecnológicos, organismos públicos de investigación e instituciones de excelencia de la Comunidades Autónomas proyectando una agregación con proyección estratégica cuyo objetivo se base en la calidad de su actividad docente, en la excelencia científica, en su vocación internacional y en su transformación del conocimiento en innovación.

Por su parte, el Programa INNOCAMPUS, continuación de la presencia del Ministerio de Ciencia e Innovación en el Programa de Campus de Excelencia Internacional, pero liderado por el Ministerio de Educación, pretende la financiación de los mejores proyectos de CEI en beneficio del conjunto de la sociedad, teniendo como principales objetivos la especialización, la diferenciación y la internacionalización del sistema universitario español, como vías para alcanzar la excelencia.

Para la convocatoria de 2010, ambas Universidades públicas junto con el Centro Superior de Investigaciones Cienctíficas (CSIC) han optado de nuevo a la convocatoria con un proyecto conjunto denominado VALENCIA/CAMPUS (VLC/CAMPUS), que busca la diferenciación y la especialización mediante

	EJE ESTRATÉGICO	OBJETIVO ESTRATÉGICO
1	Calidad de la enseñanza de grado e inserción profesional.	Disponer de una oferta de estudios de grado amplia y abierta a todos, de gran calidad, orientada a la integración ciudadana y laboral de sus titulados.
2	Formación de postgrado relevante.	Distinguir la oferta de postgrado de la Universitat de València por su carácter innovador, flexible, atractivo y con vocación internacional.
3	Internacionalización e integración en el EEES.	Conseguir una plena y adecuada integración en el EEES y una internacionalización de la Universitat en todos sus ámbitos.
4	Actividad investigadora y transferencia de conocimientos.	Incrementar la producción científica de calidad y fomentar la transferencia de conocimiento a la sociedad, para impulsar el desarrollo valenciano.
5	Difusión cultural y científica.	Dinamizar, comunicar y transmitir una oferta de actividades culturales amplia y diferenciada, así como los resultados de la investigación, acercándolos a la comunidad universitaria y a la sociedad.
6	Gobierno eficaz y eficiente de la organización.	Conseguir una organización accesible a los usuarios, que planifica, innova y garantiza el uso eficiente de los recursos.
7	Trabajar mejor conjuntamente.	Conseguir una mayor cohesión interna y un personal más informado, formado y motivado.
8	Comunicación con la sociedad e imagen de la Universitat.	Conseguir una visibilidad social adecuada, con una especial sensibilidad y atención a las necesidades de la sociedad, adoptando una política de imagen y de comunicación adecuada.

Tabla 3: Ejes y objetivos del *Pla Estratégic de la Universitat de València.*(Tomado de http://www.uv.es/plaestrategic)

la articulación de sus mejores recursos alrededor de tres ámbitos temáticos y las correspondientes plataformas de innovación: Ciencia y Tecnología para la Salud (CT Salud), Tecnologías de la Información y la Comunicación (TIC) y Ciencia y Tecnologías para la Sostenibilidad (CT Sostenibilidad).

El proyecto VLC/CAMPUS se centra esencialmente en los nuevos programas: FORTALECIMIENTO, INNOCAMPUS e IGUALDAD. En el marco del programa FORTALECIMIENTO del Ministerio de Educación, ambas universidades han presentado actuaciones en todas las modalidades contempladas por la orden, con un énfasis especial en aquellas orientadas a la implantación del EEES, uno de los principales retos académicos de los próximos años.

Por otro lado, en el proyecto a presentar a la Convocatoria del MICIN (INNOCAMPUS) y que aborda los aspectos relacionados con la investigación, la transferencia de conocimiento y la innovación, el VLC/CAMPUS quiere convertirse en motor de innovación en la Comunidad Valenciana y mejorar la proyección internacional de la investigación que ahora se realiza en los centros de la UV, la UPV y el CSIC.

La suma de las dos universidades más los centros valencianos del CSIC constituyen el tercer polo científico del país, y la calificación de Campus de Excelencia Internacional es un sello que permitirá optar a programas y convocatorias económicas en el futuro. Es indudable la contribución que supondría para la mejora de la calidad de vida y el bienestar de la sociedad, el crear un polo de conocimiento de gran relevancia que puede actuar como motor de innovación en la sociedad valenciana en los próximos años.

Por ejemplo, en el marco de VLC/CAMPUS, está previsto la creación de una Escuela Internacional de Postgrado y Doctorado, que gestione la oferta con carácter más internacional de ambas universidades y que comporte la implicación en la misma de los investigadores del CSIC. Asimismo, la agregación resultante convierte la ciudad de Valencia en la primera ciudad europea en recepción de estudiantes Erasmus, por lo que está previsto que se cree una Unidad Interuniversitaria de Acogida de Estudiantes de Intercambio Internacional.

2.2.1.4. El Plan de Igualdad entre hombres y mujeres

De acuerdo con las políticas internacionales y estatales expuestas en la sección 2.1.1.4, nuestra Comunidad Autónoma, en general, y la comunidad universitaria, en particular, han asumido como propio el compromiso por la igualdad entre hombres y mujeres.

Así, la Ley autonómica 9/2003, para la igualdad entre mujeres y hombres,[49] en su artículo 9, al referirse a la promoción en la Universidad de la Igualdad de oportunidades, estableció que: «Las universidades deben promover la implantación de asignaturas y realización de proyectos docentes que incorporen la perspectiva de género». Y en el artículo 48 especificó que: «Las administraciones públicas valencianas pondrán en marcha los medios necesarios para que toda norma o escrito administrativo respete en su redacción las normas relativas a la utilización de un lenguaje no sexista».

---

[49]Ley 9/2003, de 2 de abril, de la Generalitat, para la Igualdad entre Mujeres y Hombres. DOGV núm. 4474 de 04/04/2003, págs. 9943-54.

En la Universitat de València, la `Unitat d'Igualtat` fue creada por acuerdo del Consell de Govern de octubre de 2007. La necesidad de su creación estuvo determinada por la Ley Orgánica 4/2007,[50], que modificó la Ley Orgánica 6/2001, de Universidades (LOMLOU), cuyo objectivo principal se centra en hacer efectivo el derecho de igualdad de trato y de oportunidades entre mujeres y varones. Así, la LOMLOU explicita que dicha igualdad es un valor que las universidades han de incorporar en su estructura y funcionamiento como objetivo propio, y que han de proyectar también a la sociedad. Concreta la obligación de presencia equilibrada de mujeres y hombres en los órganos de gobierno y representación en la Universidad, y obliga a la previsión estatutaria de presencia equilibrada en las comisiones de selección de plazas convocadas.

La Unitat d'Igualtat se regula como Servicio General de la Universitat de València, destinado a desarrollar las políticas de igualdad que acorde la institución dentro de su planificación plurianual. Sus funciones principales son:

- Elaborar y desarrollar los programas necesarios para impulsar las políticas de igualdad en la Universitat de València.
- Coordinar las acciones específicas que, en este sentido, puedan poner en marcha los diferentes órganos, centros y servicios.
- Todas las competencias que le reservan los Estatutos y el resto de normativa vigente, como pueden ser las previstas en los artículos 138 y 139, que hacen referencia a la elaboración y aprobación de los estudios de posgrado y a los estudios de extensión universitaria.

El *I Plan de Igualdad de la Universitat de València* fue aprobado por unanimidad del Consell de Govern del 1 de diciembre de 2009 y se implantará mediante los correspondientes planes operativos anuales que determinarán: las actuaciones concretas a realizar; los órganos responsables de impulsarlo, aplicarlo y hacer el seguimiento; los indicadores y las evidencias por medio de los cuales se podrá evaluar la consecución de las metas propuestas; las

[50]Ley Orgánica 4/2007, de 12 de abril, por la que se modifica la Ley Orgánica 6/2001, de 21 de diciembre, de Universidades. BOE núm. 89 de 13/4/2007, págs. 16241–60.

partidas presupuestarias vinculadas a estas medidas. De este modo, el Plan se integra en la Planificación Estratégica General de la Universitat y forma parte de su desarrollo.

Con una duración prevista de 3 años, el *I Pla d'Igualtat de la Universitat de València* (2010-2012) se estructura en cinco ejes, que implican once ámbitos de actuación (Tabla 4).

EJES		ÁMBITOS DE ACTUACIÓN
Primero	Diagnóstico y visibilidad	1 Diagnóstico 2 Visibilidad
Segundo	Creación de una cultura de igualdad: comunicación y sensibilización	3 Cultura de igualdad 4 Comunicación y sensibilización
Tercero	Aspectos laborales	5 Acceso a la ocupación, ascenso y promoción personal 6 Condiciones de trabajo
Cuarto	Investigación y docencia	7 Investigación 8 Docencia
Quinto	Participación y gobierno	9 Participación y presencia de las mujeres en la vida universitaria. 10 Representación equilibrada en los diferentes órganos y niveles de la toma de decisiones. 11 Modificación de normativas de la Universitat.

Tabla 4: Ejes y ámbitos de actuación del *I Pla d'Igualtat de la Universitat de València* (2010-2012).(Tomado de http://www.uv.es/igualtat/)

2.2.2. El Sistema Sanitario de la Comunidad Autónoma de Valencia

Las transferencias del Sistema Sanitario a la Comunidad Autónoma de Valencia se produjeron en dos momentos de la década de 1980.

En un primer momento se transfirieron las **competencias en Salud Pública**, de manera que la Generalitat Valenciana, en 1983, creó la Dirección General de Salud de la en aquellos momentos denominada «Conselleria de Sanidad, Trabajo y Seguridad Social».[51] Desde entonces, la Conselleria

[51]Decreto 15/1983, de 31 de enero, por el que se aprueba la estructura orgánica y funcio-

ha atravesado múltiples reestructuraciones (ver Tabla 5), pasando a denominarse «de Sanidad y Consumo» en 1987, y más tarde, a partir de 1997, «de Sanidad», término que se mantiene hasta la actualidad.

En el proceso de reforma, dicha Dirección General se esforzó por desarrollar una política sanitaria que consolidara una estructura político-administrativa capaz de potenciar la Salud Pública en las Áreas de Salud, cumpliendo los principios de promoción y protección de la salud, participación democrática y planificación de la intervención sanitaria, a partir de la identificación del riesgo epidemiológico como elemento guía.

Ello quedó plasmado en el Decreto 42/1986,[52] por el que se definía y estructuraba la Atención Primaria de Salud. Merced a este Decreto, en las Áreas de Salud se crearon los denominados Centros de Salud Comunitaria (actualmente Centros de Salud Pública) y, en las Zonas Básicas de Salud, los Centros de Atención Primaria (actualmente Centros de Salud).

Por norma, a cada Área de Salud le correspondía una población entre 200.000 y 250.000 habitantes, y en su estructura organizativa se incluían los órganos de planificación, programación, gestión y coordinación de la atención a la salud. A su vez, cada Área estuvo subdividida en varias Zonas de Salud, a cada una de las cuales se le encomendó la atención básica de una población entre 5000 y 30000 habitantes, perfectamente delimitada geográficamente conforme a un mapa sanitario. A finales de 1991, la Conselleria de Sanidad y Consumo estableció el Reglamento de organización y funcionamiento de los Equipos de Atención Primaria.[53]

Con el transcurso del tiempo el mapa sanitario se ha visto afectado por sucesivas modificaciones, tal y como puede apreciarse en la Tabla 6. Las 23 Áreas iniciales se redujeron a 20 en 1993, con el supuesto de atender a la máxima integración de los recursos sanitarios y prestar una atención sanitaria y sociosanitaria más ágil y eficaz. En 2007 las Áreas de Salud pasaron a

nal de la Conselleria de Sanidad, Trabajo y Seguridad Social de la Generalitat Valenciana. DOGV núm. 94 de 15/02/1983. pág. 96 y ss.

[52]Decreto 42/1986, de 21 de marzo, del Consell de la Generalitat Valenciana, por el que se define y estructura la Atención Primaria de la Salud en la Comunidad Valenciana. DOGV núm. 369 de 28/04/1986, págs. 1542 y ss.

[53]Orden de 20 de noviembre de 1991, de la Conselleria de Sanidad y Consumo, por la que se establece el Reglamento de Organización y funcionamiento de los Equipos de Atención Primaria en la Comunidad Valenciana. DOGV núm. 1691 de 26/12/1991, pág. 11674 y ss.

RANGO DE LA NORMATIVA	ORGANO EMISOR	ACCIÓN S/ ROF*	INSTITUCIÓN AFECTADA	DOGV NÚM.	FE CHA
Decreto 15/1983, de 31 de enero	—	aprueba	Conselleria de Sanidad, Trabajo y Seguridad Social	94	15/02/ 1983
Decreto 39/1984, de 2 de abril	El Consell de la GV	aprueba	Conselleria de Sanidad, Seguridad, Social y Trabajo	162	17/05/ 1984
Decreto 159/1987, de 21 de septiembre	El Consell de la GV	aprueba	Conselleria de Sanidad y Consumo.	675	05/10/ 1987
Decreto 187/1991, de 15 de octubre	El Consell de la GV	aprueba	Conselleria de Sanidad y Consumo.	1650	25/10/ 1991
Decreto 3/1993, de 25 de enero	El Gobierno Valenciano	modifica	Conselleria de Sanidad y Consumo.	1959	08/02/ 1993
Orden de 22 de marzo de 1993	El Conseller de Sanidad y Consumo	aprueba	Conselleria de Sanidad y Consumo.	2003	14/04/ 1993
Decreto 37/1994, de 21 de febrero	El Gobierno Valenciano	aprueba	Conselleria de Sanidad y Consumo.	2217	01/03/ 1994
Decreto 4/1996, de 9 de enero	El Gobierno Valenciano	modifica	Conselleria de Sanidad y Consumo.	2670	18/01/ 1996
Decreto 33/1997, de 26 de febrero	El Consell de la GV	aprueba	Conselleria de Sanidad.	2942	01/03/ 1997
Orden de 12 de junio de 1997	El Conseller de Sanidad	desarrolla	Conselleria de Sanidad.	3017	19/06/ 1997
Orden de 9 de marzo de 1998	El Conseller de Sanidad	modifica	Conselleria de Sanidad.	3228	23/04/ 1998
Decreto 101/1998, de 21 de julio	El Gobierno Valenciano	modifica	Conselleria de Sanidad.	3297	30/07/ 1998
Decreto 87/1999, de 30 de julio de 1999	El Gobierno Valenciano	aprueba	Conselleria de Sanidad.	3551	02/08/ 1999
Decreto 198/1999, de 19 de octubre	El Gobierno Valenciano	modifica	Conselleria de Sanidad.	3610	22/10/ 1999
Orden de 3 de enero de 2000	El Conseller de Sanidad	desarrolla	Conselleria de Sanidad,	3666	14/01/ 2000
Decreto 46/2001, de 27 de febrero	El Gobierno Valenciano	modifica	Conselleria de Sanidad,	3950	01/03/ 2001
Decreto 116/2003, de 11 de julio	El Consell de la GV	aprueba	Conselleria de Sanidad.	4543	14/07/ 2003
Orden de 31 de julio de 2003	El conseller de Sanidad	desarrolla	Conselleria de Sanidad.	4576	29/08/ 2003
Decreto 26/2005, de 4 de febrero	El Consell de la GV	aprueba	Conselleria de Sanidad.	4941	08/02/ 2005
Orden de 27 de mayo de 2005	El Conseller de Sanidad	desarrolla	Conselleria de Sanidad.	5028	15/06/ 2005
Decreto 1/2006, de 13 de enero	El Consell de la GV	modifica	Conselleria de Sanidad.	5178	17/01/ 2006
Decreto 120/2007, de 27 de julio	El Consell de la GV	aprueba	Conselleria de Sanidad.	5566	30/07/ 2007

*S/ ROF: Acción sobre el Reglamento Orgánico y Funcional.

Tabla 5: Normativas que jalonan las reestructuraciones de la Conselleria de Sanidad en la Comunidad Valenciana.

RANGO DE LA NORMATIVA	ORGANO EMISOR	ACCIÓN SOBRE EL MAPA SANITARIO	DOGV NÚM.	FE CHA
Orden de 2 de mayo de 1986	Conselleria de Sanidad y Consumo	Se delimitan las Zonas y Areas de Salud de la Comunidad Valenciana.	384	30/05/1986
Orden de 27 de diciembre de 1993	Conselleria de Sanidad y Consumo	Delimita el mapa sanitario	2175	30/12/1993
Orden de 12 de mayo de 2005	Conselleria de Sanidad	Se crean los departamentos de salud.	5009	19/05/2005
Decreto 224/2007, de 16 de noviembre	El Consell	Aprueba y regula el procedimiento para la modificación del mapa sanitario	5643	20/11/2007
Resolución de 11 de abril de 2008	El Conseller de Sanidad	Mantenimiento y actualización del mapa y publicación de nuevo anexo que sustituye y anula hasta el entonces vigente	5767	21/05/2008
Resolución de 15 de abril de 2009	El Conseller de Sanitat	Creación del nuevo Departamento de Salud l'Horta–Manises	5996	20/04/2009
Resolución de 16 de abril de 2009	El Conseller de Sanitat	Nueva denominación de los departamentos de salud	5996	20/04/2009
Resolución de 10 de marzo de 2010	El Conseller de Sanidad	Creación del nuevo departamento de salud Elche–Crevillent	6264	11/05/2010

Tabla 6: Normativas sobre delimitación y modificaciones del mapa sanitario de la Comunidad Valenciana.

denominarse Departamentos de Salud, elevándose su número a 22. Y en 2009 y 2010 se crearon dos nuevos Departamentos de Salud, el de Manises y el de Elche-Crevillente. En la Figura 5 se muestra una imagen con la delimitación geográfica de los Departamentos hasta 2009 (23 Departamentos).

Por lo que respecta a la parte de atención curativa y reparadora, en un segundo momento se transfirieron, mediante el Real Decreto 1612/1987,[54] las `competencias del Instituto Nacional de la Salud` (INSALUD), entidad encargada de gestionar y administrar la Seguridad Social. Esta circunstancia comportó la creación del Servicio Valenciano de Salud (SVS), mediante la Ley 8/1987,[55] donde se recogieron los fines y objetivos de la norma básica del Estado. El SVS gozó de una gran autonomía administrativa y de gestión hasta 1991, año en que fue adscrito a la Consellería de Sanidad y Consumo.[56]

[54]Real Decreto 1612/1987, de 27 de noviembre, sobre traspaso a la Comunidad Valenciana de las funciones y servicio del Instituto Nacional de la Salud. DOGV núm. 745 de 19/01/1988, pág. 204 y ss.

[55]Ley de la Generalitat Valenciana 8/1987, de 4 de diciembre, del Servicio Valenciano de Salud. DOGV núm. 724 de 16/121987, pág. 5358 y ss.

[56]Decreto 187/1991, de 15 de octubre, del Consell de la Generalitat Valenciana, por el que se aprueba el Reglamento Orgánico y Funcional de la Conselleria de Sanidad y Consumo. DOGV núm. 1650 de 25/10/1991, pág. 9901 y ss.

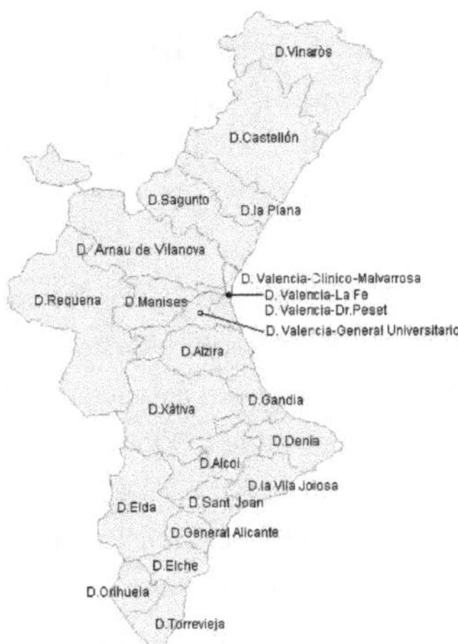

Figura 5: Departamentos de Salud de la Comunidad Valenciana en 2009.(Tomado de http://www.san.gva.es/val/inst/org/orgaterritorialtemp.html)

Poco después, el Decreto 122/1988[57] definió y estructuró la asistencia especializada en la Comunidad Valenciana, y el Decreto 186/1996 [58] estableció su reglamento de organización y funcionamiento. De esta manera quedaba, así, constituido el sistema único y armonizador de los recursos y dispositivos sanitarios, de carácter público, existentes en la Comunidad Valenciana, aplicados y orientados a garantizar y hacer efectivo para su población, el derecho constitucional a la protección de la salud.

Ya en fechas más recientes han habido iniciativas autonómicas que han introducido modificaciones en el panorama del sistema sanitario. Sin pretender ser exhaustivos, mencionaremos algunas de las que consideramos más relevantes.

[57]Decreto 122/1988, de 29 de julio, del Consell de la Generalitat Valenciana, por el que se define y estructura la asistencia especializada en la Comunidad Valenciana. DOGV num. 883 de 11/08/1988, pág. 4092 y ss.

[58]Decreto 186/1996, de 18 de octubre, del Gobierno Valenciano, por el que se aprueba el Reglamento sobre Estructura, Organización y Funcionamiento de la Atención Especializada de la Conselleria de Sanidad y Consumo. DOGV núm. 2860 de 31/10/1996, pág. 12484 y ss.

En 2003 se promulgó la Ley 3/2003 de Ordenación Sanitaria de la Comunitat Valenciana (LOSCV).[59] En esta Ley se estableció la creación de la Agencia Valenciana de Salud (AVS), a la que se reconocía como el eje de la organización de los servicios sanitarios públicos, siendo su finalidad la de coordinar todas las entidades administrativas con responsabilidades en el campo de la salud.

Se otorgó a la AVS la potestad de buscar prioritariamente la mayor eficiencia en la gestión de los recursos y la satisfacción de la ciudadanía, beneficiaria del sistema y eje vertebrador de todas las actuaciones. A tal efecto, se incidió en que los centros para la prestación de servicios asistenciales, pertenecientes a la AVS, pudieran dotarse de un nuevo modelo organizativo que permitiera una mayor descentralización y autonomía en la toma de decisiones y en la gestión de sus recursos, mayores cotas de participación y corresponsabilidad por parte de sus profesionales y una mayor orientación hacia el paciente. Todo ello en un entorno organizativo más flexible y horizontal que permitiera la coordinación ágil y rápida de todos los recursos utilizando las herramientas actuales de la Gestión Clínica. Los estatutos de la AVS se regularon mediante el Decreto 25/2005.[60]

La LOSCV también hace mención a los Planes de Salud, instrumentos estratégicos de planificación y programación del sistema sanitario valenciano. Previamente a la Ley ya se encontraba en marcha el *I Plan de Salud de la Comunidad Valenciana 2001–2004*,[61] y en 2006 el *II Plan de Salud de la Comunitat Valenciana 2005–2009*[62] ya estuvo bajo el amparo de la misma.[63]

De forma paralela a la creación de la AVS, en ese mismo año se aprobaron la Ley 4/2005, de Salud Pública de la Comunitat Valenciana,[64] y la Orden

[59]Ley 3/2003, de 6 de febrero, de la Generalitat, de Ordenación Sanitaria de la Comunidad Valenciana. DOGV núm. 4440 de 14/02/2003, págs. 4173–4440.

[60]Decreto 25/2005, de 4 de febrero, del Consell de la Generalitat, por el que se aprueban los Estatutos reguladores de la Agencia Valenciana de Salud. DOGV núm. 4941 de 08/02/2005, pags. 3880-99.

[61]Disponible en: http://www.san.gva.es/val/comun/plansalud/plani.htm

[62]Disponible en: http://www.san.gva.es/val/comun/plansalud/planii.htm

[63]Decreto 154/2006, de 13 de octubre, del Consell, por el que se aprueba el II Plan de Salud de la Comunitat Valenciana, en virtud del mandato recogido en la Ley 3/2003, de 6 de febrero, de la Generalitat, de Ordenación Sanitaria de la Comunitat Valenciana. DOGV núm. 5371 de 20/10/2006, pág. 32981 y ss.

[64]Ley 4/2005, de 17 de junio, de la Generalitat, de Salud Pública de la Comunidad Valenciana. DOGV núm. 5034 de 23/06/2005, págs. 22642–74.

por la que se establecieron medidas para la unificación de la Gestión Sanitaria Pública de Atención Primaria y Asistencia Especializada.[65]

2.2.3. El concierto entre la Universitat de València y la Conselleria de Sanidad

La Universitat de València y el Servicio Valenciano de Salud, tomando como referencia el Real Decreto 1558/1986 mencionado en la sección 2.1.4, establecieron, en septiembre de 1989, un concierto para la utilización de las instituciones sanitarias en la investigación y docencia universitaria.

Con él se pretendía promover y facilitar la máxima utilización de los recursos humanos y materiales para la docencia universitaria de las diversas enseñanzas en Ciencias de la Salud, al nivel de pregrado y postgrado, favoreciendo la actualización de las mismas y la continua mejora de su calidad. No obstante, a pesar de las directrices expuestas en el Real Decreto, el convenio se limitó a desarrollar exclusivamente la formación práctica clínica y hospitalaria, omitiendo todo lo relacionado con las instituciones encargadas de desarrollar la Atención Primaria y la Salud Pública.

En 1989, el Departament d'Infermeria de la Universitat de València, a través de la «Unidad Docente de Salud Pública: Enfermería Comunitaria», elaboró una estrategia para institucionalizar y hacer extensible a todos los estudiantes la formación práctica de dicha disciplina, hecho que había resultado imposible, hasta entonces, ante la carencia de marcos legislativos e institucionales (los Centros de Salud Pública empezaron a funcionar a partir de 1985 y los Centros de Salud a partir de 1987). Dado que el concierto no se ajustaba a las exigencias del Departament d'Infermeria, que abogaba por un modelo organizativo de prácticas integradas en el Área de Salud, se solicitó una revisión y ampliación del mismo.

Tras un largo período de negociaciones, finalmente se aprobó la Resolución de 23 de abril de 1997,[66] mediante la cual se estableció el concierto entre la

[65]Orden de 13 de enero de 2005, de la Conselleria de Sanidad, por la que se establecen medidas para la unificación de la Gestión Sanitaria Pública de Atención Primaria y Asistencia Especializada. DOGV núm. 4925 de 17/01/2005, págs. 1505–6.

[66]Resolución de 23 de abril de 1997, de la Subsecretaría del Secretariado del Gobierno y Relaciones con las Cortes de la Conselleria de Presidencia de la Generalitat Valenciana, por la que se dispone la publicación del concierto entre la Conselleria de Sanidad, la Diputación

Conselleria de Sanidad, la Diputación Provincial de Valencia y la Universitat de València para la utilización de las instituciones sanitarias en la investigación y la docencia universitaria. Los errores y omisiones producidos en el anexo de la Resolución en relación con el listado de centros donde el alumnado de Enfermería realizaba las prácticas no se corrigió hasta el año 2001, con la publicación de otra Resolución.[67]

A partir de 2003 se precisó reforzar la formalización de las relaciones con las instituciones sanitarias y con las Direcciones de Enfermería de Atención Primaria y de Hospital, detalle que exigió que la «Escola Universitària d'Infermeria» (actualmente «d'Infermeria i Podologia») se implicara cada vez más en el proceso de organización de las prácticas. Los recursos con que cuenta en la actualidad el «Departament d'Infermeria», negociados a través de la «Escola Universitària d'Infermeria i Podologia», para la formación práctica de los y las estudiantes tampoco son ya, exactamente, los citados en la Resolución de 2001. Un listado actualizado de los mismos lo encontramos más adelante, en la sección 6.3 (ver Tabla 29 en la pág. 201).

2.2.4. Las reformas de las enseñanzas universitarias y del Plan de Estudios en la Escuela de Enfermería y Podología de la Universitat de València

Como vimos en la sección 2.1.5, la promulgación del Real Decreto 2128/1977, que permitió que las Escuelas de Ayudantes Técnicos Sanitarios (ATS) vinculadas a las Facultades de Medicina se convirtieran en Escuelas Universitarias de Enfermería integradas en la correspondiente Universidad, dio pie a la Universitat de València–Estudi General para transformar las Escuelas de ATS existentes en la «Escola Universitària d'Infermeria» (año 1978) y a constituir, en mayo de 1987, el «Departament d'Infermeria». Estaba en ciernes la elaboración de nuevos planes de estudio de Enfermería, cuyas di-

Provincial de Valencia y la Universidad de Valencia para la utilización de las instituciones sanitarias en la investigación y docencia universitaria. DOGV núm. 2982 de 30/04/1997, pág. 6535 y ss.

[67]Resolución de 1 de marzo de 2001, de la Subsecretaría del Secretariado del Gobierno y Relaciones con las Cortes de la Presidencia de la Generalitat, por la que se dispone la publicación de la Addenda al Concierto entre la Conselleria de Sanidad, la Diputación de Valencia y la Universitat de València para la utilización de las instituciones sanitarias en la investigación y docencia universitaria, suscrito el 24 de marzo de 1997. DOGV núm. 3959 de 14/03/2001, págs. 5179-81.

rectrices habían salido publicadas a finales de 1977.

Mas adelante, tanto la Escuela como el Departamento tuvieron que afrontar la reforma de planes de estudio de 1990/1994/1997, y ahora la de 2007. En esta sección nos centraremos en estas dos reformas y cómo han modelado los respectivos planes de estudio propios de la Universitat de València.

Respecto a la primera, una vez marcadas las directrices generales comunes de los planes de estudios por el Real Decreto 1497/1978, y acotadas las directrices generales propias del plan de estudios de Enfermería con el Real Decreto 1466/1990, la Universitat de València inició el proceso de reforma recomendando «ir a mínimos». La decisión conllevó un incremento del 10 % de la carga lectiva global, quedando un total de 198 créditos.[68]

Con estas premisas, la Escola Universitaria d'Infermeria de la Universitat de València elaboró el plan de estudios propio, que fue publicado en BOE mediante la Resolución de 28 de octubre de 1993[69] con 143 créditos troncales, 36 optativos y 19 de libre elección.

Tras la revisión impulsada por el Real Decreto 1267/1994 (cuyos motivos ya fueron expuestos en la sección 2.1.5), la Escuela de Enfermería elevó a la Universitat de València una propuesta de plan de estudios adaptada a los requisitos solicitados y fue aprobada en Junta de Gobierno con fecha 24 de septiembre de 1996. Sin embargo, este plan no llegó a publicarse en el BOE, puesto que el Real Decreto 614/1997, que modificaba al 1267/1994, exigió su reelaboración. Cuando, finalmente, en 1998 se aprobó el plan de estudios actualmente en vigor,[70] y también en proceso de extinción, el de 1993 se homologó a éste.

Llegamos ya a la reforma educativa de 2007. Una vez aprobado el Real Decreto 1393/2007 que ordenaba las enseñanzas universitarias conforme a los designios del EEES, la Universitat de València estableció un plazo para la designación de las Comisiones Elaboradora de Planes de Estudios (CEPE).

---

[68] $\frac{60\ \text{cr}}{\text{curso}} \times 3$ cursos = 180 cr; 180 cr × (1+10 %) = 198 cr

[69] Resolución de 28 de octubre de 1993, de la Universidad de Valencia (Estudio General), por la que se publica el plan de estudios de Diplomado en Enfermería de la Escuela Universitaria de esta Universidad. BOE núm. 280 de 23/11/1993, págs. 32969–78.

[70] Resolución de 6 de abril de 1998, de la Universidad de Valencia, por la que se ordena publicar el plan de estudios de la diplomatura en Enfermería, de esta Universidad. BOE núm. 120 de 20/5/1998, págs. 16786–98.

La CEPE de Enfermería fue nombrada por la Junta de Centro de la Escola Universitària d'Infermeria i Podologia el 4/02/2008 y, junto con las CEPE de todas las demás titulaciones de la Universitat de València, aprobada en el Consejo de Gobierno del 4/03/2008.

El 13 de marzo, la Vicerectora de Estudios presidió una conferencia en la que se presentó un documento aprobado en Consejo de Gobierno en diciembre de 2007, con la estrategia de la Universitat de València para la puesta en marcha de las nuevas titulaciones. En él se recogía lo estipulado en el Real Decreto 1393/2007, además de algunas recomendaciones a seguir, teniendo en cuenta algunas particularidades de la propia Universitat. En la Figura 6 se representan de forma esquemática las directrices de la normativa junto con las recomendaciones de la Universitat. En esencia, cada CEPE debía elaborar una memoria para la propuesta de la titulación correspondiente, siguiendo los requisitos del anexo I del Real Decreto.

La CEPE de Enfermería tardó más de lo previsto inicialmente en la elaboración del documento *Formulario de solicitud para la verificación de títulos oficiales de Grado. Graduado o Graduada en Enfermería por la Universitat de València*, si bien contó con que la Universitat de València había aceptado que las titulaciones de la rama de «Ciencias de la Salud» que lo necesitaran podían retrasar el inicio del Grado al curso 2010–11. En el proceso de elaboración del *Formulario de solicitud* la CEPE reestructuró y complementó los objetivos/competencias aparecidos en la Orden CIN/2134/2008, de 3 de julio, quedando como se indica más adelante, en el abordaje del proyecto docente (sección 6.1.4.3, pág. 168).

Finalmente, en julio de 2009 el *Formulario de solicitud para la verificación de títulos oficiales de Grado. Graduado o Graduada en Enfermería por la Universitat de València* fue enviado a la Oficina de Planes de Estudio (OPE) para su ulterior revisión.

Tras obtener el visto bueno por parte de la Comisión de expertos de la Universitat, el documento fue aprobado por el Consejo de Gobierno el 3 de noviembre de 2009 y enviado a la ANECA.

La Universitat de València estipuló, como criterio genérico, que el crédito ECTS computara por 25 horas de trabajo para el estudiante. También que la presencialidad de esas 25 horas no fuera mayor del 40 %. Así, una asignatura de 6 ECTS, equivalentes a 150 horas de trabajo para el alumno, una presencialidad del 40 % representa 60 horas frente a profesor.

De entre los criterios más intransigentes establecidos por la Universitat de València con los que tuvo que lidiar la CEPE de Enfermería, cabe destacar el ajuste exacto a los 60 ECTS por cada curso académico, a razón de 30 ECTS también exactos en cada cuatrimestre. Asimismo, resultó innegociable que el tamaño de las asignaturas fuera distinto de 4'5, 6, 9 o 12 ECTS.

A modo de resumen, en la Tabla 7 se detalla la distribución del nuevo plan de estudios según el tipo de materia y el creditaje asignado a las mismas, según consta en el *Formulario de solicitud para la verificación de títulos oficiales de Grado. Graduado o Graduada en Enfermería por la Universitat de València.*

TIPO DE MATERIA	ECTS
Formación básica	60,0
Obligatorias	85,5
Optativas	4,5
Prácticas externas (obligatorias)	82,5
Trabajo fin de grado	7,5
CRÉDITOS TOTALES A CURSAR	240,0

Tabla 7: Distribución del plan de estudios en créditos ECTS, por tipo de materia.

El 27 de marzo de 2010 la ANECA envió su propuesta de informe con algunos aspectos que necesariamente debían ser modificados a fin de obtener un informe favorable y también con algunas recomendaciones que, aunque no de obligado cumplimiento, mejorarían el informe.

Entre los aspectos que necesariamente debían modificarse se encontraba el siguiente:

> «En el módulo de Ciencias de la Enfermería (64,5 ECTS) el tiempo de trabajo presencial del estudiante dedicado a la formación teórico-práctica debe ser del 60 % para asegurar una mejor adquisición de las habilidades y destrezas necesarias. De igual modo, en el módulo de prácticas tuteladas preprofesionales (pp. 66 y 67), el tiempo de trabajo presencial del estudiante, que se destina casi totalmente a la formación práctica, debe ser del 80 %».

Esto significaba un incremento notable de presencialidad para el alumnado, en comparación con otras titulaciones de Grado de la Universitat de València

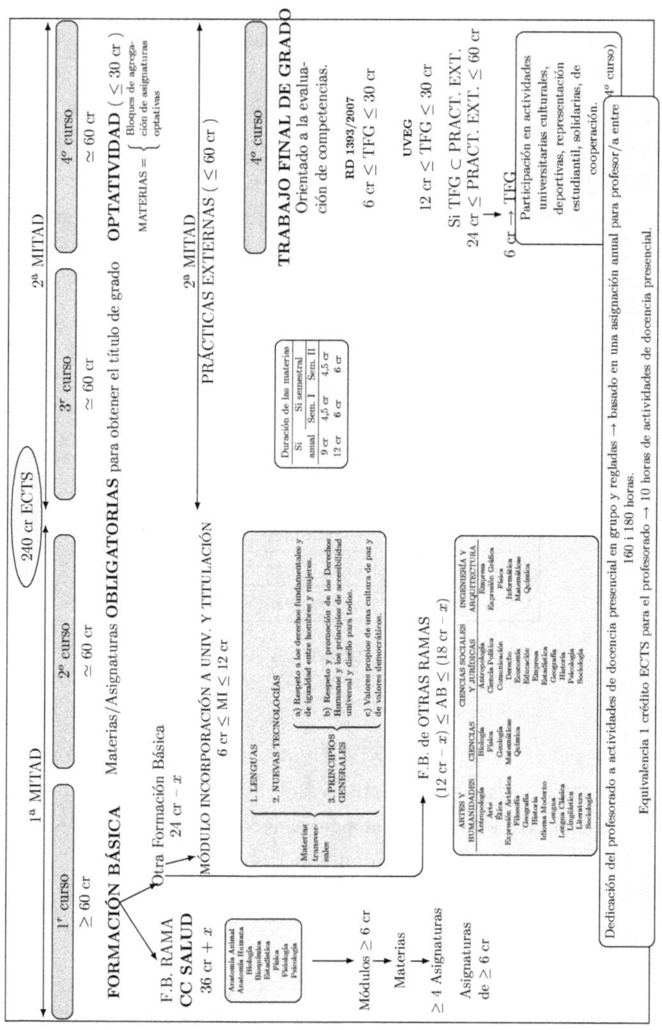

Figura 6: Esquema sobre las directrices para el diseño de títulos de Grado (artículo 12 del Real Decreto 1393/2007).

al menos, para obtener un título de rango similar y de igual reconocimiento de créditos ECTS. No obstante, la medida parecía sintonizar con lo indicado en la Directiva Directiva 2005/36/CEE.

La CEPE atendió las propuestas sugeridas por la ANECA y el informe volvió a remitirse a la OPE para que cursara el trámite correspondiente. Finalmente, el 3/05/2010 la ANECA emitió un informe de evaluación en términos favorables a la solicitud de verificación del título oficial.

Más adelante, en la sección 6.1.4.2 del proyecto docente, ofrecemos la Tabla 21 (pág. 21 y ss.) en la que se muestra la distribución de créditos ECTS del plan de estudios que comienza en el curso 2010–11, detallada según módulos, materias, asignaturas, tipo y carácter de docencia y curso de activación.

3. La carrera y profesión de Enfermería

3.1. Introducción

La Enfermería como toda actividad social que se desarrolla en un contexto histórico en permanente cambio y conflicto contribuye con su aportación a este esfuerzo colectivo que se denomina la atención a la salud. En esta sección enmarcaremos la Enfermería española, teniendo en cuenta que en nuestro país se da un proceso semejante al del resto de Europa, pero desfasado en el tiempo por razones de diferencia histórica.

Para contextualizar la evolución histórica de la profesión de Enfermería hemos diferenciado tres etapas: la empírica, la religiosa y la profesional.

3.2. Etapa de la Enfermería empírica

La enfermería como profesión no surge hasta la Edad Moderna. Esta época estuvo precedida por un largo periodo claramente diferenciado que le abrió camino para su posterior evolución, periodo que denominaremos «Enfermería empírica», que abarca desde el siglo V a. C. hasta el final del Medievo en el siglo XV. Este largo período histórico estuvo claramente marcado por la división sexual de trabajo, el cristianismo y la caridad.

Las personas a lo largo de la vida, en su proceso de salud enfermedad, necesitan cuidados. Estos cuidados, como indican Benavent, Ferrer, y Francisco (2000), son considerados como actividades realizadas por unos individuos en favor de otros o de la colectividad. El origen de estos cuidados se localiza en el origen mismo del ser humano. Para Poletti (1980) «cada vez que un ser humano haya ayudado a otro incapaz de hacerlo por sí mismo a realizar actos cotidianos de la vida tales como lavarse, alimentarse, etc., ese ser humano ha realizado cuidados de enfermería».

Las personas encargadas de ejercer estos cuidados eran fundamentalmente las mujeres. Como es sabido, las cultura patriarcal establece la división sexual del trabajo, que asigna a la mujer las tareas relacionadas con el área de la reproducción. En este contexto, las mujeres son las responsables de la atención a la salud de los miembros de la familia y del acondicionamiento del ambiente doméstico para vivir con bienestar y confort; así: la alimentación, la higiene personal y doméstica, la expresión y canalización de la afectividad, el cuidado de niños, de personas ancianas, discapacitadas y enfermas administrando remedios caseros, que también forma parte de sus responsabilidades, extendiendo estos servicios a otras familias, fundamentalmente ayudando a otras mujeres durante el embarazo y el parto (Sanchez García et al., 2003b).

Esta actividad humana de cuidar, señalan Ehrenreich y English (1984), a la que el discurso patriarcal le asigna una esencia «natural», queda relegada socialmente a prácticas que desarrollan fundamentalmente las mujeres; mientras que la práctica «trascendente» de curar queda en manos de los sacerdotes, magos y médicos, aspecto que va a modelar como profesión y práctica hegemónica el resto de las actividades y profesiones sanitarias. Esta subordinación de las mujeres ha supuesto una limitación al desarrollo del conocimiento y saber de la enfermería como ciencia de la salud.

3.3. Etapa religiosa

La difusión del cristianismo en el mundo antiguo significó desde el punto de vista de la historia social y de la asistencia médica, dos cambios fundamentales: una consideración distinta del enfermo y una nueva norma en las relaciones entre los seres humanos basada en la caridad. Según las creencias básicas de los cristianos, la enfermedad y el sufrimiento estaban sometidos a la voluntad de Dios y por eso la asistencia a las personas enfermas era tenida como virtud y como manifestación de la misericordia divina. Los cristianos tenían un deber para con el prójimo enfermo o en desgracia, y la expresión práctica de esta caridad se hizo evidente después de que el emperador romano Constantino aceptara el cristianismo y lo reconociera como religión del Estado.

La Iglesia institucionalizó dos formas de organizar la asistencia: el hospital y la asistencia en el domicilio. Bajo su tutela se crearon los hospitales, que eran fundaciones de obispos y responsabilidad de la comunidad cristiana, y obtenían sus finanzas de donaciones caritativas y suscripciones. En ellos, más que atención médica se proporcionaba alojamiento y unos cuidados elementales de higiene y alivio del sufrimiento a las personas enfermas, los heridos, los pobres y los marginados. En cuanto a la asistencia domiciliaria, ésta consistía en la realización de visitas a los enfermos en sus hogares. San Pablo, en sus escritos del año 60, menciona que el diácono de cada distrito eclesiástico organizaba, con las mujeres que se dedicaban al servicio de la Iglesia (diaconisas), las visitas a los enfermos en sus hogares. En la figura de la diaconisa Febe podemos atisbar a la precursora de la «enfermera visitadora».

Ambas prácticas estuvieron regidas por principios caritativos, orientados al cuidado de los enfermos pobres. El hecho de que el origen de la enfermería se diese en el seno de una organización religiosa, influyó en ella de tal forma que comenzó a ser sinónimo de caridad, vocación, servilismo y sumisión.

Durante la Edad Media, el concepto de la necesidad de asistencia social en caso de enfermedad o de cualquier otra desgracia estaba altamente desarrollado y se hizo patente en la creación de los hospitales. El hospital como concepto y como institución se desarrolló en estrecha relación con la Iglesia. Por ello, no es sorprendente que las primeras contribuciones significativas al cambio de la institución vinieran de los monasterios medievales. Además, fueron los encargados de custodiar el legado de los conocimientos antiguos. Su labor permitió la supervivencia de un cuerpo doctrinal en Occidente.

La forma en que los monjes atendían a sus propios enfermos fue un ejemplo para los laicos. El monasterio tenía un *infirmitorium* (donde se llevaba a los monjes enfermos para tratamiento), una farmacia y, frecuentemente, un herbario con plantas medicinales. Además de atender a los miembros de la comunidad monacal, los monasterios también atendían a los peregrinos y los viajeros, asumiendo parte de la asistencia médica de Occidente.

La expansión del hospital se explica en buena parte debido a que se transformó en una institución central alrededor de la cual se establecieron grandes órdenes hospitalarias y de enfermería. Así fue cómo a lo largo de las rutas de los cruzados se establecieron hospitales y varias órdenes de caballería organizadas durante las guerras santas asumieron la misión de fundar y mantener hospitales. La más conocida de estas órdenes, la de los Caballeros de San Juan o los Hospitalarios, fundó hospitales en lugares tan distintos como Malta y Alemania.

Cuando en el siglo XIII la medicina empezó a afianzarse en Europa como una ciencia laica y también como profesión, se exigió para su ejercicio una formación universitaria a la cual las mujeres no tenían acceso. Esto facilitó su exclusión de la práctica sanitaria, pues hubo leyes que prohibieron el ejercicio de la medicina a las personas sin formación universitaria. La alianza entre la Iglesia, el Estado y la profesión médica acabó por delimitar las diferentes competencias entre los dos saberes y prácticas, el lego y el profesional, lo que desembocó en una fuerte represión de las sanadoras, que fueron estigmatizadas como brujas y consecuentemente condenadas a la hoguera y exterminadas mediante procesos inquisitoriales. A mediados del siglo XIV los médicos varones habían conquistado un absoluto monopolio sobre la práctica de la medicina entre las clases superiores, a excepción de la obstetricia, que continuaría siendo competencia exclusiva de las comadronas. (Ehrenreich y English, 1984)

El Concilio de Trento, celebrado en el año 1563, impulsó el denominado «espíritu contrarreformista» en los países vinculados a la Iglesia Católica, lo cual frenó el proceso secularizador de la Beneficencia iniciado en Europa con Juan Luis Vives. Este humanista valenciano simbolizó la nueva actitud social que, inspirándose en ciertos principios cristianos, intentó imprimir a la vieja caridad un sentido de eficacia, de organización e incluso de promoción. En su obra *De subventione pauperibus* (Sobre el socorro a los pobres) de 1526, dedicada a las autoridades de la ciudad de Brujas, analizó y sistematizó la organización de ayuda a los pobres y cómo debía hacerse. Vives exigió la creación de un frente social para atacar sistemáticamente los peores efectos de la indigencia incontrolada, como la organización de eficientes agencias de asistencia pública y la unificación de las instalaciones y los recursos (hospitales, atención domiciliaria y similares) en manos de las autoridades municipales o nacionales. Con Vives se superó el concepto de caridad individualista y empezó la época de la Beneficencia pública con intervención de los poderes competentes, aunque gestionada e ideologizada predominantemente por la Iglesia Católica. (Rubio Nombela, 1967)

En consecuencia, en España la concepción del hospital moderno, secularizado y organizado en función de las personas acogidas, apenas arraigó, manteniéndose por contra como institución predominantemente religiosa, orientada más a la custodia de las personas pobres y enfermas (Leahyi y Cobb, 1981). Los servicios hospitalarios prestados eran realizados por mujeres y hombres pertenecientes a órdenes religiosas, quedando normalizada la labor de enfermería en las Reglas y Constituciones de la Orden de San Juan de Dios para la Fundación del Hospital de Granada en 1585 (Ventosa Esquinaldo, 1984).

En el siglo XVIII hubo unos primeros intentos de secularización de la Beneficencia, pero no será hasta el siglo XIX cuando se alcanzó un cambio en la política benéfico-asistencial. Esto fue debido, en primer lugar, a una cierta pérdida de la hegemonía de los eclesiásticos en las instituciones benéficas, como consecuencia del incremento de poder conferido a los Ayuntamientos y Juntas Provinciales por las Cortes de Cádiz (1812) y la Ley de Beneficencia (1822). También influyó el protagonismo que estaban adquiriendo algunos de los nuevos profesionales, entre los que destacaron los médicos que ahora veían en el hospital un lugar idóneo para la experimentación médica. No obstante, el Gobierno liberal no rompió sus lazos con la Iglesia, ya que sólo ésta disponía de un personal capacitado para prestar asistencia. Esto explica que en la mencionada Ley se dispusiera que las Juntas Municipales prefiriesen, en la medida de lo posible, a las Hermanas de la Caridad para desempeñar los cargos y tareas de Beneficencia. La Iglesia pasó, así, a establecer centros privados, al tiempo que prestaba sus servicios en establecimientos públicos en posición de subordinación a los poderes del Estado, situación que se va a mantener hasta bien entrado el siglo XX. Debemos recordar que San Vicente de Paúl, una de las figuras más representativas del catolicismo en la Francia del siglo XVII, al mismo tiempo que organizó la caridad y la reforma de los hospitales, fundó en 1633 una orden religiosa junto con Luisa de Marillac: la Compañía de las Hermanas de la Caridad, que se establecieron como visitadoras de los enfermos pobres. Ese mismo año creó en París la primera Escuela de Enfermeras. Con ello quedaría sistematizada y organizada la profesión de enfermería para atender a los enfermos pobres, considerando a la familia como una unidad y haciendo una evaluación continuada y periódica de su situación. Durante su vida, se erigieron más de 60 casas entre Francia y Polonia. Con el tiempo, la Compañía llegó a ser una de las más grandes congregaciones de la Iglesia Católica, estableciéndose en España en 1789.

El siglo XVII trajo consigo la revolución científica. Los estudiosos empezaron a preguntarse cómo ocurren las cosas. El «nuevo método» consistía en investigar la naturaleza con los propios sentidos y expresar las observaciones científicas en un lenguaje matemático exacto. La importancia del razonamiento especulativo cedió terreno ante la experimentación y el método hipotético-deductivo, científico por excelencia. Se impuso la interpretación de los fenómenos desde una óptica mecanicista, acompañada de una base matemática.

El mecanicismo, aplicado a la medicina impulsó la llamada «yatromecánica» para explicar los fenómenos biológicos, partiendo del supuesto de que los seres vivos funcionan como una máquina. La incipiente fisiología de la época se fundamentó en la figura de William Harvey (1578-1657). Sus trabajos constituyeron un respaldo a la nueva ciencia mecanicista y a los supuestos del análisis cuantitativo y experimental. Las aportaciones metodológicas y conceptuales de la anatomía fueron trascendentales para el avance de la Cirugía, que todavía no había conseguido despegar como ciencia en este siglo. El puesto del cirujano en la sociedad era notablemente inferior al del médico, salvo contadas excepciones. Por otra parte, en esta época persiste la división entre cirujanos y barberos. Los primeros, con instrucción teórica de conocimientos de anatomía y de medicina, se dedicaban a las operaciones de más envergadura; mientras que los barberos realizaban fundamentalmente curas de heridas y sangrías. Fue en esta época cuando la medicina aprovechará cada vez más el hospital para estudiar las enfermedades y para su propia educación práctica.

Otro factor que influyó en el cambio de la política benéfico-asistencial fue la crisis de los hospitales, los hospicios y las casas de caridad, que debido a su deficiente administración, repercutió en una política familiarista que se centró en los socorros domiciliarios. Este hecho favoreció la aparición de médicos progresistas partidarios de la atención domiciliaria, que tras realizar las primeras descripciones de la situación medico social, propusieron medidas legislativas.

Resumiendo, estas dos etapas, la de enfermería empírica y la etapa religiosa, se caracteriza por los siguientes puntos:

1. Enfermería surge debido a la necesidad de prestar cuidados a las personas en el proceso de salud-enfermedad, y como consecuencia de la división sexual del trabajo.

2. Aparece la figura de la sanadora empírica, cuyo saber forma parte de la subcultura popular y ejerce su práctica en el ámbito familiar.

3. La práctica de la enfermería se va organizando alrededor de la Iglesia, lo que influye determinantemente en su ideológica caritativa y vocacional.

4. Las prácticas organizadas de enfermería se van a desarrollar, por una

parte, en el hospital y por otra en el ámbito domiciliario, atendiendo a las familias necesitadas.

3.4. Etapa de Enfermería profesional

La etapa de la Enfermería profesional en España abarca el periodo que va desde el siglo XIX hasta la actualidad, incluyendo los aspectos curriculares de la formación. Tal y como afirman SANCHEZ GARCÍA et al. (2003a), en quienes nos basaremos para este apartado, este desarrollo y evolución ha estado determinado por las diferentes etapas que han configurado nuestro sistema sanitario, que a su vez constituye uno de los elementos que forma parte de los cambios estructurales acaecidos en la sociedad española durante el siglo XX.

La característica más relevante de este periodo es la intervención del Estado en materia de políticas de acción social y entre ellas las políticas de salud.

En España la tradición sanitaria fue una constante, al menos desde 1855, año en que el se aprobó la Ley sobre Sanidad[71]. Esta Ley representó no sólo la primera ordenación sanitaria, sino también la recogida de los elementos científico-políticos que estaban configurando la Higiene y la Sanidad modernas, siguiendo el modelo sanitario inglés. En el Reino Unido el informe elaborado por Edwin Chadwick en 1842 tuvo amplias repercusiones en la formulación de la Ley de Salud Pública. En dicho informe se planteó abiertamente el problema de la salud de la población, y demostró, más allá de toda duda, que la enfermedad estaba relacionada con las condiciones ambientales inmundas debidas a la falta de alcantarillado, de agua potable y de mecanismos para la eliminación de la basura de las casas y de las calles. Asimismo, el informe reconocía que en muchos casos la miseria era consecuencia de las enfermedades, por lo que no se podía responsabilizar al individuo, y que la enfermedad era un factor importante en la tasa de pobreza. Este nuevo enfoque fue introducido en nuestro país gracias al doctor Mateo Seoane, quien, durante su exilio, disfrutó de la amistad de las principales personalidades inglesas, que consideraban necesaria la reforma del Estado mediante la utilización del marco

[71]Ley sobre Sanidad. Gaceta de Madrid. Núm. 1068, de 07/12/1855, 2 págs.

institucional (parlamento y administración) iniciándose, de esta manera, un proceso de reforma social y política que desembocaría en un nuevo concepto de sociedad.

En este ámbito de la asistencia domiciliaria, surgieron las figuras del practicante y de la matrona, reconocidas legalmente, a través de la Real Orden de 21 de noviembre de 1861.[72] Los primeros con funciones preventivas y asistenciales, y las segundas para la asistencia a los partos naturales. En dicho reglamento se establecieron los requisitos de ingreso y las enseñanzas teóricas y prácticas, según el tipo de titulación (ver Tabla 8). En 1888 tuvo lugar una revisión del mismo.[73] Mientras que los practicantes recibían formación en las Facultades de Medicina para ejercer la parte mecánica y subalterna de la cirugía, pudiendo establecerse por su cuenta, las matronas estudiaban obstetricia en Escuelas dependientes generalmente de los hospitales y el título les autorizaba a asistir a partos, pero sólo como meras auxiliares de los facultativos.

La primera Escuela de Enfermeras que se creó en España fue la fundada por el doctor Federico Rubio, en Madrid, en 1896, y se denominó «Cuerpo de Enfermeras de Santa Isabel de Hungría». En ella se desarrolló un esquema de formación técnica enfocada hacia la enfermería hospitalaria para realizar fundamentalmente la labor de auxiliar en las intervenciones y curas quirúrgicas, tal y como venía ocurriendo en Inglaterra. En este país, a raíz de la Guerra de Crimea, el gobierno inglés encargó a Florence Nightingale la organización de la enfermería en los hospitales de campaña, viéndose la necesidad de profesionalizar a las enfermeras.

Al regresar Florence Nightingale fundó la primera escuela de enfermeras en el Hospital de Santo Tomás (1860), que sirvió de modelo en Europa y América. Ello supondría un cambio en la concepción de la actividad y percepción de la enfermería. A partir de aquí se definieron y protocolizaron tareas específicas de enfermería tales como la limpieza e higiene, el orden en el horario de la medicación, la alimentación adecuada, la clasificación de los enfermos según

[72]Real Orden de 21 de noviembre de 1861 de la Dirección General de Instruccion Pública, aprobando el reglamento para la enseñanza de Practicantes y Matronas. Gaceta de Madrid. Núm. 332. 28/11/1861.

[73]Real Orden de 16 de noviembre de 1888 por la que se establece el Reglamento que iba a regir las carreras de practicantes y matronas. Gaceta de Madrid. Núm. 323. 18/11/1883.

PRACTICANTES	MATRONAS
Requisitos ingreso —Edad: 16 años —Enseñanza elemental completa aprobada	**Requisitos ingreso** —Edad: 20 años —Ser viuda o casada (autorización de marido para seguir estudios) —Justificar buena vida y costumbres → certificación del párroco —Enseñanza elemental completa aprobada
Duración —2 cursos	**Duración** —2 cursos
Enseñanzas teóricas —Nociones de anatomía exterior del cuerpo, especialmente de las extremidades y las mandíbulas. —Arte de los vendajes y apósitos más sencillos y comunes en las operaciones menores y medios de contener los flujos de sangre y precaver los accidentes en que éstos puedan ocurrir. —Arte de hacer las curas por la aplicación al cuerpo humano de varias sustancias blandas, líquidas o gaseosas. —Modo de aplicar al cutis tópicos irritantes, exutorios o cauterios. —Vacunación, perforación de las orejas, escarificaciones, ventosas y manera de sajarlas. —Sangrías generales y locales. —Arte del dentista y del callista (el arte de dentista se prohibió en 1910).	**Enseñanzas teóricas** —Nociones de obstetricia, especialmente de la parte anatómica y fisiológica. —Fenómenos del parto y sobreparto naturales y señales que los distinguen de los prenaturales y laboriosos. —Preceptos y reglas para asistir a las parturientas y paridas y a los niños recién nacidos, en todos los casos que no salgan del estado normal o fisiológico. —Primeros y urgentes auxilios del arte a las criaturas cuando nacen asfíticas o apopléticas. —Manera de administrar el bautismo cuando peligra la vida del recién nacido.
Enseñanzas prácticas —2 años escolares en un hospital de 60 camas, sirviendo de ayudantes de parto. —Se exigía, asimismo, certificado médico de la enfermería donde se habían prestado servicios, tiempo de duración y modo en que los desempeñó.	**Enseñanzas prácticas** —2 años de prácticas en alguna maternidad como auxiliar de partos.
Reválida —Tras aprobar los correspondientes exámenes teóricos y prácticos de los dos años de carrera, se debía realizar un examen teórico-práctico ante 3 Catedráticos de la respectiva Universidad.	**Reválida** —Igual que los practicantes, pero a puerta cerrada.

Tabla 8: Características y requisitos que debían superar los practicantes y las matronas para la obtención del título (1861).

su gravedad, etc. Hoy en día Florence Nightingale es considerada una de las pioneras en la práctica de la enfermería. Se le reconoce como la madre de la enfermería moderna y creadora del primer modelo conceptual de enfermería.

Tras la promulgación en 1915 de la Real Orden de 7 de mayo,[74] por el que se reconoció el título oficial de enfermera, se crearon nuevas Escuelas de Enfermería como la Santa Madrona, la Cruz Roja, o las Escuelas de Enfermeras de la Mancomunidad. En esta misma Orden también se publicó el programa de estudios, que constaba de 70 lecciones, y unas enseñanzas prácticas en clínicas, consultorios, asilos u hospitales. En la Tabla 9 se reproduce la estructuración de dicho programa de estudios.

Programación	Lecciones	Nº de lecciones
Enseñanzas teóricas		
—Materias relacionadas con Anatomía y Fisiología, organizadas por aparatos y sistemas.	1 al 12	12
—Ética profesional y legislación.	13, 14, y 20	3
—Higiene y prevención de enfermedades infectocontagiosas.	15 al 19	5
—Primeros cuidados ante determinadas situaciones de emergencia.	21 al 25	5
—Cuidados del recién nacido.	26	1
—Conocimientos, habilidades y aptitudes para realizar las técnicas derivadas de las especialidades médicas y quirúrgicas.	27 al 29	43
—Cuidados del enfermo mental y nervioso.	70	1
	TOTAL	70
Enseñanzas prácticas		
—En clínicas, consultorios, asilos u hospitales.		
Prueba de suficiencia (reválida)		
—Tribunal análogo al que funciona para la reválida de practicantes de la Facultad de Medicina de Madrid, designada por el Decano.		

Tabla 9: Programa para la enseñanza de la profesión de Enfermería (1915).

Dentro del periodo del Gobierno de la Restauración se inició la creación de las instituciones sanitarias que conformaron la base de la sanidad actual. Esta acción se basó en el saneamiento de las poblaciones, el control de las enfermedades infecciosas, y el desarrollo de los servicios sanitarios a nivel municipal (Centros Primarios de Higiene), a nivel comarcal (Centros Secundarios de higiene) y a nivel provincial (Centros Terciarios de Higiene). Además, la

[74]Real Orden de 7 de mayo del Ministerio de Instrucción Pública y Bellas Artes, aprobando el programa de los conocimientos que son necesarios para habilitar de enfermeras a las que los soliciten, pertenecientes o no a Comunidades religiosas. Gaceta de Madrid. Núm. 141, de 21/05/1915. 3 págs.

debilidad en la implantación de la industrialización condicionó que tanto el peso demográfico como económico y político de la España rural configurara las características de lo servicios sanitarios.

Este periodo aparece centrado entre la Instrucción General de Sanidad (1904) y un efímero Ministerio de Sanidad (1936) que coordinó toda la acción sanitaria. Por otra parte, en 1908 se creó el Instituto Nacional de Previsión, que se encargaría de coordinar una serie de seguros sociales creados a partir de esa fecha: retiro obrero, enfermedad, invalidez, maternidad, accidentes de trabajo. Asimismo, el Estado aseguraría la profesionalización de la sanidad mediante la creación de cuerpos de la Administración sanitaria tales como: el Cuerpo Médico de Sanidad Nacional, el Cuerpo Nacional de Veterinaria, y el Cuerpo de Instructoras Sanitarias, como un conjunto de profesionales específicamente dedicados a las funciones de salud pública. Para la formación de dichos profesionales se creó en 1924 la Escuela Nacional de Sanidad (en 1923, la Escuela de Puericultura) donde se capacitaron a enfermeras puericultoras, matronas puericultoras y visitadoras sanitarias, estas últimas con funciones similares a las enfermeras que trabajaban en los distritos de Liverpool, surgidas en 1859 gracias a los esfuerzos de Rathbone.

Con el Reglamento de Instituciones Sanitarias, publicado en 1930, se avanzó en el proceso de estatalización de los servicios sanitarios y en el control de las funciones docentes en su vertiente práctica. Las iniciativas de cambio sanitario y de atención integral también se plasmaron en el Decreto de 14 de Junio de 1935, mediante el cual se realizaron modificaciones de relevancia en las carreras de practicantes y matronas, integrándose en el cuerpo de Asistencia Pública Domiciliaria (APD) y de matronas titulares municipales.

En 1929 se creó la Dirección General de Sanidad, lo cual evidenció el intento de desarrollar una estructura administrativa que, de acuerdo con los criterios científicos propios de la época, fuese un instrumento adecuado para el control de la enfermedad en la comunidad. En esta etapa se potenció el desarrollo de la Enfermería, como demuestra la aprobación de la Orden de 16 de mayo de 1932, por el que se estableció el título de Enfermero/a psiquiátrico para que se encargara del cuidado directo del enfermo mental, bajo órdenes médicas en instituciones psiquiátricas. También adquirió relevancia la figura de la «Enfermera visitadora», aunque no tuvo un desarrollo práctico hasta la época de la Segunda República. En 1934 apareció una orden que reguló la constitución del Cuerpo de Enfermeras Visitadoras. Esto se debió, fundamentalmente, a la creación de los Servicios Provinciales de Higiene Infantil y al desarrollarse la Obra maternal e infantil dentro del Seguro Obligatorio de Maternidad. El trabajo de dichas enfermeras se orientó principalmente al cuidado materno-infantil y a impartir educación sanitaria a las familias. Esto influyó decisivamente en la carrera y profesión de la enfermería española, ubicándose en el modelo de intervención estatal antes descrito.

Con la caída del Gobierno republicano se suprimió el Ministerio de Sanidad y se perdió el nivel de estructuración sanitaria, preventiva e higiénica alcanzada. El cambio de régimen supuso toda una pérdida en los avances sociales sanitarios y educativos que se habían desarrollado en España durante la Segunda República. En cuanto a Enfermería, en el año 1941 se publicó un nuevo programa oficial[75] que reduciría drásticamente los contenidos de programas anteriores (Tabla 10). Si se compara con el establecido en 1915 se puede apreciar la drástica disminución en el número total de lecciones, en especial en «conocimientos, habilidades y aptitudes para realizar las técnicas derivadas de las especialidades médicas y quirúrgicas» (de 43 a 6). Asimismo, del programa desaparecieron las lecciones de «ética profesional y legislación» y de «cuidados del recién nacido», incluyéndose como novedad tres lecciones relacionadas con las «alimentación y nutrición».

El «Seguro Obligatorio de Enfermedad» se creó en 1942 por el Gobierno franquista. Éste seguía el modelo establecido por Bismarck en Alemania en 1883, que concedía asistencia médica a trabajadores de la industria. Dicha estrategia, aunque en principio se alejaba de los postulados liberales, pretendía contener la expansión del movimiento socialista, y satisfacer algunas de las reivindicaciones obreras, al tiempo que debilitar la creciente influencia del partido socialdemócrata.

La aplicación de este modelo de previsión social en España significó la intervención del Estado en la atención médica, iniciándose así el proceso de transformación de nuestro sistema sanitario, sobre la base de una atención médica privada y un sistema de seguros estatales aparte de la Beneficencia. Su incorporación supuso la aparición y consolidación de una red asistencial

[75]Programa Oficial de Enfermeras de 6 de julio de 1941 del Ministerio de Educación Nacional. BOE. s/n. 16/07/1941.

Programación	Lecciones	Nº de lecciones
Enseñanzas teóricas		
—Materias relacionadas con Anatomía y Fisiología, organizadas por aparatos y sistemas.	1 al 8, 10 y 11, 14 al 21	18
—Ética profesional y legislación.	22 al 25	4
—Higiene y prevención de enfermedades infectocontagiosas.	9, 12 y 13	3
—Primeros cuidados ante determinadas situaciones de emergencia.	33	1
—Cuidados del enfermo mental y nervioso.	31	1
—Conocimientos, habilidades y aptitudes para realizar las técnicas derivadas de las especialidades médicas y quirúrgicas.	26 al 30 y 32	6
	TOTAL	33
Programa práctico		
—Habitación del enfermo.		
—Manera de hacer una cama.		
—Limpieza del enfermo.		
—Alimentación del enfermo.		
—Exploraciones generales.		
—Intervenciones.		
—Asepsia.		
—Vendajes.		

Tabla 10: Programa para los ejercicios de las alumnas de Enfermería de las Facultades de Medicina (1941).

de atención médica reparadora (curativa), es decir, que proporcionaba atención médica primaria, especializada y hospitalaria, de implantación urbana y dirigida sólo para los obreros industriales. No obstante, su evolución posterior hasta convertirse en Seguridad Social permitió la ampliación de la población protegida. Como características más importantes de este nuevo modelo sanitario destacaron su estructuración basada en el «sector médico», centrada en el hospital, además de ambulatorios y consultorios, que son centros curativos exclusivamente, con una estructura vertical y tecnocrática, en ningún momento vinculada a los municipios que servían. Su ordenación territorial se vertebró sobre una base demográfica, es decir, de acuerdo con el número de cartillas de la Seguridad Social existentes.

En cuanto a la estructura de la Sanidad, la Ley de Bases de Sanidad (1944) mantuvo las estructuras organizativas y las funciones ya establecidas, pero hizo que de nuevo la sanidad dependiera administrativamente del Ministerio de la Gobernación. El desarrollo de dicha fue prácticamente nulo, incapacitando a la Dirección General de Sanidad para ejercer sus funciones de control debido a la insuficiencia de recursos financieros, lo que produjo el anquilosamiento del sistema sanitario público.

Por otra parte, la Ley de Bases de Sanidad obligó a que en cada provincia hubiese un Colegio Profesional Oficial de médicos, farmacéuticos y otro de auxiliares sanitarios que acogiera en su seno a practicantes, comadronas y enfermeras tituladas, hecho que favoreció los intereses corporativos de estas profesiones. Asimismo, debía residir en Madrid un Consejo General de cada rama como supremo organismo rector profesional.

Este cambio en el modelo se vio reflejado en la publicación de nuevas reglamentaciones que repercutieron en la carrera y profesión de Enfermería, tanto en las nuevas exigencias de su plan de estudios, como en la nueva denominación de las Escuelas. Se abrieron, además, nuevas posibilidades de trabajo.

La Orden de 4 de agosto de 1953 estableció las normas para los estudios de las Escuelas de Enfemeras, detallando los requisitos y el programa de estudios para la obtención del título de `enfermera profesional` (ver Tabla 11).

La Orden de 1953 supuso un paso importante en el desarrollo de la profesión por varias razones:

1. Se unificaron los planes de estudios existentes hasta el momento, esto es, los de practicantes, matronas y enfermeras, en uno solo que otorgaba el título de Ayudante Técnico Sanitario (ATS). A pesar de que la enseñanza se daba en escuelas separadas según el sexo, se obligaba a las mujeres a estudiar en régimen de internado y existían además algunas diferencias en las asignaturas que debían cursar los ATS femeninos («Enseñanza del Hogar») y los masculinos («Autopsia Médico-Legal»). Esto dio origen a un profesional en cierto modo distinto, pero que venía a representar la suma de las funciones desempeñadas hasta entonces por los practicantes, matronas y enfermeras.

2. Los estudios adquirieron un mayor nivel, no sólo en los contenidos del plan de estudios, sino también en la exigencia previa de estudios cursados, que se fijó en cuatro años de bachillerato (bachillerato elemental).

3. Se estableció definitivamente la vinculación de las Escuelas, como Escuelas Profesionales, a las Facultades de Medicina, siendo posteriormente considerados los estudios de ATS como título de grado medio.

4. Las enseñanzas tenían contenidos teóricos y prácticos, de cumplimiento

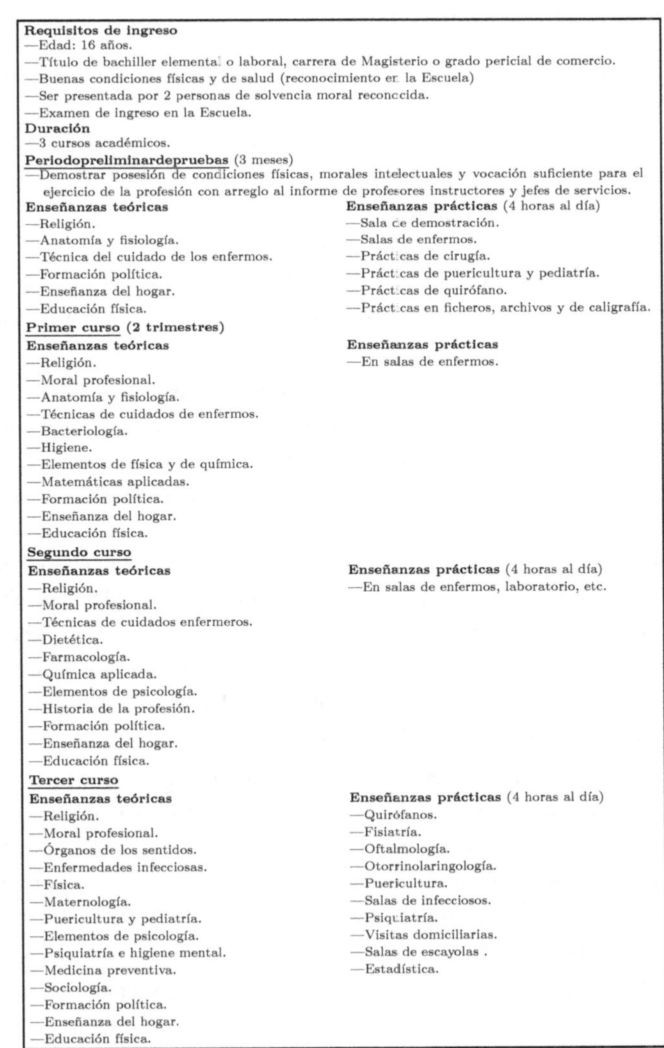

Requisitos de ingreso
—Edad: 16 años.
—Título de bachiller elemental o laboral, carrera de Magisterio o grado pericial de comercio.
—Buenas condiciones físicas y de salud (reconocimiento en la Escuela)
—Ser presentada por 2 personas de solvencia moral reconocida.
—Examen de ingreso en la Escuela.
Duración
—3 cursos académicos.
Periodopreliminardepruebas (3 meses)
—Demostrar posesión de condiciones físicas, morales intelectuales y vocación suficiente para el ejercicio de la profesión con arreglo al informe de profesores instructores y jefes de servicios.

Enseñanzas teóricas	**Enseñanzas prácticas** (4 horas al día)
—Religión.	—Sala de demostración.
—Anatomía y fisiología.	—Salas de enfermos.
—Técnica del cuidado de los enfermos.	—Prácticas de cirugía.
—Formación política.	—Prácticas de puericultura y pediatría.
—Enseñanza del hogar.	—Prácticas de quirófano.
—Educación física.	—Prácticas en ficheros, archivos y de caligrafía.

Primer curso (2 trimestres)

Enseñanzas teóricas	**Enseñanzas prácticas**
—Religión.	—En salas de enfermos.
—Moral profesional.	
—Anatomía y fisiología.	
—Técnicas de cuidados de enfermos.	
—Bacteriología.	
—Higiene.	
—Elementos de física y de química.	
—Matemáticas aplicadas.	
—Formación política.	
—Enseñanza del hogar.	
—Educación física.	

Segundo curso

Enseñanzas teóricas	**Enseñanzas prácticas** (4 horas al día)
—Religión.	—En salas de enfermos, laboratorio, etc.
—Moral profesional.	
—Técnicas de cuidados enfermeros.	
—Dietética.	
—Farmacología.	
—Química aplicada.	
—Elementos de psicología.	
—Historia de la profesión.	
—Formación política.	
—Enseñanza del hogar.	
—Educación física.	

Tercer curso

Enseñanzas teóricas	**Enseñanzas prácticas** (4 horas al día)
—Religión.	—Quirófanos.
—Moral profesional.	—Fisiatría.
—Órganos de los sentidos.	—Oftalmología.
—Enfermedades infecciosas.	—Otorrinolaringología.
—Física.	—Puericultura.
—Maternología.	—Salas de infecciosos.
—Puericultura y pediatría.	—Psiquiatría.
—Elementos de psicología.	—Visitas domiciliarias.
—Psiquiatría e higiene mental.	—Salas de escayolas .
—Medicina preventiva.	—Estadística.
—Sociología.	
—Formación política.	
—Enseñanza del hogar.	
—Educación física.	

Tabla 11: Requisitos y programa de estudios para la obtención del título de enfermería profesional (1953).

obligatorio, debiendo seguir todas las escuelas las directrices marcadas por el Ministerio de Educación Nacional.

La unificación del título de practicantes, matronas y enfermeras en el de ayudantes técnicos sanitarios trajo consigo la necesidad de reorganizar el programa de estudios de 1953, lo cual se hizo en la Orden de 4 de julio de 1955.[76] (Tabla 12)

La coeducación no se logró hasta la llegada de la democracia, dado que fue prohibida tajantemente en la Orden de 6 de julio de 1955,[77] que junto a la Orden del 4 de julio del mismo año, promulgó la colegiación obligatoria por separado: los ATS masculinos en colegios de practicantes y las ATS femeninas en el de enfermeras y matronas.

La nueva organización de los estudios de ATS estuvo impregnada de la tradición educativa del modelo flexneriano que imperaba en los currículos de las facultades de medicina. Según éste, el espectro visual de la profesión quedó reducido hacia lo meramente clínico e individual, enfatizando la práctica hospitalaria y la introducción de instrumental y tecnología innovadora, aplicada al diagnóstico y al tratamiento de las enfermedades. Por ello, en función de la jerarquización y la división técnica del trabajo, los ATS precisaban una gran preparación para desarrollar las técnicas y procedimientos médico-quirúrgicos subordinados, altamente especializados, y las técnicas auxiliares para el diagnóstico fundamentalmente clínico y radiológico.

Además, la asistencia especializada que se daba en el hospital cobró una desproporcionada importancia frente al trabajo que se realizaba en los ambulatorios y consultorios, donde las actividades de los ATS quedaron limitadas a tareas asistenciales y administrativas de carácter burocrático. En la misma situación se encontraban los ATS de zona, cuya figura se creó para atender a un número determinado de beneficiarios de la seguridad social en el domicilio, por prescripción facultativa.

Por último, además de los centros asistenciales, los ATS también se incor-

[76]Orden de 4 de julio de 1955 por la que se dictan normas para la nueva organización de los estudios de Ayudantes Técnicos Sanitarios. BOE núm. 214, de 02/08/1955, págs. 4751-52

[77]Orden de 6 de julio de 1955 por la que se prohíbe el régimen de coeducación en las Escuelas de Ayudantes Técnicos Sanitarios. BOE núm. 204, de 23/07/1955, pág. 4522.

Requisitos de ingreso
—Edad: 17 años.
—Título de bachiller elemental o laboral, carrera de Magisterio o grado pericial de comercio.
—Buenas condiciones físicas y de salud (reconocimiento en la Escuela)
—Ser presentada por 2 personas de solvencia moral reconocida.
—Examen de ingreso en la Escuela.
Duración
—3 cursos académicos.

Primer curso		
Enseñanzas teóricas		**Enseñanzas prácticas**
—Religión	30 horas	
—Moral profesional	30 horas	
—Anatomía funcional	60 horas	
—Biología general e historia humana	10 horas	Técnicas de cuidados de los enfermos y conocimiento de material de laboratorio (4 horas diarias como mínimo).
—Microbiología y parasitología	10 horas	
—Higiene general	10 horas	
—Nociones de patología general	30 horas	
—Formación política	1 hora/semana	
—Educación física	6 horas/semana	
—Enseñanza del hogar (ATS femeninas)	1 hora/semana	
—Autopsia médico-legal (ATS masculinos)	1 hora/semana	
Segundo curso		
Enseñanzas teóricas		**Enseñanzas prácticas**
—Religión	30 horas	
—Moral profesional	30 horas	
—Patología médica	30 horas	
—Patología quirúrgica	30 horas	
—Nociones de terapéutica y dietética	40 horas	En clínicas médicas y quirúrgicas y laboratorio (6 horas/día).
—Elementos de psicología general	20 horas	
—Historia de la profesión	10 horas	
—Formación política	1 hora/semana	
—Educación física	6 horas/semana	
—Enseñanza del hogar (ATS fem.)	1 hora/semana	
—Autopsia médico-legal (ATS masc.)	1 hora/semana	
Tercer curso		
Enseñanzas teóricas		**Enseñanzas prácticas**
—Religión	30 horas	
—Moral profesional	30 horas	
—Lecciones teórico-prácticas de especialidades quirúrgicas	30 horas	
—Medicina y cirugía de urgencia	30 horas	En clínicas hospitalarias correspondientes a todas las enseñanzas del curso (6 horas/día).
—Higiene y profilaxis de las enfermedades transmisibles.	10 horas	
—Obstetricia y ginecología	20 horas	
—Puericultura e higiene de la infancia	15 horas	
—Medicina social	10 horas	
—Psicología diferencial aplicada	10 horas	
—Formación política	1 hora/semana	
—Educación física	6 horas/semana	
—Enseñanza del hogar (ATS femeninas)	1 hora/semana	
—Autopsia médico-legal (ATS masculinas)	1 hora/semana	

Tabla 12: Requisitos y programa de estudios para la obtención del título de Ayudantes Técnicos Sanitarios –ATS– (1955).

poraron a la estructura paralela de medicina del trabajo. Ello fue posible tras la creación de la Organización de los Servicios Médicos de Empresa (OSME) por el Decreto 242/1959, de 6 de febrero[78] y la aprobación de su estructura y funciones en la Orden de 8 de abril de 1959.[79] Los ATS de empresa (y los médicos de empresa) se formaron en la Escuela Nacional de Medicina del Trabajo, dependiente del Ministerio, con una enseñanza en salud ocupacional orientada a la evaluación y reparación del daño sufrido por el trabajador, más que a la prevención de riesgos y accidentes.

Un paso más, en la regulación y ordenación de la profesión de ATS, lo constituyó el Decreto 2319/1960,[80] donde se especificaron sus funciones:

1. Aplicar medicamentos, inyecciones o vacunas y tratamientos curativos.
2. Prestar asistencia inmediata, en casos urgentes, hasta la llegada del médico (o titular de superior categoría), a quien habrán de llamar perentoriamente.
3. Asistir a partos normales cuando en la localidad no existan titulados capacitados para ello.
4. Desempeñar todos los cargos y puestos para los que en la actualidad se exigen los títulos de practicante o enfermera, con la sola distinción de lo que en cada caso corresponda a los ayudantes masculinos o femeninos.

El vertiginoso desarrollo hospitalario que se produjo en España entre 1951 y 1957 generó una demanda importante de ATS, necesarios para cubrir las plazas de los 131 hospitales creados por la Seguridad Social. Para responder a la oferta de empleo fue preciso liberalizar los estudios, permitiendo la apertura de nuevas Escuelas pertenecientes bien a organismos paraestatales, como la

[78]Decreto 242/1959, de 19 de febrero, sobre reorganización e integración del Instituto Nacional de Medicina y Seguridad del Trabajo en el Instituto Nacional de Previsión. BOE núm. 46, de 23/02/1959, págs. 3104-7.

[79]Orden de 8 de abril de 1959 por la que se desarrolla lo dispuesto en el Decreto 242/1959 sobre la organización de los Servicios Médicos de Empresa. BOE núm. 93, de 18/04/1959, págs. 5806-7

[80]Decreto 2319/1960, de 17 de noviembre, sobre el ejercicio profesional de Ayudantes técnicos sanitarios, Practicantes, Matronas y Enfermeras. BOE núm. 302, de 17/12/1960, pág. 17308.

seguridad social, o bien a grupos de hospitales. Esto dio lugar a que en el año 1977 existieran 169 escuelas de ATS repartidas por todo el país.

Con la llegada de la democracia, se creó el Ministerio de Sanidad y Seguridad Social (1977), lo cual supuso la introducción de importantes reformas en el campo de la sanidad y de la educación. En lo que se refiere a nuestra profesión, en ese mismo año se produjo la conversión de las Escuelas de Ayudantes Técnicos Sanitarios, en Escuelas Universitarias de Enfermería, contemplándose la figura del Diplomado Universitario en Enfermería, tal y como se ha comentado en la sección 2.1.5 dedicada a la reforma de las enseñanzas universitarias y el Plan de Estudios de Enfermería. En la Tabla 13 se puede apreciar con detalle la estructuración del plan de estudios emanado de la Orden de 31 de octubre de 1977.[81]

Si bien las enseñanzas teóricas y prácticas mantuvieron una estructura de tres años, en los requisitos de acceso se exigió haber superado el Curso de Orientación Universitaria (COU). Como novedad, se especificaron las áreas de conocimiento que iban a vertebrar las asignaturas del plan de estudios: Ciencias básicas, Ciencias médicas, Ciencias de la enfermería, Ciencias de la conducta y Salud pública. En cuanto a las asignaturas, aparecieron por primera vez las denominaciones de «Enfermería Médico-Quirúrgica», «Enfermería Fundamental», «Farmacología» o «Salud Pública», por citar alguna de ellas.

Este plan de estudios introdujo diferencias notables en relación con los anteriores, en particular en lo que se refiere a la orientación hacia la salud, con una visión integral de la persona y también una perspectiva colectiva y comunitaria de salud. Lamentablemente, en lo relativo a las enseñanzas prácticas, la Orden de 20 de octubre de 1978[82] únicamente reguló la realización de las mismas en los hospitales, perdiéndose el enfoque más comunitario. Esto impidió avanzar en el cambio de orientación de la profesión hacia un modelo de salud, tal y como recomendaba la OMS.

En ese mismo año este organismo celebró la Conferencia Internacional de

[81]Orden de 31 de octubre de 1977 por la que se dictan directrices para la elaboración de planes de estudios de las Escuelas Universitarias de Enfermería. BOE núm. 283 de 26/11/1977, págs. 25987-89.

[82]Orden de 20 de octubre de 1978 por la que se establecen las condiciones especificas a cumplir por las Escuelas Universitarias de Enfermería. BOE núm. 271 de 13/11/1978, págs. 25798.

Áreas	Primer curso	Segundo curso	Tercer curso
Ciencias básicas	**Biofísica y bioquímica** –Para la realización de aquellos cometidos profesionales fuertemente apoyados en bases tecnológicas.		
Ciencias médicas	**Anatomía y fisiología** –Anatomía descriptiva. –Anatomía funcional. –Embriología. –Citología.	**Farmacología clínica y dietética** –Acción de los medicamentos en el ser humano. –Efectos indeseables. –Interacciones. –Dietética y nutrición. **Psicología** –Psicología de los grupos humanos. –Psicología de los cuidados hospitalarios.	**Farmacología clínica** –Acción de los medicamentos en el ser humano. –Efectos indeseables. –Interacciones. –Dietética y nutrición. **Terapéutica física** –Rehabilitación. –Radioterapia.
Ciencias de la conducta	**CC. Conducta I: psicología general y evolutiva** –Relaciones interpersonales. –Conocimiento de grupo.	**CC. Conducta II** –Aspectos psicosociales del enfermo y la enfermedad. –Relaciones interpersonales.	**CC. Conducta III** –Psicología del trabajo en equipo. –Conocimientos básicos de psiquiatría.
Ciencias de la enfermería	**Enfermería fundamental** –Matemáticas y bioestadística. –Administración y legislación. –Pedagogía. –Proceso de enfermería. –Ciclo salud enfermedad. –Microbiología: bacteriología, parasitología, virología.	**Enfermería médico-quirúrgica I** –Patología médica y quirúrgica de los diferentes sistemas y aparatos. –Mecanismos fisiopatológicos. **Enfermería materno-infantil** –Anatomofisiología, patología y psicología del niño, el adolescente y la madre en las etapas prenatal, natal y postnatal.	**Enfermería médico-quirúrgica II** –Continuación del curso anterior. **Enfermería psiquiátrica** –Problemas psiquiátricos en diferentes áreas de asistencia. **Enfermería geriátrica** –Aspectos patológicos que plantea el paciente geriátrico para una adecuada asistencia en estos procesos y su rehabilitación posterior.
Salud pública		**Salud pública I** –Higiene individual y colectiva. –Aspectos sociales de la puericultura, obstetricia y gerontología. –Salud mental y prevención de los trastornos psiquiátricos. –Educación sexual. –Estudio del medio social, económico y cultural de la comunidad.	**Salud pública II** –Continuación del curso anterior. –Metodología para ser un agente activo en la educación sanitaria de la comunidad.

Tabla 13: Clasificación de las asignaturas por áreas de materias. Plan de Estudios de Enfermería de 1977.

Alma Ata, antigua URSS (hoy Almati, Rusia). La Declaración allí elaborada instó a los gobiernos a formular políticas, estrategias y planes de acción, con objeto de iniciar y mantener la Atención Primaria de Salud como parte de un Sistema Nacional de Salud y en coordinación con otros sectores sociales y económicos. Las iniciativas propuestas pretendían reducir las desigualdades y mejorar el nivel de salud y la calidad de vida de la población, así como hacer frente a la crisis económica y de efectividad en la que estaban inmersos los sistemas sanitarios tradicionales.

La estrategia de la OMS/OPS se basaba en cinco pilares fundamentales: reconocer la salud como derecho universal, la interpretación socio-sanitaria de la enfermedad, la orientación de los servicios sanitarios a la promoción de la salud, el desarrollo de la atención primaria como eje del sistema, y la participación comunitaria.

También se advirtió que para la transformación del sistema de salud era muy importante asumir la necesidad de un cambio en la preparación del personal sanitario (con especial énfasis en el personal de Enfermería), basado en un enfoque hacia la Salud Pública y la participación de la comunidad. Se subrayó también la necesidad de la coordinación entre los servicios sanitarios y los servicios sociales, y la conexión de éstos con todos los demás servicios públicos que contribuyen a la calidad de vida y al desarrollo de la comunidad.

La falta de formación en estos ámbitos junto con la necesidad de definir y consolidar el campo disciplinar de la Enfermería hizo que la mayoría de las Escuelas de Enfermería fueran más permeables a introducir las aportaciones de las denominadas «Enfermeras teóricas» y sus «modelos de cuidados», aportaciones procedentes de Estados Unidos, entresacadas de un modelo sanitario donde la responsabilidad de la salud no se concibe como una responsabilidad del Estado. Así, en la década de 1950 destacaron Orem, Peplau y Abdellah. Dorothea Orem (1958) introdujo su definición y teoría del déficit del autocuidado. Hildegard E. Peplau, que hizo aportaciones a la enfermería en general y muy en particular a la psiquiátrica, centró su atención en las relaciones interpersonales en enfermería. Faye Glenn Abdellah definió los 21 problemas clásicos de enfermería para el «diagnóstico de enfermería», término que utilizó por primera vez y que en la actualidad está ampliamente difundido.

En la década de 1960 destacaron las aportaciones de Myra Estrin Levine, quien aportó el enfoque holístico, aunque sin mostrar intenciones de redefinir la enfermería o elaborar ninguna teoría. Martha E. Rogers, considerada como una de las más creativas, centró la atención de sus reflexiones en los seres humanos unitarios. Nancy Roper trabajó sobre los principios en los cuales descansa la enfermería y las actividades vitales. Dorothy E. Jonson diseñó un modelo de sistema conductual. Sor Callista Roy enfocó su atención en la identidad del ser humano y su entorno y su capacidad de adaptación. Madeleine Leininger elaboró la teoría de los cuidados transculturales. Imogene King elaboró su modelo a partir del reconocimiento de la existencia de tres sistemas: el personal, el interpersonal y el social.

Las contribuciones más relevantes en la década de los años 70 vendrían de la mano de Jean Watson, en cuyo libro *Enfermería: la filosofía y la ciencia del cuidado* concentró su interés en los problemas de la atención sanitaria, con un enfoque social. Patricia Benner desarrolló su teoría fenomenológica acerca de los cuidados de enfermería. Joan Riel-Sisca plasmó sus trabajos sobre interaccionismo simbólico. Todas estas autoras contribuyeron a la estructuración del PAE (Proceso de Atención de Enfermería), considerado como un método de trabajo para el planteamiento y la resolución de problemas que se basa en la reflexión y que exige unas capacidades cognoscitivas, técnicas e interpersonales, cuyo fin es cubrir las necesidades biopsicosociales y espirituales del paciente y su familia.

En las reformas de los planes de estudio de Enfermería llevadas a cabo en la década de 1990 al amparo de la LRU, aunque ya existía la Ley General de Sanidad y se había iniciado la reforma sanitaria en algunas de las Comunidades Autónomas, el desarrollo de los planes de estudios se vio dominado por los grupos de poder establecidos. Éstos, escépticos ante la reforma y ajenos a la Salud Pública, y escudados en las directrices generales propias del plan de estudios (Real Decreto 1466/1990, ver pág. 26), optaron por el inmovilismo y potenciaron el corporativismo. En la Tabla 14 se muestra la organización del plan de estudios conforme a dichas directrices.

Tabla 14: Directrices generales propias de los planes de estudios conducentes a la obtención del título universitario oficial de Diplomado en Enfermería, 1990.

Materias troncales (por orden alfabético)	Contenido	Créditos			Áreas de conocimiento
		Teó	Clí	Tot	
Administración de los Servicios de Enfermería	Sistemas de salud. Planificación y economía sanitaria. Administración de servicios de enfermería.	4	3	7	Enfermería.
Ciencias psicosociales aplicadas	Aspectos psicológicos y sociales de los cuidados de enfermería.	4	2	6	Enfermería, Psicología básica, Psicología social, Sociología.
Enfermería Comunitaria, Ecología Humana	Concepto de salud y factores que la condicionan. Bioestadística y demografía aplicadas. Método epidemiológico y vigilancia epidemiológica. Sistemas de salud. Tendencias. Atención primaria de salud. Diagnóstico y plan de salud. Programas de salud. Educación para la salud. Morfología y fisiología de los microorganismos. Infección. Inmunidad. Vacunas y sueros.	13	13	26	Enfermería, Medicina preventiva y Salud pública, Investigación operativa, Microbiología, Inmunología, Parasitología.
Enfermería Geriátrica	Teorías del envejecimiento. Aspectos demográficos y psicológicos del envejecimiento. Cuidados de enfermería al anciano sano y enfermo.	2	4	6	Enfermería, Medicina.
Enfermería Materno-Infantil	Crecimiento y desarrollo del niño sano hasta la adolescencia. Alteraciones más frecuentes en esta etapa de la vida. Cuidados de enfermería en las distintas alteraciones de las necesidades del niño. Reproducción humana. Mantenimiento de la salud reproductiva humana. Desarrollo normal de la gestación, parto y puerperio. Alteraciones de la gestación, parto y puerperio. Características generales del recién nacido sano y desarrollo del mismo hasta el primer mes de vida. Cuidados de enfermería en la gestación, parto, puerperio normales y patológicos.	4	10	14	Enfermería, Pediatría, Obstetricia y ginecología.
Enfermería Médico-Quirúrgica	Procesos desencadenantes de las enfermedades. Fisiopatología de las diversas alteraciones de la salud. Necesidades y/o problemas derivados de las patologías más comunes que se presentan en los diferentes aparatos y sistemas del organismo humano. Tecnología de enfermería para la atención a individuos con problemas médico-quirúrgicos. Cuidados de enfermería a individuos con problemas médico-quirúrgicos.	12	36	48	Enfermería, Medicina, Cirugía.
Enfª Psiquiátrica y Salud Mental	Salud mental y modo de vida. Atención de Enfermería de salud mental al individuo, familia y comunidad. Aspectos psiquiátricos de los cuidados de enfermería.	2	4	6	Enfermería, Psiquiatría.
Estructura y Función del Cuerpo Humano	Citología. Embriología. Histología. Fundamentos de genética. Estudio anatómico y fisiológico de los diferentes órganos, aparatos y sistemas. Principios inmediatos. Biocatalizadores. Oligoelementos. Vitaminas y hormonas. Bioquímica y biofísica de las membranas, músculos y nervios.	6	2	8	Bioquímica, Biología molecular, Biología celular, Ciencias morfológicas, Fisiología, Enfermería.

Continúa en la página siguiente

Directrices generales propias de los planes de estudios conducentes a la obtención del título universitario oficial de Diplomado en Enfermería, 1990.(Continuación)

Materias troncales (por orden alfabético)	Contenido	Créditos			Áreas de conocimiento
		Teó	Clí	Tot	
Farmacología, Nutrición y Dietética	Acción, efecto e interacciones medicamentosas. Fármacos más comunes empleados en el tratamiento de las enfermedades. Necesidades nutricionales y alimentarias en los distintos ciclos vitales. Los alimentos: manipulación y reglamentación. Sustancias nutritivas y no nutritivas. Dieta y equilibrio alimentario. Dietética terapéutica.	6	2	8	Farmacología, Nutrición y bromatología, Enfermería.
Fundamentos de Enfermería	Marco conceptual de enfermería. Teoría y modelos. Metodología de enfermería (procesos de atención de enfermería). Cuidados básicos de enfermería.	5	7	12	Enfermería.
Legislación y Ética Profesional	Normas legales de ámbito profesional. Códigos deontológicos profesionales y otras recomendaciones éticas.	2	-	2	Enfermería, Toxicología, Legislación sanitaria, Filosofía del derecho, moral y política, Derecho administrativo.
		60	**83**	**143**	

La restricción de las áreas de conocimiento produjo una tendencia a la fragmentación de las disciplinas y cierta ambigüedad en la adscripción de las asignaturas. El debate se centró más en la designación de módulos (asignaturas) y en el reparto de créditos que en la relevancia científica de los saberes y en la coherencia de las disciplinas. Se cayó en la dinámica del «clientelismo», de manera que el acopio de un mayor número de créditos significaba un crecimiento en fuerza e importancia dentro del propio Departamento universitario. Apenas hubo interés por desarrollar una renovación pedagógica que favoreciera una metodología participativa y los procesos de investigación-acción, así como la adopción de actitudes que propiciaran la relación de cooperación entre profesores y alumnos, y la construcción de un conocimiento de forma interdisciplinar.

El resultado fue un plan de estudios impregnado del modelo médico, en el que las escuelas siguieron preparando a sus estudiantes para el papel tradicional de la enfermería. Aunque se incluyeron conceptos de atención primaria de salud en algunas asignaturas, la dimensión social y comunitaria de la profesión tal y como recomendaba la OMS en el modelo de salud quedó difuminada.

Al hilo de esta línea argumental, en 1992 el grupo de expertos de la OMS21 propuso la formación de la enfermera generalista o «enfermera salud para todos», en aras a responder a las necesidades de salud de las comunidades. Ésta debía poseer el conocimiento y las habilidades para desarrollar acciones de salud tanto en el campo clínico como comunitario, lo que implicaba el análisis detallado y la reestructuración o ajuste de los programas de formación, con una metodología que asegurase la apropiación del conocimiento tanto del campo clínico como comunitario.

Por otro lado, en diferentes reuniones internacionales celebradas en la última década y auspiciadas por la OMS, la OPS y el CIE (Consejo Internacional de Enfermería), se ha reconocido la importancia de los servicios de enfermería en los sistemas de salud y se ha instado a los gobiernos a desarrollar estrategias que fortalezcan estos servicios para contribuir a satisfacer las necesidades de salud de los individuos y de la comunidad. Así mismo, para apoyar eficazmente la gestión y el desarrollo de los sistemas y servicios de salud, en especial en los países de la Región de las Américas, teniendo en cuenta tanto sus características socioeconómicas particulares como las reformas de los sistemas de salud.

En la Tabla 15 ofrecemos una comparativa de las asignaturas pertenecientes a los planes de estudios de Enfermería de la Universitat de València de 1993 y 1998, con su carga en créditos. La materia troncal «Enfermería Médico-Quirúrgica» fue una de las que se vio más beneficiada por el aumento del contenido de créditos teóricos y prácticos. Fue un momento de inflexión en el que, atendiendo al modelo profesional que cabía potenciar, se planteó la duda acerca de si la formación práctica había que continuar dedicándola exclusivamente a la atención de las personas en el hospital, o si con la ampliación de créditos había que aprovechar para completar el desempeño de la práctica en el centro de salud, en el domicilio, o en los centros de día. Muy poco se consiguió en este último sentido.

Puede apreciarse fácilmente la reorganización tendente hacia la concentración de asignaturas, pero quizás sea más importante destacar que en ambos planes de estudios ya existían asignaturas en cuyo título se acuñaba el término `prácticas` y cuya carga lectiva se preveía que el alumnado la iba a desarrollar eminentemente en las instituciones sanitarias. Esta organización se dio en muy pocos planes de estudios de Escuelas españolas, por no decir que la única. Sin embargo, en los planes de estudios en ciernes, los posicionados en la convergencia hacia el EEES, existe, como ahora veremos, un módulo específico denominado *Practicum* en el que se concentra un gran volumen de créditos de prácticas a realizar fundamentalmente como estancia en instituciones sanitarias, y del que más adelante hablaremos en la sección 6 sobre el proyecto docente.

Tabla 15: Planes de estudios de Enfermería de 1993 y de 1998.

	Plan de Estudios de Enfermería de 1993	T	P/C	Plan de Estudios de Enfermería de 1998	T	P/C
Enfermería médico-quirúrgica	Atenciones en problemas médico-quirúrgicos I	3	2	Enfermería médico-quirúrgica I	3,5	2,5
	Atenciones en problemas médico-quirúrgicos II	-	15	Prácticas de enfermería médico-quirúrgica I	,-	15,0
	Atenciones en problemas médico-quirúrgicos III	3	2	Enfermería médico-quirúrgica II	3,5	2,5
	Atenciones en problemas médico-quirúrgicos IV	-	15	Prácticas de enfermería médico-quirúrgica II	,-	15,0
	Fisiopatología médico-quirúrgica I	3	1	Fisiopatología médica	4,0	1,0
	Fisiopatología médico-quirúrgica II	3	1	Fisiopatología quirúrgica	2,5	2,0
Enfermería comunitaria, ecología humana	Bioestadística y demografía aplicada	2	1	Salud pública	5,0	1,0
	Control de la infección en la comunidad	2	1	Enfermería comunitaria	4,5	1,5
	Enfermería comunitaria I	4	1	Bioestadística y demografía aplicada	3,0	1,5
	Enfermería comunitaria II	-	9	Control de la infección en la comunidad	2,0	2,5
	Salud comunitaria	5	1	Prácticas de salud pública y enfermería comunitaria	,-	9,0
Enfermería materno-infantil	Atención de enfermería al niño sano	1	1	Enfermería materno-infantil I	3,0	2,0
	Atención de enfermería en los problemas de salud del niño	1	2	Enfermería materno-infantil II	3,0	3,0
	Prácticas de enfermería infantil	-	2	Prácticas de enfermería materno-infantil	,-	6,0
	Prácticas de enfermería maternal	-	3			
	Proceso biológico de la mujer: alteraciones y repercusiones en la salud	1	1			
	Salud materno-infantil	1	1			
Fundamentos de enfermería	Bases teóricas de la enfermería	2	-	Fundamentos de enfermería	7,0	2,0
	Cuidados básicos de enfermería I	1	1	Prácticas de fundamentos de enfermería	,-	5,0
	Cuidados básicos de enfermería II	-	2			
	Metodología de enfermería I	2	1			
	Metodología de enfermería II	-	3			

T: créditos teóricos. P: créditos prácticos en aula. C: créditos de prácticas en institución sanitaria.

Continúa en la página siguiente

Planes de estudios de Enfermería de 1993 y de 1998.(Continuación)

	Plan de Estudios de Enfermería de 1993	T	P/C	Plan de Estudios de Enfermería de 1998	T	P/C
Estructura y función del cuerpo huma- no	Estructura y función del cuerpo humano I	2	1	Estructura y función del cuerpo humano	4,5	2,0
	Estructura y función del cuerpo humano II	2	-	Fundamentos biológicos. Bases bioquímicas y biofísicas	3,5	1,0
	Fundamentos biológicos. Bases bioquímicas y biofísicas	2	1			
Farmacología, nutrición y dietética	Bases de la farmacología clínica aplicada a enfermería	1	1	Farmacología clínica aplicada a enfermería	4,0	1,5
	Farmacología clínica especial en la atención de enfermería	3	-	Nutrición y dietética	3,0	1,5
	Nutrición y dietética	2	1			
Administración de los servicios de enfermería	Administración de los servicios de enfermería I	4	1	Administración de los servicios de enfermeria	4,0	3,0
	Administración de los servicios de enfermería II	-	2			
Enfermería geriátrica	Atención de enfermería al anciano sano	1	1	Enfermería geriátrica	3,0	4,0
	Atención de enfermería en los problemas de salud del anciano I	1	1			
	Atención de enfermería en los problemas de salud del anciano II	-	2			
Ciencias psicosociales aplicadas	Ciencias psicosociales aplicadas I	4	-	Ciencias psicosociales aplicadas	5,0	2,0
	Ciencias psicosociales aplicadas II	-	2			
Enfermería psiquiátrica y de salud mental	Atención de enfermería en los pacientes psiquiátricos	-	2	Enfermería psiquiátrica y de salud mental	2,0	4,0
	Enfermería psiquiátrica de enlace	-	2			
	Enfermería psiquiátrica y de salud mental	2	-			
Legislación y ética profesional	Legislación y ética profesional	2	-	Legislación y ética profesional	4,5	,-

T: créditos teóricos. P: créditos prácticos en aula. C: créditos de prácticas en institución sanitaria.

Por último señalar que, tal y como preconizan la OMS y la OPS, los servicios de enfermería son un componente de los sistemas de salud esencial para el desarrollo de la sociedad. Tienen como misión prestar atención de salud a los individuos, las familias y las comunidades, en todas las etapas del ciclo vital y en los diferentes aspectos de promoción y protección de la salud, prevención de enfermedades, recuperación y rehabilitación, con un enfoque integral e interdisciplinario. Contribuyen eficazmente al logro de mejorar las condiciones de vida y el bienestar de la población en sus procesos de desarrollo, mediante el desarrollo de una amplia gama de acciones de enfermería en los diferentes ámbitos y niveles de atención a la salud.

En conclusión, la carrera y la profesión enfermera ha ido evolucionando simultáneamente con las políticas de acción social y el sistema sanitario. Enfermería, al igual que otras profesiones sanitarias, se ha visto influenciada por los modelos de atención a la salud arriba mencionados.

A continuación pasaremos a comentar algunos elementos diferenciadores que han sido y son determinantes en la forma de organizar la práctica y la formación.

La profesión de Enfermería ha ido variando la amplitud de sus funciones a lo largo del tiempo, pero, en general, su actuación ha guardado relación con los cuidados a la persona enferma, teniendo asignadas una serie de funciones asistenciales y de atención individualizada dirigidas a lograr cambios en el estado físico, emocional y social de la persona enferma, con la consideración de que su problemática debía ser vista de una manera integral. Entre estas funciones figuran: la programación, ejecución y evaluación de planes de cuidados; la educación del paciente para la aplicación de autocuidados; o la colaboración con el médico, el dietista, el trabajador social y otros profesionales, para ofrecer servicios terapéuticos y de rehabilitación, etc.

Cabe esperar que con las reformas de los planes de estudio dentro del nuevo marco de EEES, se pueda superar la dicotomía entre las ciencias biológicas y las sociales y dar una enseñanza orientada hacia la comunidad. Las exigencias de la renovación pedagógica favorecen la transversalidad y la interdisciplinariedad de las enseñanzas, tanto teóricas como prácticas. Por ello, apostamos por el enfoque del modelo de salud, donde la «Enfermería Médico-Quirúrgica» puede realizar su práctica profesional con mayor autonomía por ser la Atención Primaria de Salud un terreno muy propicio que permite nuevas propuestas en la modalidad de atención.

3.4.1. Ordenación sanitaria de la profesión de Enfermería

El Real Decreto 137/1984 sobre estructuras básicas de salud incorporó a Enfermería en los Equipos de Atención Primaria y reguló parte de sus funciones profesionales. Esto supuso un salto cualitativo de gran envergadura para la práctica de Enfermería frente al escaso desarrollo que había tenido la profesión dentro del marco de la Seguridad Social, con los Estatutos de Personal Auxiliar Sanitario Titulado de 1973.[83]

La Ley General de Sanidad de 1986 vino a resaltar el papel de Enfermería al disponer que el personal sanitario debía organizarse de modo que valorara el estado de salud de la población y se organizara de manera que disminuyeran las necesidades de atenciones reparadoras de la enfermedad.

En normativas posteriores desarrolladas por el INSALUD y por los Servicios Sanitarios de las Comunidades Autónomas se fueron especificando con más detalle las funciones a desempeñar por el personal de Enfermería. Entre ellas cabe destacar:

1. La asignación a cada enfermera del Equipo de una población fija y concreta, idealmente grupos familiares, de la misma manera que la población tiene asignada un médico de cabecera.

2. La potenciación de la `visita domiciliaria`, sobre todo aquella realizada en el marco de los programas de atención, identificando el cuándo y por qué de ésta actividad a:

   a) Puérperas y recién nacidos en el primer mes después del parto.

   b) Pacientes inmovilizados, como pueden ser ancianos, altas hospitalarias quirúrgicas.

   c) Enfermos terminales.

   d) Enfermos con tratamientos a domicilio que requieran especial supervisión por su complejidad técnica: oxigenoterapia, sueroterapia, alimentación nasogástrica, etc.

   e) El control de enfermos crónicos discapacitados.

3. La **`Educación para la salud`**, considerada como una actividad fundamental a desarrollar tanto con individuos como con grupos, ya sea en el Centro de Salud, en el domicilio, como en la comunidad, especificando a qué grupos de población y qué contenidos mínimos debe tener

[83]Orden de 26 de abril de 1973 por la que se aprueba el Estatuto del Personal Auxiliar Sanitario Titulado y Auxiliar de Clínica de la Seguridad Social. BOE núm. 102 de 28/4/1973, págs. 8519-25.

esta actividad. Esto incluye educación maternal pre y post parto, sobre alimentación e higiene durante el primer año de vida, educación a pacientes con patología crónica (hipertensión, diabetes, obesidad, EPOC, artrosis...), planificación familiar, educación para la prevención de accidentes domésticos en niños y ancianos, sobre el uso y abuso de tabaco, alcohol y utilización de medicamentos, así como higiene bucodental.

4. Si bien da prioridad a la atención directa de enfermería en la consulta o en el domicilio y al trabajo con grupos, al que debe dedicar al menos dos terceras partes de su tiempo de actividad, el resto se prevé que lo dedique al `trabajo comunitario`, al equipo y a su propia formación. Asimismo, se contempla que el registro de sus actividades se haga en el sistema de registro general del centro de manera que permita su seguimiento y evaluación.

Sin embargo, no será hasta 2001, con la publicación del Real Decreto 1231/2001[84] cuando se defina como misión de la enfermería el «prestar atención a la salud de los individuos, de las familias y las comunidades en todas las etapas del ciclo vital y en sus procesos de desarrollo» y «detectar las necesidades, los desequilibrios y alteraciones del ser humano, referido a la prevención de la enfermedad, recuperación de la salud y su rehabilitación, reinserción social y ayuda a una muerte digna». (Artículos 53 y 54).

En dichos artículos se recoge también que los cuidados de enfermería «comprenden la ayuda prestada por el profesional de enfermería, en el ámbito de su competencia profesional a personas, enfermas o sanas, y a comunidades, en la ejecución de cuantas actividades contribuyan al mantenimiento, promoción y restablecimiento de la salud, prevención de las enfermedades y accidentes, así como asistencia, rehabilitación y reinserción social en dichos supuestos».

De todo ello se deduce que las funciones asistenciales, docentes, de investigación y de gestión del profesional de enfermería derivan directamente de la misión del Enfemero/a en la sociedad y se desarrollan de acuerdo con los principios comunes a la deontología profesional: respeto a la persona y

[84]Real Decreto 1231/2001, de 8 de noviembre, por el que se aprueban los Estatutos generales de la Organización Colegial de Enfermería de España, del Consejo General y de Ordenación de la actividad profesional de enfermería. BOE núm. 269 de 9/11/2001, págs. 40986–99.

a los derechos humanos, responsabilidad, honestidad, sinceridad con los pacientes, prudencia en la aplicación de instrumentos y técnicas, competencia profesional y fundamentación científica de su intervención profesional.

A los profesionales de enfermería, una vez cumplidos los requisitos establecidos en el ordenamiento jurídico aplicable, se les supone la plenitud de atribuciones y facultades en el ejercicio de su profesión que la normativa vigente les confiere, cualquiera que sea la modalidad, la vinculación o el título jurídico en virtud del cual presten sus servicios.

Ya en 2003, la Ley de ordenación de las profesiones sanitarias[85] estableció el marco jurídico y administrativo que reguló el ejercicio de la profesión de Enfermería en España. Como se indica en la exposición de motivos, esta ley «tiene por finalidad dotar al sistema sanitario de un marco legal que contemple los diferentes instrumentos y recursos que hagan posible la mayor integración de los profesionales en el servicio sanitario, en lo preventivo y en lo asistencial, tanto en su vertiente pública como en la privada, facilitando la corresponsabilidad en el logro de los fines comunes y en la mejora de la calidad de la atención sanitaria prestada a la población, garantizando, asimismo, que todos los profesionales sanitarios cumplan con los niveles de competencia necesarios para tratar de seguir salvaguardando el derecho a la protección de la salud».

En el Artículo 7, dedicado a las Diplomaturas sanitarias, se indica que a éstas les corresponde, en general, y dentro del ámbito de actuación para el que les faculta su correspondiente título, «la prestación personal de los cuidados o los servicios propios de su competencia profesional en las distintas fases del proceso de atención de salud, sin menoscabo de la competencia, responsabilidad y autonomía propias de los distintos profesionales que intervienen en tal proceso».

Seguidamente se detallan someramente las funciones de cada una de las profesiones sanitarias de nivel Diplomatura, correspondiendo a los Diplomados y Diplomadas universitarios en Enfermería «la dirección, evaluación y prestación de los cuidados de Enfermería orientados a la promoción, mantenimiento y recuperación de la salud, así como a la prevención de enfermedades

[85]Ley 44/2003, de 21 de noviembre, de ordenación de las profesiones sanitarias. BOE núm. 280 de 22/11/2003, págs. 41442–58.

y discapacidades».

4. Marco teórico

Una vez analizado el origen y evolución de la carrera y profesión de Enfermería, el siguiente paso a dar consiste en la estructuración de un marco teórico para nuestro proyecto. La acotación del marco teórico deviene imprescindible previo al abordaje de la delimitación del terreno conceptual de la Enfermería Médico Quirúrgica.

4.1. Salud y enfermedad: dilemas conceptuales

Al decir de los expertos, la constatación de la existencia real de la enfermedad en la comunidad ha sido el principal motivo que ha ocasionado la aparición de las ciencias de la salud. Es más, los servicios sanitarios surgen debido a la presencia de la misma, dado que son creados específicamente para su conocimiento y control, tanto individual como colectivamente.

La idea sobre los conceptos de salud y enfermedad ha evolucionado con el devenir de los años, tomando acepciones cada vez más amplías durante el siglo XX conforme la ciencia fue desarrollando técnicas que permitieron el control de la enfermedad, y la aplicación de las mismas fue asumida por el Estado benefactor. En este proceso se pueden identificar dos enfoques que a continuación desarrollaremos.

4.1.1. La salud como ausencia de enfermedad

El primero de los enfoques llevaría a simplificar el problema de definición, al proponer que la salud era la ausencia de enfermedad. En esta acepción negativa o por exclusión, derivada de la necesidad de definir la enfermedad como motor del desarrollo de la Medicina, el desarrollo de la Patología, la Fisiología y la Estadística jugó un papel muy importante en la aplicación del método científico al estudio de la enfermedad. Ésta podía definirse si se cumplían fundamentalmente tres criterios:

1. La existencia de un fenómeno patológico.

   Tal denominación reciben las alteraciones de la estructura o función del cuerpo, o de alguno de sus órganos o tejidos. Por los trabajos realizados, estaba claro que toda enfermedad implicaba un proceso patológico y dicha alteración en sus inicios era demostrable visualmente, ya de forma directa o con un microscopio, dado que las lesiones se solían presentar frecuentemente a nivel de célula o tejido. Un poco más tarde esta imagen también se extendió a las alteraciones químicas, o de la personalidad, mediara o no componente morfológico. Pero actualmente se dice que no todo proceso patológico implica padecer una enfermedad. Por ejemplo, cada vez es más frecuente encontrar lesiones de ateroesclerosis a edades muy tempranas, en autopsias de jóvenes que han muerto por alguna otra causa no relacionada, como un accidente. Sin embargo, la presencia de la lesión no indica que exista manifestación de la enfermedad. Ésta se podrá presentar, o no, muchos años después del comienzo de la lesión.

   Para poder hablar de alteración se necesitaba establecer lo que se considera normal, apareciendo el criterio cuantitativo estadístico como elemento necesario para identificar lo normal y lo anormal. En el nivel de alteración patológica se entiende por normal, lo más frecuente de encontrar en individuos que no tienen enfermedad, o cuya probabilidad de enfermar corresponde a la norma general de la población.

   Pero esta concepción sólo sirve como criterio biológico, lo cual resulta insuficiente dado que la salud y la enfermedad no son consecuencia del azar, sino producto de una caracterización biológica resultante de normas colectivas de vida que se dan en un contexto social, La enfermedad es más que una mera dimensión caracterizada por la variación de las constantes fisiológicas en una situación determinada, hay que interpretarla como un concepto normativo configurado en un contexto social histórico.

2. Alteración manifiesta de la funcionalidad biológica o social del individuo.

   Ahora bien, la identidad de la enfermedad, no es sólo anatomopatológica, es también la alteración fisiológica manifestada por la disfunción. Este criterio, apareció como elemento clave en todas las definiciones de enfermedad. Pero al reflexionar sobre lo que significaba «alteración manifiesta», «funcionalidad biológica», o «funcionalidad social», se puso de manifiesto la dificultad para llegar a acuerdos científicos. Al abordar la cuestión ¿manifiesto para quién? se desveló el componente de la subjetividad, que se va a producir en dos niveles distintos: a) la del individuo en su conciencia personal, en cuanto que vive su propia «experiencia» al identificar la enfermedad o la disfunción en su organismo; y b) la del grupo familiar o social del cual forma parte. A veces puede ocurrir que estas dos apreciaciones no coincidan. Además, la funcionalidad va a depender de ciertos valores que la sociedad imponga como necesarios, que no van a ser iguales dependiendo de las culturas, los momentos históricos, etc. En nuestra sociedad, la productividad y la capacidad de trabajo son fundamentales para definir la funcionalidad.

3. Capacidad para poder clasificar la enfermedad en una categoría nosológica determinada.

   En la definición de la enfermedad surge otro criterio no siempre explícito: la percepción más inmediata de la enfermedad le corresponde a la propia persona enferma, al tomar conciencia de su cuerpo, a consecuencia de su alteración y sufrimiento. Esta situación, este estado de presunto enfermo, sólo adquiere su sentido «real» en cuanto que es identificado científicamente como una enfermedad concreta, de acuerdo con las exigencias y criterios de la ciencia médica.

   Es precisamente este hecho, el de percibir científicamente la enfermedad, lo que hace intervenir al médico como un observador que recoge minuciosamente toda la información posible de la persona enferma, tanto la proporcionada directamente por ella, a través del diálogo, como la obtenida mediante la exploración clínica ayudada por instrumentos cada vez más precisos, con el fin de identificar los signos y síntomas que permiten establecer el diagnóstico que institucionaliza la enfermedad.

Diagnosticar la enfermedad significa poder agrupar las manifestaciones subjetivas del padecimiento en un lugar específico de un sistema taxonómico. Actualmente, el listado más aceptado es la Clasificación Internacional de Enfermedades de la OMS. Esta publicación se encuentra sometida a revisiones periódicas para adecuarla a los avances científicos y a los nuevos criterios sobre las enfermedades. Es indudable que un sistema de este tipo tiene enormes ventajas para los estudios sobre causas de enfermedad y muerte, especialmente si se quiere comparar entre países o grupos sociales diferentes, bajo criterios similares.

Sin embargo, la clasificación de las enfermedades enfrenta dos problemas. Primero, para muchas personas que se sienten mal, ya sea física o psíquicamente, no es posible clasificar su padecimiento en una determinada categoría, o sea, realizar un diagnóstico. Generalmente, el médico se limita a actuar sobre los síntomas presentados y considera que estos pacientes son «funcionales» (término empleado para diferenciarlos de los «realmente» enfermos, es decir, de aquellos que tienen procesos patológicos con alteraciones morfológicas o químicas). O sea, que si no puede clasificarse, no está enfermo. Esta situación se torna específicamente crítica cuando se tiene la presunción de que el paciente es un simulador y que busca algún beneficio concreto por considerarse enfermo.

El segundo problema es más complejo y trascendente. El establecimiento de una clasificación lleva implícito la idea de que existe una especie y unos ordenamientos superiores a los que se denomina categorías nosológicas. En el sistema clasificatorio de enfermedades se comenzó por definir la «especie», o sea una entidad nosológica o enfermedad específica.

A comienzos del siglo XX, tras la formulación de la «teoría del contagio», se avanzó ante el hecho de que muchas enfermedades parecían tener una etiología muy específica (ciertos microorganismos). La «especificidad» supuso el principio fundamental para identificar la enfermedad y para establecer una relación causal. De este modo, al tener la causa (etiología) de la enfermedad, y al demostrar que diferentes enfermedades tenían diferentes causas específicas, se logró la definición de la «unidad básica» de la clasificación. Las posibilidades prácticas y conceptuales de estos descubrimientos fueron enormes, y no es de extrañar que gran parte del esfuerzo en salud fuera destinado al descubrimiento de las causas específicas y a las medidas, también específicas, de combatirlas.

Sin embargo, los hechos no validaron esta generalización, dado que la mayoría de las enfermedades no sigue el esquema simple de «una causa↔un efecto». La teoría unicausal fue perdiendo la capacidad de brindar una respuesta adecuada al proceso de enfermar, ante la creciente importancia adquirida por la etiología de origen no infeccioso y la patología de larga duración (enfermedades crónicas), así como la necesidad de una mayor valoración de los factores sociales.

4.1.2. La historia natural de la enfermedad

Otro enfoque en la concepción de salud y enfermedad emergió cuando la epidemiología contemporánea desarrolló el modelo multicausal, propuesto por Brian MacMahon. El considerado fundador de la «epidemiología moderna» vino a plantear que la causa de la enfermedad no es única, sino que coexisten muchas causas.

Para MacMahon, la etiología de una enfermedad tiene una secuencia que consta de dos partes: 1) «eventos causales», que ocurren antes de cualquier respuesta corporal inicial, y 2) «mecanismos intracorpóreos», que conducen desde la respuesta inicial hasta las manifestaciones características de la enfermedad. En la génesis de una enfermedad existen, entonces, factores múltiples, de diferente orden, con los cuales se pueden establecer correlaciones estadísticas para ser integradas en una red de componentes. Este modelo multicausal supera, indiscutiblemente, al unicausal y permite identificar puntos o cadenas susceptibles de ataque para actuar en forma eficiente contra la enfermedad.

Posteriormente, otro importante aporte al problema de definición de la enfermedad se realizó con el trabajo de Leavell y Clarck sobre la historia natural de la enfermedad, que estudia la relación entre salud y enfermedad utilizando un marco de referencia que considera al hombre como una unidad psicosocial. Este enfoque multicausal nos permite, entre otras cosas, relacionar de manera lógica una serie de factores asociados a la enfermedad, ya que se parte de la premisa de que ninguna enfermedad es producida por una causa única, sino por una serie de circunstancias que la favorecen, lo que permite relacionar el papel que juega la sociedad en el estado de salud o enfermedad. En cualquier enfermedad se pueden distinguir «factores constitucionales» (individuales), «factores ambientales» (psicológicos, sociales, etc.) y «factores directamente asociados a la enfermedad» (agentes etiológicos). Es fundamental resaltar que dentro de los factores ambientales, debemos incluir a los grupos sociales por la gran participación que tienen en el origen de la enfermedad, contribuyendo a determinar el «equilibrio-desequilibrio» de los otros factores enunciados.

Por otra parte, debido a que la evolución de la historia natural de una determinada enfermedad no es idéntica en todas las personas afectadas por la misma, puesto que se encuentra influenciada por las características del agente, del huésped y del medio ambiente, es fundamental que el personal de salud proporcione una atención individualizada.

Debido a que la historia natural de la enfermedad comprende la descripción de los fenómenos que acontecen en el individuo desde la etapa de salud hasta que se recupera o muere, se pueden distinguir dos momentos. En la Tabla 16 se presenta el esquema de Leavell y Clarck sobre la historia natural de la enfermedad y sus niveles de prevención.

Como puede observarse, el periodo prepatógenico se desarrolla antes de que se inicie la enfermedad, y se refiere a todos aquellos fenómenos que ocurren en el medio ambiente donde el hombre se desenvuelve y que tienen relación con una determinada patología. En esta fase interactúan tres elementos importantes: el huésped, el agente etiológico (animado o inanimado) y el medio ambiente.

El periodo patogénico de la enfermedad, se lleva a cabo una vez ha sido afectado por la enfermedad y se refiere a los fenómenos que se presentan en el huésped, o individuo enfermo y que son consecuencia de la agresión sufrida. Esta división nos permite comprender que, en el período prepatogénico, el individuo que vive en un determinado medio ambiente, está sometido a una serie de estímulos de diferente naturaleza (físicos, químicos, biológicos, psicológicos, etc.), manteniéndose sano siempre que se adapte a dichos estímulos. Los cambios cuantitativos/cualitativos producidos en esos estímulos los transforma en agentes, es decir, en factores que pueden causar directa o

<table>
<tr><th colspan="2">PERIODO PREPATOGÉNICO</th><th colspan="3">PERIODO PATOGÉNICO</th></tr>
<tr><td colspan="2" rowspan="2">Acción recíproca entre agente, huésped y medio ambiente. Los estímulos se trasforman en agentes y coinciden para producir la enfermedad.</td><td colspan="3">Reacción del huesped al estímulo de enfermedad.</td></tr>
<tr><td>Enfermedad temprana</td><td>Enfermedad avanzada</td><td>Convalecencia</td></tr>
<tr><td>PROMOCIÓN DE LA SALUD</td><td>PROTECCIÓN ESPECÍFICA</td><td>DIAGNÓSTICO TEMPRANO Y TRATAMIENTO OPORTUNO</td><td>LIMITACIÓN DE LA INCAPACIDAD</td><td>REHABILITACIÓN</td></tr>
<tr><td>—Educación general.
—Educación para la salud.
—Alimentación adecuada.
—Provisión de condiciones adecuadas de casa, recreo y trabajo.
—Educación sexual.
—Exámenes periódicos de salud.
—Consejo Genético.</td><td>—Uso de inmunizaciones específicas.
—Medidas específicas de saneamiento ambiental.
—Protección contra riesgos del trabajo.
—Protección contra accidentes.
—Uso de nutrientes específicos.
—Protección contra carcinógenos.</td><td>—Detección de casos de enfermedad en los primeros estadíos.
—Estudio de la población para detectar enfermos.
—Exámenes periódicos a ciertos grupos de población de cierto riesgo.
—Tratamiento adecuado de casos descubiertos.
—Control de contactos.</td><td>—Tratamiento adecuado para prevenir la enfermedad y complicaciones y secuelas.
—Proveer facilidades para limitar la incapacidad y prevenir la muerte.</td><td>—Detección de instalaciones adecuadas en hospitales y comunidad para educar y entrenar al rehabilitado.
—Educación al público e industria para facilitar la rehabilitación.
—Capacitar a la familia para el manejo del rehabilitado</td></tr>
<tr><td colspan="5">Niveles de aplicaciones de actividades médico-preventivas.</td></tr>
<tr><td colspan="2">PREVENCIÓN PRIMARIA</td><td colspan="2">PREVENCIÓN SECUNDARIA</td><td>PREVENCIÓN TERCIARIA</td></tr>
</table>

Tabla 16: Esquema de Leavell y Clarck sobre la historia natural de la enfermedad y sus niveles de prevención. Tomado del documento *Material didáctico. Enfermería médico-Quirúrgica II. Quinto semestre 85-1.* de la Escuela Nacional de Estudios Profesionales «Zaragoza», Universidad Autónoma Nacional de México.

indirectamente una enfermedad o contribuir a que ésta se produzca. Así, existen dos tipos de agentes, los primeros denominados «agentes condicionantes», que contribuyen a que una determinada enfermedad se presente sin ser causa de la misma, y los «agentes causales», que producen directa o indirectamente la enfermedad. Tradicionalmente, aunque los agentes condicionantes y causales de la enfermedad se han dividido en físicos, químicos y biológicos, la consideración del enfoque biopsicosocial de la salud ha agregado los «agentes psicológicos y sociales», encontrándose dentro de estos la desnutrición, el estilo de vida, etc.

Al estudiar el período prepatogénico de la historia natural de la enfermedad existen características generales del agente que pueden ser aplicadas a la mayoría de enfermedades infecciosas (mecanismo de transmisión, vía de entrada, patogenicidad, etc.), aunque de otro modo podrían aplicarse a los agentes de algunos de los padecimientos crónico-degenerativos, de patologías sociales y de trastornos de la conducta, existiendo características generales y específicas del huésped, medio ambiente y agentes etiológicos que propician las enfermedades, siendo la acción recíproca entre los tres y no la acción aislada de uno la causa, por lo que es fundamental el conocimiento de estos con el fin de ofrecer un cuidado útil a la población.

El período patogénico de la enfermedad es la fase en la que tradicionalmente el personal sanitario ha desarrollado sus actividades. Se inicia en el momento en que una serie de factores del agente, huésped y medio ambiente, coinciden para desarrollar la enfermedad. El período de tiempo transcurrido entre esta coincidencia y la aparición de sintomatología se denomina período de incubación, en el caso de las enfermedades transmisibles, y período de latencia en las enfermedades crónicas, tanto físicas como mentales. Así, por ejemplo, el periodo de incubación de la gonorrea es por lo general de 3 a 4 días, mientras que el periodo de latencia para la enfermedad ateroesclerótica del corazón puede ser de 20 años o más.

Esta aparición de sintomatología recibe el nombre de «horizonte clínico», que dependerá de la capacidad de respuesta del huésped, del tipo de agente, de la capacidad de percepción e interpretación del paciente y del personal de salud.

En el período patogénico se distinguen dos etapas. La primera corresponde a la enfermedad temprana, que es autolimitada y en la que si el huésped no sufre limitación de sus funciones, puede tener una restitución total. La siguiente etapa ocurre si la enfermedad no se autolimita en la etapa anterior, y en el caso de recuperación no será total, requiriendo de medidas especiales para que el individuo se adapte a su nueva situación o supla la deficiencia orgánica originada por la enfermedad.

Si una patología evoluciona, avanzará hasta la muerte o la recuperación, resaltando la importancia de la atención del personal de salud y las actividades a realizar para detener la evolución del padecimiento y tratar que el individuo recupere la salud perdida, representando una prevención para el paciente, pudiendo aplicarse en cualquiera de las etapas de la historia natural de la enfermedad.

La adaptación del significado del término prevención requiere de una acción anticipatoria basada en el conocimiento de la historia natural de la enfermedad, siendo fundamental para el éxito de las medidas preventivas el grado de conocimiento que se tenga de la historia natural de la enfermedad, de la oportunidad y de que realmente se aplica. Se distinguen tres niveles de prevención:

a) El nivel de `prevención primaria`, puede realizarse en el período prepatogénico, y las medidas están dirigidas a eliminar o a disminuir la cantidad o la calidad de los factores de riesgo presentes en la comunidad. Este tipo de prevención puede lograrse con la promoción de la salud y con la protección específica. La promoción de la salud se alcanza primordialmente con medidas educativas, económicas y sociales y, por lo tanto, no está desvinculada de los diferentes sectores de la economía y de la realidad sociocultural de una comunidad en particular. La protección específica se refiere a aquellas medidas, que en forma más directa, previenen el desarrollo de la enfermedad. Así, por ejemplo, las inmunizaciones, las medidas específicas de saneamiento ambiental, la protección contra riesgos del trabajo, serán algunas de ellas.

b) En el caso del nivel de `prevención secundaria`, estas medidas tienen como fin el lograr un diagnóstico precoz y un tratamiento oportuno y adecuado, además de limitar en lo posible la incapacidad y las secuelas que el proceso morboso puede dejar. La investigación de casos individuales o de grupo, las encuestas selectivas y los programas de cribado pueden ayudar a detectar precozmente la enfermedad y son de especial ayuda en la fase subclínica del período patogénico.

La prevención secundaria durante la fase clínica del período patogénico depende básicamente de la calidad y distribución de los recursos físicos y humanos en los servicios de salud, e igualmente de su organización y administración. Un oportuno y buen diagnóstico, además de un tratamiento adecuado, son las mejores medidas en este momento, del proceso, para evitar su continuación hacia las secuelas, la incapacidad o la muerte.

c) Si por las características particulares de una determinada enfermedad o por el fracaso de las anteriores medidas preventivas se llega a las secuelas o la incapacidad, debe contarse con el tercer nivel de prevención, o `prevención terciaria`, dado que no previenen la enfermedad ni limitan el daño, pero ayudan a rehabilitar a la persona.

   Este nivel está dado básicamente por la rehabilitación ya sea física o mental, para lo cual debe proveerse de adecuadas facilidades para la readaptación de la persona incapacitada con miras a recuperar sus cualidades remanentes y reincorporarlo a sus actividades habituales. Para ello se requiere de instalaciones adecuadas en los hospitales, educación al público y a las empresas para facilitar la rehabilitación y capacitar a la familia para el manejo de la persona que precisa rehabilitación.

Es interesante hacer notar que toda esta búsqueda de identidades y sus clasificaciones, acompañadas de una serie de medidas preventivas y/o terapéuticas, va dirigida a la enfermedad. El ser humano es un depositario de la enfermedad y hacia ésta es adonde se dirigen todos los esfuerzos: diagnóstico, tratamiento y cura. También es cierto que el énfasis en el conocimiento de la enfermedad, puede producir distorsiones en el saber y la práctica de las ciencias de la salud, ya que podría llevar a considerar a la persona como una simple portadora necesaria de la enfermedad.

Así, si bien enfermedad y enfermo habrían de ser, en teoría, términos de igual contenido con diversas referencias, en la práctica la enfermedad constituye algo práctico que se define en dependencia de unos hallazgos catalogados y evidenciables, siendo enfermo un término que constata una sensación subjetiva, desagradable. La salud como carencia de enfermedad sería la confirmación de la no existencia de anomalías orgánicas, anatómicas, fisiológicas o de conducta, sin más.

4.2. Retorno al enfoque de la salud

La visión actual sobre la salud se amplió desde el momento en que la OMS, en 1946, aportó su consabida definición: la salud es «el estado de total bienestar físico, social y mental, y no simplemente la falta de enfermedades o malestares, siendo un derecho humano fundamental y convirtiendo a la búsqueda del máximo nivel posible de salud en la meta social más importante a nivel mundial, cuya realización requiere de la participación de otros sectores sociales y económicos en adición al sector salud».

La incorporación del factor «social» como determinante de la salud, además de los factores «físico» y «mental» tradicionalmente considerados, supuso un cambio sustancial porque la salud dejó de depender en exclusiva del mundo de la sanidad para integrarse también en el mundo social. Con ello se impulsó la consideración de la salud como un derecho social básico de todas las personas, situando al Estado ante la disyuntiva de ejercer la protección de este derecho. Es incuestionable que la salud guarda una relación íntima con el derecho a la vida y la dignidad de las personas y que, además, cualquier limitación en el acceso a los servicios sanitarios es causa de exclusión social.

A mediados de la década de 1970 el conocido salubrista norteamericano Milton Terris propuso una nueva definición: «la salud es un estado de bienestar físico, mental y social, con capacidad de funcionamiento y no únicamente la ausencia de malestar o enfermedad». Con ello introdujo un aspecto subjetivo de sentirse bien y un aspecto objetivo de capacidad funcional. Eludió el término «completo» aduciendo, correctamente a nuestro juicio, que la salud no es un absoluto, sino que hay distintos grados de salud. Separó, además, el término «enfermedad» (*disease*) del de «malestar» (*illness*), ya que es posible que coexista el «sentirse bien» y la «enfermedad».

El avance conceptual de la propuesta de Milton Terris supone la exclusión de la idea de «estado» (de salud), puesto que dicha idea es coincidente con la visión mecanicista y reduccionista tan característica de la concepción hegemónica de la medicina tradicional y, por tanto, se opone a la visión dinámica y cambiante que tiene el flujo de la vida (y de la salud).

No obstante, la cuantificación de la salud, expresada en esos términos es difícil, lo que produce que los trabajadores de la salud utilicen estas definiciones declarativamente pero vuelvan a la anterior tan pronto se realice un esfuerzo cuantitativo, ya que la enfermedad, a pesar de los problemas indicados anteriormente, es más fácilmente medible que el bienestar. Seguimos midiendo entonces la enfermedad, la incapacidad y la muerte.

Nuestra opinión es que no podemos establecer estados inamovibles o situaciones ahistóricas (que nieguen u omitan la realidad de los procesos), puesto que las personas son seres dinámicos, en cualquier dimensión que las analicemos: biológica, psicológica, o social. Esto lleva a considerar a la salud-enfermedad como un proceso dentro del cual se da una interacción continua de elementos contradictorios, cuya resultante es el ser humano concreto, real, histórico. El ser humano no es un ente aislado que vive en sociedades abstractas. Vive en sociedades específicas donde se dan relaciones sociales, de producción e ideologías concretas. Este conjunto determinará, en buena medida, su estado de salud-enfermedad, y más aún su forma de comprenderlo. Por lo tanto, el control de la salud se tiene que emprender sobre la base de criterios técnicos, políticos y de participación ciudadana.

4.3. La atención integral a la salud

El concepto de atención integral de la salud surgió en el contexto de la Conferencia Internacional de Atención Primaria de Salud de 1978, organizada por la OMS en la ciudad de Alma Ata, antigua URSS. Como ya se mencionó en la sección 3.4 (pág. 79), la Declaración allí elaborada instó a los Gobiernos a formular políticas, estrategias y planes de acción con objeto de iniciar y mantener la Atención Primaria de Salud como parte de un Sistema Nacional de Salud con una reorientación hacia su fortalecimiento y desarrollo a nivel local. También se subrayó la necesidad de la coordinación entre los servicios sanitarios y los servicios sociales, y la conexión de éstos con todos los demás servicios públicos que contribuyen a la calidad de vida y al desarrollo de la comunidad.

Para la transformación del sistema era muy importante, además, asumir la necesidad de un cambio en la preparación del personal sanitario, basado en un enfoque hacia la Salud Pública y la participación de la comunidad. Este cambio de orientación era de vital importancia para aplicar las recomendaciones de elaborar actuaciones integrales e integradas que combinaran medidas de naturaleza política, económica, sanitaria, medioambiental y educativa, con el compromiso y la participación activa de la ciudadanía y de los grupos sociales afectados.

El concepto de atención integral establecía la visión multidimensional y biopsicosocial de las personas e implicaba la provisión continua y coherente de acciones dirigidas a la persona, a su familia y a su comunidad desarrollada en corresponsabilidad con el sector salud, la sociedad y otros sectores, para la promoción y protección de la salud, la prevención de la enfermedad, y la recuperación y rehabilitación de la salud, con la finalidad de mejorar el estado de salud.

La integralidad es un cambio de concepción de cómo «mirar» a las personas para que los servicios que le sean entregados logren mejor impacto sobre su estado de salud asegurando su oportunidad y continuidad. Por tanto una mirada integral implica reconocer las necesidades de salud de las personas y su resolución requiere que las acciones de salud se amplíen hacia su entorno: familia y comunidad. Todo esto transcurre a lo largo de la vida y cada etapa personal y familiar tiene sus propias necesidades. La integralidad incluye la priorización de problemas específicos de salud que por su alta prevalencia en la comunidad requieren ser abordados por estrategias sistematizadas con enfoque de Salud Pública.

La atención integral se aplica en las dimensiones de la persona, la familia y la comunidad. Cada una de las dimensiones está relacionada entre sí, influyéndose unas a otras, es decir, la atención integral se presta de manera completa cuando se actúa en las tres dimensiones:

- `Persona.` La persona y sus necesidades de salud son el centro del modelo de atención integral, no así los daños o enfermedades. La persona tiene un carácter multidimensional, como ser biopsicosocial, inmerso en un complejo sistema de relaciones políticas, sociales, culturales y ecobiológicas. Su atención aborda las diversas necesidades de salud de las personas en las diferentes etapas de su vida (niñez, adolescencia, adultez y adulto mayor), considerando la igualdad de oportunidades de hombres y mujeres, el enfoque de género y los aspectos culturales.

- `Familia.` Es la unidad fundamental de la comunidad. Sus miembros interactúan entre sí y con el medio natural, cultural y social. Por tanto, no es sólo la suma de sus miembros y su abordaje requiere un enfoque a la «familia».

- `Comunidad.` Como organismo social vivo y dinámico está conformado por el conjunto de familias interactuando unas con otras en un espacio concreto. Se desarrolla en el escenario político, económico, social y ambiental. Forma parte intrínseca de la realidad de las personas y la familia. Es la dimensión privilegiada para la interacción y la integración de las personas y de las familias y por tanto en ella se debe actuar con acciones de promoción y prevención. Esto implica la participación coordinada, concertada y complementaria de sus diferentes protagonistas como son: la administración local, los y las profesionales de la salud, los servicios sociales, educativos, etc. y la sociedad civil organizada.

Se trata por lo tanto de atender de manera integral las necesidades de salud de la población, a fin de lograr el bienestar físico, social y mental. El objetivo de la atención integral es mejorar y mantener las condiciones de salud de los adultos mayores y reforzar los estilos de vida saludables para prevenir vulnerabilidades, en especial en los más excluidos y frágiles. Y ello a través de la provisión de una atención integral, continua y de calidad adecuada a las necesidades de salud y expectativas de atención, previniendo riesgos, recuperando y rehabilitando el daño, promoviendo factores de protección, el autocuidado y el reconocimiento de los derechos y deberes en salud.

De acuerdo con el enfoque que venimos desarrollando, la participación y la prevención surgen como dos aspectos claves al momento de pensar en intervenir frente al problema de la salud de la población, y han de configurar una atención sanitaria con las siguientes condiciones:

1. `Integral.` No debe limitarse al mero concepto biomédico de salud/enfermedad física, sino que debe abarcar las esferas funcional, mental y social. La atención integral es aquella que considera la unidad de los aspectos de promoción, protección de la salud, prevención de la enfermedad y la curación y rehabilitación de la persona enferma.

2. **Integrada.** Debe estar incorporada en la red de asistencia sanitaria de la población general. La integración en una unidad de todas las actividades relacionadas con la salud se logra con un equipo multiprofesional.

3. **Integradora.** Debe perseguir la permanencia de la persona mayor en su entorno habitual mientras sea posible con una calidad de vida digna.

4. **Detección precoz de la enfermedad** una vez aparecido el síntoma, a través de controles periódicos y exámenes de salud. De la precocidad de su instauración depende, en gran medida, el éxito terapéutico.

5. **Terapéutica y rehabilitadora.** Debe pretender el diagnóstico y tratamiento eficaces que eviten las secuelas de incapacidad y dependencia. Para la recuperación funcional de los pacientes incapacitados en su domicilio, resulta de gran valor el conocimiento de la estructura familiar y su capacidad para influir sobre los aspectos de la vida del individuo durante todo el proceso de enfermedad y aún después de que éste concluya. Por ello, es de vital importancia recopilar el máximo de datos sobre la dinámica familiar para trazar el plan de cuidados.

6. **Progresiva.** Con mayor intensidad en las fases agudas de enfermedad y menor en fases subagudas ó crónicas.

7. **Continuada en el tiempo.** El sistema asistencial debe ofrecer respuestas a las situaciones de los pacientes a modo de un «*continuum*» sin fisuras, sin preponderancia de un tipo de cuidados sobre los otros.

8. **Dotación estructural** adaptada a las distintas situaciones de enfermedad de las personas mayores, tanto de atención comunitaria como de servicios de atención domiciliara, modernos y eficaces, de servicios de apoyo a las familias y a los cuidadores informales, y de servicios alternativos a la institucionalización permanente, como pueden ser, las unidades de convalecencia, los hospitales de día, los centros de día, las estancias temporales, los alojamientos tutelados, etc. Además, para los pacientes ingresados se requiere de recursos especializados de atención.

9. **Coordinada**, de forma que los diferentes recursos necesarios, sanitarios y sociales estén disponibles en el momento y el lugar en que se precisan. La coordinación socio-sanitaria pretende facilitar la accesibilidad a los

diferentes servicios y garantizar o facilitar la continuidad de cuidados entre servicios.

10. `Sectorización` del ámbito de intervención. Éste debe ser el primer paso y uno de los más importantes. Implica la división del territorio, asignación de población, asignación de personal responsable por sector al menos en las zonas de mayor riesgo, y la planificación de actividades integrales por responsables de sector. La división del territorio se define por manzanas, barrios o distritos.

Por último señalar, que para ofrecer una atención integral, el sistema de salud debe estar organizado en tres niveles de atención:

a) `Primer nivel.` Está dirigido a realizar actividades simples y atención integral en el Centro de Salud, para resolver problemas o situaciones sencillas que requieran destrezas y equipo mínimo para la atención de la salud.

b) `Segundo nivel.` Acciones cuya complejidad exigen un grado mayor de especialización de los medios y procedimientos para llevarlos a cabo y que en general se desarrollan en las instituciones hospitalarias.

c) `Tercer nivel.` Las actividades terciarias incluyen la utilización de tecnologías especializadas para atender las necesidades de las personas enfermas con problemas de salud de mayor gravedad en las unidades especiales hospitalarias.

Las nuevas características sociales, identificadas por un aumento relativo de las personas de edades más avanzadas y la modificación del patrón epidemiológico con un predominio de enfermedades crónicas y de discapacidad, van a tener importantes consecuencias socio-sanitarias. Tanto que ha llevado a la mayoría de los países de Europa a plantearse una revisión en profundidad de sus sistemas de atención. En los debates se incide especialmente en el reforzamiento del modelo sanitario de atención geriátrica y la creación de dispositivos estables de coordinación, dirigidos a distribuir de forma más racional las responsabilidades de los sistemas sanitario y social en el abordaje de las situaciones de dependencia.

5. Marco conceptual de la Enfermería Médico-Quirúrgica

En la sección 3 hemos efectuado un recorrido por el camino que va desde el surgimiento de la Enfermería como profesión hasta nuestros días. Aquí nos proponemos abordar las características de la Enfermería Médico-Quirúrgica, definir su objeto de estudio, su campo de actuación profesional y sus fuentes de información. Todos estos aspectos los consideramos esenciales para justificar el diseño del proyecto y la guía académica.

5.1. Configuración de la disciplina en su estructura conceptual interna

Los contenidos disciplinares de las ciencias médicas y quirúrgicas siempre han estado presentes en la formación de Enfermería, ampliándose su bagaje a medida que se producían los descubrimientos científicos y los avances tecnológicos que han permitido a la Medicina situar sus conocimientos sobre los procesos morbosos y aún más, a la Cirugía, llegar a cuotas insospechadas. De forma paralela, siempre se ha necesitado de personal cualificado y altamente tecnificado que colaborase con estas ciencias en el desarrollo de la clínica médico-quirúrgica. La formación se desarrollaba siguiendo el enfoque curativo trazado por las directrices flexnerianas, dirigidas a preparar especialistas clínicos, repercutiendo en la práctica de la enfermería en una orientación técnica del cuidado.

A la visión medicalizada y de subordinación que ha impregnado la profesión de Enfermería contribuyó, en buena medida, el concepto que de la misma tenía Florence Nightingale, creadora del primer modelo teórico de la enfermería moderna. En su época, Nightingale pensaba que la función de las enfermeras debía consistir en seguir las órdenes e instrucciones de los médicos y no tomar decisiones independientes. Desde antiguo las enfermeras han sido vistas tradicionalmente como subordinadas de los médicos, incluso en el caso de cuidados básicos de enfermería, terreno en el que éstos profesionales no han mostrado interés en adquirir experiencia.

Durante las últimas décadas del siglo XX, a instancia de las recomendaciones y directrices marcadas por la OMS/OPS se fue formando una nueva expectativa para superar el modelo médico de asistencia. Según estos organismos los países miembros debían adoptar la estrategia para el cambio hacia el modelo de salud, y en éste el trabajo de Enfermería resultaba fundamental para prestar una atención integral, a la persona, a la familia y a la comunidad.

Esto, junto a la labor desarrollada por las llamadas «enfermeras teóricas», ha supuesto progresivamente un aumento de las competencias, conocimientos y una mejora en la calidad del cuidado de la salud. La Enfermería, apoyándose en otras ciencias y en su experiencia acumulada como profesión, ha ido adquiriendo un cuerpo de conocimientos teóricos y metodológicos que la sitúan y la definen como la «ciencia del cuidado de la salud del ser humano». Esta disciplina, particularmente en los últimos años, ha ido centrando cada vez más sus funciones dentro del campo de las Ciencias de la Salud, que son consideradas como el conjunto de disciplinas científicas orientadas a prevenir y curar las enfermedades (Tabla 17).

CIENCIAS DE LA SALUD	
Biología	Psicología
Enfermería	Química
Farmacia	Veterinaria
Física	Salud Pública
Medicina	

Tabla 17: Disciplinas científicas propias del campo de las Ciencias de la Salud.

La ubicación de Enfermería en este área de conocimiento le ha permitido definir y ampliar su campo de actuación profesional al lograr, por una parte, que se le reconozcan funciones independientes, es decir, actividades que están dentro del ámbito del diagnóstico y de la atención de enfermería, que no requieren órdenes médicas, y por otra, la realización de acciones interdependientes con otros profesionales socio-sanitarios del equipo de salud que trabajan en los diferentes niveles de atención del sistema sanitario.

Otro hecho importante que está teniendo gran repercusión en la práctica clínica de la enfermería en los países desarrollados está relacionado con el cambio producido en el patrón epidemiológico por el envejecimiento y la cronificación de la enfermedad. De un lado, el envejecimiento representa un proceso de involución biológico y psicológico que agrava las situaciones patológicas preexistentes. Pero la vejez, fundamentalmente, es una etapa del ciclo vital que se caracteriza por la acumulación de patologías y discapacidades. Por ello, el envejecimiento genera grandes demandas asistenciales, tanto de los servicios sanitarios, como de los sociales. De otro lado, la cronificación de la persona enferma se produce porque no es posible resolver su problema de salud, pero sí limitar su deterioro orgánico y psicológico. Este proceso de cronificación ha producido un cambio en la atención médica, se ha pasado de una estrategia centrada en el diagnóstico y la curación a otra basada en la atención continuada de la persona enferma.

Dicho cambio ha contribuido al desarrollo de los sistemas de atención primaria, que han incorporado en su práctica el concepto de atención integral con el que se pretende que la persona enferma se integre en la sociedad asumiendo sus limitaciones. Por ello, en los sistemas sanitarios del entorno europeo la atención de enfermería y de salud en general es más diversificada, y la atención domiciliaria es una estrategia que centra la atención en los grupos más vulnerables como las personas ancianas, discapacitadas y en procesos terminales. En definitiva, es una alternativa para garantizar el acceso, la calidad, la oportunidad y la disminución de costes de los servicios.

Por todo lo expresado, se requiere de una sólida preparación teórica y práctica de la Enfermería Médico-Quirúrgica del siglo XXI, pero no sólo en el campo de las ciencias biológicas, sino en especial de las ciencias sociales, pues al hablar del cuidado de la salud y de las respuestas humanas se precisa de un dominio del enfoque sociopsicobiológico del proceso salud-enfermedad.

Actualmente, la incorporación del concepto de `ciclo vital` en Enfermería, término que procede de la psicología evolutiva. ha hecho que la Enfermería Médico Quirúrgica se defina, cada vez más, como la parte de la Enfermería que presta atención a la salud a la persona adulta con trastornos fisiopatológicos, o con alto riesgo de desarrollarlos, y que requiere tratamiento médico o quirúrgico. Los contenidos de la disciplina giran en torno a la historia natural de la enfermedad que se basa en la descripción de los fenómenos que acontecen en el individuo, desde la etapa de salud hasta que se recupera o muere. Abarca el estudio de las principales enfermedades y síndromes que afectan a los sistemas del organismo (etiología, fisiopatología, manifestaciones clínicas, diagnóstico y tratamiento medico-quirúrgico), en sus facetas preventivas, curativas y rehabilitadoras, junto con los métodos, procedimientos y técnicas que se deben aplicar, en cada caso, en la planificación de los cuidados de Enfermería, en el proceso de atención a la salud.

Es quizá por ello que la enfermera o enfermero generalista reconozca a la Enfermería Médico-Quirúrgica como uno de los pilares básicos que vertebran la profesión, dado que muchos de los conocimientos, competencias, habilidades y destrezas, aportadas por esta disciplina, se requieren para trabajar de manera competente, tanto en la atención primaria como en la especializada, tomando de ella, su objeto de estudio y su método de actuación para aplicar, en su esfera concreta, aquellos elementos que le pueden resultar útiles para perfeccionar su propio método profesional, valorando, además, la importancia que tuvo en la configuración de la propia profesión.

No obstante, si la interdisciplinariedad y la transversalidad son los ejes que vertebran el plan de estudios, se debería tratar de romper las barreras disciplinares y evitar hacer suposiciones sobre qué asignaturas son más o menos importantes. A modo de ejemplo, si tomamos como referencia el concepto de «atención integral a la persona adulta» ¿dónde se producen las barreras disciplinares entre la Enfermería Médico-Quirúrgica, la Enfermería Geriátrica, o la Enfermería Comunitaria, en la actuación práctica profesional en el nivel primario de salud?

Por lo tanto, en la formación generalista, que es para lo que capacita el título de Grado, todas las disciplinas que se impartan en el plan de estudios deben estar equilibradas, dado que cada una de ellas, aporta conocimientos, métodos de estudio, capacidades y destrezas que el personal de Enfermería tendrá que dominar y manejar para incorporarse como fuerza de trabajo cualificada. Será más tarde, en la formación de postgrado, cuando el Graduado o Graduada en Enfermería, tras conocer toda la amplia gama de servicios de salud donde puede prestar su atención, cuando optará por capacitarse en el campo de la especialización que más atractivo le resulte.

5.2. Especialidades y formación de postgrado

Hasta hace unos años para que un profesional de Enfermería fuese reconocido como «especialista en enfermería clínica» no se requería necesariamente de un nuevo grado o título académico, dado que muchas enfermeras y enfermeros lograban esa excelencia en la capacidad clínica a través de la experiencia acumulada a lo largo de años de trabajo en el servicio junto a médicos especializados de gran competencia y desempeño profesional.

Pero hoy en día, la complejidad de la tecnología utilizada en los servicios más especializados del hospital, como cuidados intensivos y quirófanos, está obligando al adiestramiento del personal de enfermería, en algunas técnicas y procedimientos, que requieren de una mayor cualificación. Esto ha llevado a impulsar la creación de programas universitarios de postgrado a nivel de maestría, o bien a nivel de especialización. En este sentido, en un futuro próximo, se prevé que dentro del Decreto de Especialidades de Enfermería, se apruebe la `especialización` en «Enfermería en cuidados médico-quirúrgicos», con la finalidad de proporcionar un mayor nivel de conocimientos específicos en estos campos disciplinares.

Esta iniciativa está siendo impulsada por la Asociación Española de Enfermería Médico-Quirúrgica, creada el 10 de Marzo de 2010, en cuyos estatutos se propone, entre otros aspectos, promover la especialidad para ampliar el estudio teórico-científico, la práctica y la docencia en esta rama de la Enfermería. Esta Asociación pretende, además, potenciar la figura de la Enfermería Médico-Quirúrgica, representando a este colectivo profesional tanto en el ámbito nacional como en el internacional, así como desarrollar líneas de investigación que mejoren la práctica de los cuidados especializados en este nivel de atención.

En cuanto a los `programas de postgrado`, al principio del presente curso 2010–11 se encontraban varios ofertados,[86] sobre todo por universidades e institutos privados, como el «Máster Experto Universitario en Enfermería de Quirófano» ofertado por el Medical Practice Group (MPG); el «Curso de Experto en Enfermería en las áreas de Quirófano y Reanimación» presentado por la Universidad Europea de Madrid (UEM); el «Curso de Cuidados Enfermeros en Quirófano» impartido por Instituto Abierto de Formación Interactiva (IAFI); el «Postgrado en Enfermería Intensiva del Enfermo Crítico» que ofrece la Universidad Internacional de Cataluña (UIC); y el «Máster Universitario de Enfermería de Urgencias y Cuidados Críticos Intrahospitalario»

[86]Consultado en http://www.emagister.com/enfermera-instrumentista-tps-219239.htm, el 2-09-2011.

que ofrece el CEU de San Pablo.

En general, los objetivos y contenidos de los programas especializados preparan al personal de Enfermería en tres grandes áreas: la atención preoperatoria, la asistencia intra-operatorio y el cuidado post-operatorio, incluyendo el estudio de todos los instrumentos, los procedimientos de suministros y equipos utilizados que sean necesarios en todas las cirugías.

5.3. Interdisciplinariedad de la investigación en Ciencias de la Salud

Existe una opinión generalizada en cuanto a que la investigación en Enfermería, como en otras Ciencias de la Salud, debe dar respuesta a la evolución de la sociedad y de la profesión y consagrar sus esfuerzos a mejorar los cuidados de salud de las personas, las familias y la comunidad.

La búsqueda de cuidados de salud de calidad y eficientes ha situado en primera línea la práctica profesional basada en pruebas incontrovertibles y la investigación en cuidados. Esta investigación es una búsqueda sistemática que trata de aportar nuevos conocimientos y abarca todos los aspectos de la salud que son de interés para la enfermería, entre ellos la promoción y la protección de la salud, la prevención de la enfermedad, el cuidado de las personas de todas las edades durante la enfermedad y la recuperación, o para que tengan una muerte pacífica y digna, tal y como indica el Consejo Internacional de Enfermería. Este organismo declara en su *Guía para el desarrollo de la investigación en enfermería*[87] que los hallazgos de la investigación deben ser ampliamente difundidos y su utilización alentada, cuando sean apropiados.

No cabe ninguna duda de que con la implantación de los estudios de Graduada/o en Enfermería la investigación se verá potenciada en todos los diferentes niveles y objetos de estudio antes señalados. Es por ello que, en aras a argumentar la metodología que las y los profesionales de Enfermería deben conocer y manejar, hemos considerado oportuno partir de las reflexiones aportadas por los expertos y expertas de la OPS/OMS para aclarar algunas confusiones teóricas y metodológicas que actualmente existen en el campo de

[87]International Council of Nurses. *Guidelines for Nursing Research Development.* Ginebra. 198-.

la investigación de las Ciencias de la Salud.

Ante el avance del enfoque biologicista que imperaba en la investigación de las Ciencias de la Salud marcado por la invasión tecnológica en el campo de las ciencias médicas, y el retroceso en el campo de la Salud Pública como consecuencia de la implantación de las políticas neoliberales durante la década de 1990, ambas instituciones se vieron en la necesidad de promover y realizar diversas conferencias, reuniones y debates para reflexionar tanto sobre los conceptos, teorías, metodología, elementos explicativos, determinantes estructurales, repercusiones operacionales, como las prácticas de salud y las perspectivas futuras para la salud pública y sus relaciones con el Estado y la sociedad. A las reuniones fueron invitados expertos procedentes del medio académico, sociedades científicas, servicios de salud y organismos internacionales, congregados en una red de retroalimentación, de la cual surgirían varias publicaciones científicas, que vendrían a revitalizar el discurso científico-social y a formular una nueva práctica de la salud pública en las instituciones de salud.

Así pues, con ánimo de esclarecer cuál es el objeto de estudio y de análisis de la investigación en salud presentaremos la Tabla 18, a modo de breve reseña basada en las aportaciones de JARILLO SOTO y ARROYAVE LOAIZA (1995) y FRENK (1992). Debemos señalar que la mayoría de las ciencias que se mencionan, o bien figuran de manera directa en el plan de estudio del Graduado/a en Enfermería, o bien se introducen a través de otras asignaturas, como es el caso de la Economía, Antropología o la Ciencia política.

Como puede observarse, la investigación en salud es un proceso complejo que abarca desde la clasificación de las ciencias hasta la definición de los diferentes niveles y dimensiones del objeto de estudio y análisis. El hecho primario en sí tiene dos objetivos principales de análisis: por una parte, la caracterización de los fenómenos de salud, enfermedad y muerte, y su interpretación en el contexto social; y por otra el estudio de la respuesta social organizada frente a esas condiciones de salud, integrada por las instituciones sanitarias, las instituciones académicas, las organizaciones asistenciales y los agentes sociales. De este modo, la salud-enfermedad, es un proceso que se expresa como dos momentos de un mismo fenómeno, al manifestarse a nivel singular en las personas y a nivel de población en los colectivos humanos.

	CIENCIAS NATURALES		CIENCIAS HUMANAS
	Ciencias biológicas	Ciencias médicas	Ciencias sociales
División de la ciencia	Química Biofísica Fisiología Genética	Fisiología Embriología Anatomía	Sociología Economía Antropología Ciencia política
Nivel de análisis	Subindividual	Individual	Poblacional
Objeto de estudio	Células Tejidos Órganos	Personas	Sociedades humanas

Objeto de análisis	***Investigación biomédica***
	– Procesos biológicos básicos.
	– Estructura y función del cuerpo humano.
	– Mecanismos patológicos.
		Investigación clínica
		– Eficacia de procedimientos preventivos, diagnósticos y terapéuticos.
		– Historia natural de las enfermedades.
			Investigación en S.P.
			– Investigación epidemiológica.
			  – Frecuencia
			  – Distribución
			  – Determinantes de necesidades
			– Investigación en sistemas de salud.
			  – Efectividad, calidad, costes de los servicios.
			  – Desarrollo y distribución de recursos para la atención

Tabla 18: Objeto de estudio y de análisis en la investigación en salud.Fuente: Jarillo Soto y Arroyave Loaiza (1995) (modificado) y Frenk (1992).

Si cruzamos estas dos dimensiones con meros fines de simplificación, resultan los tres tipos principales de investigación que caracterizan al campo de la salud: la «biomédica», la «clínica» y la investigación en «salud pública». Así, como indican SANCHEZ GARCÍA y MERELLES TORMO (2003), la mayor parte de la investigación biomédica se ocupa de las condiciones, los procesos y los mecanismos de la salud y la enfermedad, sobre todo en el nivel subindividual, y se realiza principalmente sobre animales de experimentación o materiales humanos, enfermos o sanos. Del mismo modo, la investigación clínica se realiza sobre casos humanos y se enfoca primordialmente hacia el estudio de la eficacia de las respuestas, preventivas, diagnósticas y terapéuticas que se aplican al individuo.

La investigación en salud pública, a diferencia de las anteriores, tiene un nivel de análisis de población. Dado que todas las poblaciones humanas están organizadas en sociedades, las ciencias sociales resultan indispensables para una comprensión cabal de la salud en poblaciones. Por lo tanto, la investigación en salud pública va más allá de la comprensión de la biología humana, y su enfoque se orienta hacia el estudio de los determinantes de la salud en las poblaciones humanas.

De ahí que la investigación en salud pública abarque dos objetos principales de análisis: la «investigación epidemiológica» y la «investigación en sistemas de salud». La primera estudia la frecuencia, distribución y determinantes de las necesidades de salud, definidas como aquellas condiciones que requieren de atención. En este caso se trataría, por un lado, de partir de algún grupo de determinantes para estudiar sus diversas consecuencias; estamos hablando de la epidemiología ambiental, ocupacional, genética o social. Por otro, las investigaciones pueden partir de alguna condición específica de salud o enfermedad (por ejemplo, la salud positiva, las enfermedades transmisibles, los padecimientos no transmisibles o las lesiones) para indagar sus múltiples determinantes.

En cuanto a la investigación en sistemas de salud también comprende dos grandes categorías: la primera puede denominarse «investigación en organización de sistemas de salud», que se enfoca en los procesos que ocurren dentro de las organizaciones de atención a la salud. Así, estudia la combinación de diversos recursos para la producción de servicios de salud de cierta calidad y contenido tecnológico. La segunda categoría se denomina «investigación en políticas de salud» y se enfoca en la interrelación de las diversas organizaciones que forman parte del sistema de salud o influyen sobre él. Su propósito es investigar los procesos sociales, políticos y económicos que determinan las modalidades específicas adoptadas por la respuesta social organizada. Por lo tanto, se ocupa de estudiar los determinantes, el diseño, la implantación y las consecuencias de las políticas de salud.

5.4. Métodos de investigación de Enfermería utilizados en la disciplina

Una vez analizados los diferentes enfoques en la investigación en salud pasaremos a comentar los métodos de investigación más utilizados en Enfermería. Métodos que las y los estudiantes de Enfermería tendrán que dominar y aplicar para superar la asignatura de «Trabajo Final de Grado», tal y como queda estipulado en el Documento Verifica.

El personal de Enfermería, al ejercitar su práctica profesional en los diferentes niveles de atención del sistema de salud, puede recurrir a cualquiera de los métodos empleados por las ciencias mencionados en la sección anterior con el fin de mejorar la atención y los cuidados de salud de las personas, las familias y la comunidad, en colaboración con el equipo de profesionales socio-sanitarios.

De este modo, cuando el objeto de estudio y análisis es la persona, la Enfermería Médico-Quirúrgica, utiliza de manera preferente en sus investigaciones el método clínico, que es el más adecuado para hacer frente a los problemas de salud individuales que precisan de una solución más o menos inmediata. El estudio principalmente se enfoca hacia la eficacia de las respuestas, preventivas, diagnósticas y terapéuticas que se aplican al individuo: es lo que se conoce como el estudio y tratamiento de «casos». La aplicación del método científico en la práctica de los cuidados es el llamado Proceso de Atención Enfermería (PAE), que permite prestar cuidados de forma racional, lógica y sistemática. Se basa en un proceso de reflexión que exige unas capacidades cognoscitivas, técnicas e interpersonales, cuyo fin es cubrir las necesidades biopsicosociales y espirituales del paciente y su familia. La enfermera o enfermero analiza las necesidades básicas de salud que precisan las personas, establece un plan de cuidados, lo ejecuta y lo evalúa.

En definitiva, la investigación en cuidados permite descubrir, buscar y plantearse preguntas sobre los problemas a los que se enfrenta el personal de enfermería en su práctica diaria, intentando responder y utilizando para ello un pensamiento crítico, reflexivo e innovador, en la búsqueda por optimizar la calidad de la atención que brinda a la ciudadanía y el desarrollo de su profesión, generando así nuevos conocimientos y aportando pruebas para la valoración y el reconocimiento de la profesión por la sociedad.

Pero cuando el objeto de estudio es la población, la Enfermería Médico-Quirúrgica puede utilizar el método epidemiológico para estudiar la frecuencia y distribución de las enfermedades más prevalentes en la zona de salud, o realizar estudios de casos y controles o estudios de cohorte orientados a la identificación de la relación entre patología y riesgo, o estudios sobre la demanda de los cuidados de enfermería, por citar algunos ejemplos.

Por otra parte, también puede aplicar la epidemiología para estudiar la calidad de los servicios prestados. Nos estamos refiriendo a los estudios de calidad percibida, o sobre los tiempos de atención y el trato personalizado, etc. Esta participación activa del usuario/a es el mejor modo de obtener información de primera mano de las percepciones y deseos del verdadero protagonista del sistema de salud. Otro tipo de estudios que se suelen utilizar para medir la calidad de la atención son las auditorías de los sistemas de registro de Enfermería o la evaluación de los programas de crónicos.

Puesto que la población tiene un importante papel en la resolución de los problemas de salud que la afectan, la Enfermería Médico-Quirúrgica tiene que introducir la investigación participativa para promover redes de apoyo social y grupos de autoayuda entre los/as pacientes y/o familiares a los que presta asistencia. Autoayuda significa tomar iniciativas a la solución de sus problemas y llegar a ser activo en el marco de sus propias posibilidades. En los grupos de autoayuda se unen personas que sufren de la misma enfermedad, impedimento y situación de conflicto psíquico o social. En la sesiones de grupo, sus miembros se informan unos a otros, pongamos, sobre opciones de tratamiento de su enfermedad, sobre medicamentos, sus indicaciones y sus efectos secundarios, plantean preguntas sobre el derecho de las personas incapacitadas, etc.

Otra herramienta metodológica para desarrollar estudios de investigación estrechamente relacionada con las dos anteriores es la educación para la salud. La Enfermería Médico-Quirúrgica, al realizar esta actividad con grupos de enfermos crónicos y con sus cuidadoras/es puede evaluar la efectividad de su intervención psicoeducativa mediante un ensayo de grupo control.

En relación con todo lo expresado se abre la dimensión de la familia y la unidad doméstica, que se constituyen tanto en objeto de estudio como en unidad de análisis. La Enfermería Médico Quirúrgica puede investigar en este campo utilizando otro tipo de metodología cualitativa, como el método de historias de vida o las entrevistas en profundidad. Con un enfoque antropológico se puede profundizar en el análisis de aspectos de la organización interna de las unidades domésticas que tradicionalmente han sido poco estudiadas, como por ejemplo el ciclo vital de la familia, el papel y naturaleza de las redes de relaciones sociales, la coexistencia de la solidaridad y el afecto con el conflicto y la violencia en el interior de las unidades domésticas, la división general del trabajo y la división de tareas dentro del hogar, así como la dinámica de la organización interna de las unidades domésticas. Aspectos, todos ellos, considerados importantes para el bienestar de la familia o de las unidades domésticas.

Además, utilizando los métodos cuantitativos convencionales puede estudiar las características socio-demográficas de las unidades domésticas, esto es, las variaciones que presentan las características de los hogares según la edad, el sexo, el estado civil y los atributos socioeconómicos de la persona que ejerce como cabeza de familia en el hogar. Este tipo de estudios descriptivos permiten acercarse al análisis de los condicionantes sociales de la estructura familiar y detectar la vulnerabilidad económica y social de los hogares en los que la jefatura del hogar es femenina.

No podemos finalizar este apartado sin hacer referencia a la necesidad de incorporar la perspectiva de género en la investigación en salud. Desde la publicación de la Ley de Igualdad, las Administraciones públicas han potenciado la investigación científica que atienda las diferencias entre mujeres y hombres en relación con la protección de su salud, especialmente en lo referido a la accesibilidad y el esfuerzo diagnóstico y terapéutico, tanto en sus aspectos de ensayos clínicos como asistenciales. La perspectiva androcéntrica en biomedicina ha provocado que la mayoría de las investigaciones se realicen principalmente con hombres y se generalicen los resultados a las mujeres, acumulando un acervo de conocimientos basados sólo en poblaciones de varones. Ello ha supuesto que las enfermedades que afectan a las mujeres no hayan sido investigadas con el mismo rigor que las de los hombres y que incluso las propias diferencias biológicas de morbilidad y mortalidad no fuesen tenidas en cuenta. Tal es el caso de las enfermedades cardiovasculares. Por todo ello, consideramos de vital importancia que la Enfermería Médico-Quirúrgica incorpore la perspectiva de género en todas sus investigaciones.

Por último comentar que en el Instituto de Salud Carlos III, órgano de gestión de la investigación, dependiente del Ministerio de Sanidad y Política Social, hace unos años se creó la Unidad de Coordinación y Desarrollo de la Investigación en Enfermería (INVESTÉN-ISCIII), cuya misión consiste en desarrollar una estrategia a nivel nacional para fomentar y coordinar la investigación transnacional y multidisciplinar en cuidados, potenciando su integración en la práctica clínica diaria con la finalidad de que los cuidados sean de la mejor calidad y estén basados en resultados válidos y fiables provenientes de la investigación rigurosa.

5.5. Fuentes de información de la Enfermería Médico-Quirúrgica

Las fuentes de información de las disciplinas, por supuesto, son documentos. Por documento se entiende todo tipo de soporte de información de cualquier tipo. A lo que conviene añadir que, `documento científico`, de acuerdo con la definición de la Federación Internacional de Documentación, es «todo objeto material que registra o fija algún conocimiento y puede ser transmitido en el espacio y en el tiempo».

Dentro de los diversos modos de tipificar los documentos y la información que contienen suelen utilizarse dos formas para su ordenación.

La primera se basa en sus características externas, lo que conduce a la distinción entre documentos manuscritos, impresos, numéricos, iconográficos plásticos, fónicos y propios del procesamiento automático, incluyendo cada una de estas clases numerosas subdivisiones.

La segunda consiste en clasificar los documentos de acuerdo a sus características internas. Esta distinción, a su vez, da lugar a dos grandes tipologías: a) `documentos primarios`, que son el resultado inmediato del trabajo científico, y b) **documentos secundarios**, que contienen información sobre los documentos primarios y son el resultado del procesamiento analítico-sintético de la información contenida en ellos. Nos centraremos aquí en esta segunda clasificación.

5.5.1. Documentos primarios

Como hemos indicado, los documentos primarios son aquellos que contienen información científica original. Los podemos clasificar fundamentalmente en: libros, publicaciones periódicas y anuarios y series estadísticas.

A) Libros que contienen información básica de la disciplina.

Son las monografías, tratados y manuales que contienen información básica de Enfermería Médico-Quirúrgica. Deben encontrarse disponibles para el alumnado en formato papel en las estanterías de la biblioteca de la Universidad. Ahora bien, con el avance de la informática existe también una gran variedad de libros en formato electrónico accesibles *on line*.

A continuación se ofrece primero un listado de libros en formato impreso, siguiendo el orden alfabético del apellido del primer autor. Le sigue otro listado con libros en formato electrónico, indicando el enlace de Internet correspondiente.

A.1 Libros en formato impreso

1. Arias, Jaime. *Generalidades médico-quirúrgicas.* Albacete: Tebar, 2001.
2. Barrachina Bellés, L. *Enfermería médico-quirúrgica. Generalidades. Manuales de Enfermería.* Barcelona: Masson, 2003.
3. Beare, Patricia Gauntlett. *Enfermería Médico-Quirúrgica.* Madrid: Elsevier Science, 2002.
4. Chocarro González, Lourdes y Venturini Medina, Carmen. *Procedimientos y cuidados en enfermería médico-quirúrgica.* Madrid: Elsevier, 2006.

5. Farreras Valenti, P. y Rozman C. *Medicina Interna*. Madrid: Harcourt Brace de España SA, 2008. (14ª ed.)

6. García Conde, J; González Macías J y Merino Sánchez J. *Patología general: semiología clínica y fisiopatología*. Madrid: McGraw Hill/Interamericana, 2003.

7. Guillamet Lloveras, A y Jerez Hernández, JM. *Enfermería quirúrgica. Planes de cuidados*. Barcelona: Springer-Verlag Ibérica, 1999.

8. Joyce Y. Johnson (ed.) *Brunner y Suddarth. Manual de Enfermería médico-quirúrgica*. México: McGraw-Hill/Interamericana, 2001 (9ª ed).

9. Kozier, Barbara; Erb, Glenora; Berman, Audrey y Snyder Shirlee. *Fundamentos de Enfermería. Concepto, proceso y práctica*. Madrid: McGraw-Hill/Interamericana, 2005 (7ª edición).

10. Long, Barbara C y Phipps, Wilma J. *Enfermería Médico-Quirúrgica*. Madrid: Mosby, 2000 (2ª ed.).

11. Netter, Frank H. *Medicina Interna*. Barcelona: Masson, 2003,

12. Píriz Campos R, De la Fuente Ramos, M. *Enfermería médico-quirúrgica*. Madrid: Enfermería S 21 – DAE (Grup Paradigma), 2001.

13. Rayón, Esperanza. *Manual de Enfermería Médico-Quirúrgica. Patrones funcionales*. Madrid: Síntesis, 2002 (3 volúmenes).

14. Reeves, Ch; Roux, G y Lockhart, R. *Enfermería médico-quirúrgica*. Colombia: Mcgraw-Hill/Interamericana, 2001.

15. Sharon Mantik, Lewis; Heitkemper, Margaret McLean y Dirksen, Shannon Ruff. *Enfermería médico-quirúrgica valoración y cuidados de problemas clínicos*. Madrid: Elsevier. 2004.

16. Smeltzer, Suzanne C. *Enfermería médico-quirúrgica*. México: McGraw-Hill/Interamericana, 2005.

17. Swearingen, Pamela L. *Manual de Enfermería Médico-Quirúrgica*. Madrid: Elsevier, 2008.

18. Swearingen, PL y Ross, DG. *Manual de Enfermería Médico-Quirúrgica. Intervenciones Enfermeras y tratamientos interdisciplinarios.* Madrid: Harcourt SA, 2000.

19. Tucker, Susan Martin *Normas de cuidados del paciente: guía de planificación de la práctica asistencial conjunta.* Barcelona: Harcourt, 2002.

A.2 Libros en formato electrónico

1. AA.VV. *Accesos venosos centrales. Guía de cuidados.* Córdoba: Dirección de Enfermería; Unidad de Docencia, Calidad e Investigación de Enfermería; Hospital Universitario Reina Sofía. 1999.

   Disponible en: http://www.juntadeandalucia.es/servicioandaluzdesalud/hrs2/fileadmin/user_upload/area_enfermeria/enfermeria/publicaciones_enfermeria/accesos_venosos.pdf

2. AA.VV. *Manual de Exploraciones en Medicina Nuclear para enfermería.* Córdoba: Dirección de Enfermería; Unidad de Docencia, Calidad e Investigación de Enfermería; Hospital Universitario Reina Sofía. 1999.

   Disponible en: http://www.juntadeandalucia.es/servicioandaluzdesalud/hrs2/fileadmin/user_upload/area_enfermeria/enfermeria/publicaciones_enfermeria/medicina_nuclear.pdf

3. AA.VV. *Guía de cuidados para mujeres mastectomizadas.* Córdoba: Dirección de Enfermería; Unidad de Docencia, Calidad e Investigación de Enfermería; Hospital Universitario Reina Sofía. 2000.

   Disponible en: http://www.juntadeandalucia.es/servicioandaluzdesalud/hrs2/fileadmin/user_upload/area_enfermeria/enfermeria/publicaciones_enfermeria/mastectomia.pdf

4. AA.VV. *Guía para la administración segura de medicamentos.* Córdoba: Dirección de Enfermería; Unidad de Docencia, Calidad e Investigación de Enfermería; Hospital Universitario Reina Sofía. 2001.

   Disponible en: http://www.juntadeandalucia.es/servicioandaluzdesalud/hrs2/fileadmin/user_upload/area_enfermeria/enfermeria/publicaciones_enfermeria/medicamentos.pdf

5. AA.VV. *Manual de Protocolos y procedimientos generales en Enfermería.* Córdoba: Dirección de Enfermería; Unidad de Docencia, Calidad e Investigación de Enfermería; Hospital Universitario Reina Sofía. 2001.

   Disponible en: http://www.juntadeandalucia.es/servicioandaluzdesalud/hrs2/fileadmin/user_upload/area_enfermeria/enfermeria/publicaciones_enfermeria/manual_protocolos.pdf

6. AA.VV. *Guías de Actuación Clínica I. Atención Primaria de la Comunidad Valenciana.* Valencia: Generalitat Valenciana, Conselleria de Sanitat. 2002.

   Disponible en: http://publicaciones.san.gva.es/publicaciones/documentos/V.4006-2002.pdf

7. AA.VV. *Guía de Actuación de Enfermería. Manual de procedimientos generales.* Valencia: Generalitat Valenciana, Conselleria de Sanitat. 2007 (2ª ed.).

   Disponible en: http://publicaciones.san.gva.es/publicaciones/documentos/V.5277-2007.pdf

8. AA.VV. *Manual de Procedimientos básicos de Enfermería en Atención Primaria.* Valencia: Generalitat Valenciana, Conselleria de Sanitat. 2007.

   Disponible en: http://publicaciones.san.gva.es/publicaciones/documentos/V.5308-2007.pdf

9. S/A. *Guía para Pacientes con Tratamiento de Hemodiálisis.* Córdoba: Servicio de Nefrología, Hospital Universitario Reina Sofía. S/a.

   Disponible en: http://www.juntadeandalucia.es/servicioandaluzdesalud/hrs2/fileadmin/user_upload/area_enfermeria/enfermeria/publicaciones_enfermeria/tratamiento_dialisis.pdf

10. AA.VV. *Principios de Urgencias, Emergencias y Cuidados Críticos.* Editores varios. S/a.

    Disponible en: http://tratado.uninet.edu/indice.html

11. AA.VV. Guías Clínicas de Fisterra. Atención Primaria de Salud.

    Disponible en: http://www.fisterra.com

12. Carlavilla Martínez, AB; Castelbón Fernández, FJ; García Sánchez, JI; Gracia Lorenzo, V; Ibero Esparza, C; Lalueza Blanco, A; Llenas García, J; Torres Macho, J; Yebra Yebra, M (Eds.). *Manual de Diagnóstico y Terapéutica Médica. Hospital Universitario 12 de Octubre*. MSD – Univadis, 2007 (6ª ed.).

    Disponible en http://www.msd.es/content/hcp/servicios/univadis_manuales.html

13. Dirección General de Asistencia Sanitaria. Dirección General de Desarrollo e Innovación en Cuidados. *Manual de gestión de casos en Andalucía: Enfermeras Gestoras de Casos en el Hospital.* Servicio Andaluz de Salud, Consejería de Sanidad. Revisado en noviembre de 2006.

    Disponible en: http://www.juntadeandalucia.es/servicioandaluzdesalud/principal/documentos.asp?pagina={pdf}gestioncalidad/Manual%20Gesti%F3n%20de%20Casos%20en%20Andaluc%EDa.pdf&url=../contenidos/gestioncalidad/UnidCoordAsistencial.htm

14. Dirección General de Asistencia Sanitaria. Dirección General de Desarrollo e Innovación en Cuidados. *Manual de gestión de casos en Andalucía: Enfermeras Gestoras de Casos en Atención Primaria.* Servicio Andaluz de Salud, Consejería de Sanidad. Revisado en febrero de 2007.

    Disponible en: http://www.juntadeandalucia.es/servicioandaluzdesalud/principal/documentos.asp?pagina={pdf}gestioncalidad/Manual%20Gesti%F3n%20Casos%20en%20Andaluc%EDa%20Atenci%F3n%20Primaria.pdf

15. Fauci, Anthony S.; Braunwald, Eugene ; Kasper, Dennis L; Hauser, Stephen L; Longo, Dan L; Jameson, J. Larry y Loscalzo, Joseph (Eds.). *Harrison Principios de Medicina Interna.* McGraw-Hill. 17ª edición.

    Disponible en: http://www.harrisonmedicina.com/resourceToc.aspx?resourceID=106

16. Fenton Tai, María C; Moret Montano, Armando y León Román, Carlos. *Temas de enfermería médico quirúrgica* (3 tomos). La Ha-

bana: Ciencias Médicas, 2007.
Disponible en http://bvs.sld.cu/libros.html

17. Julián Jiménez, A (Coord.). *Manual de Protocolos y Actuación en Urgencias. 2010.* Toledo: Asociación Científica MURGEMTOLEDO, Medicina de Urgencias y Emergencias de Toledo, Complejo Hospitalario de Toledo. 2010 (3ª ed.).
Disponible en: http://www.cht.es/cht/cm/cht/tkContent?pgseed=1286833152678&idContent=9022&locale=es_ES&textOnly=false

18. Marín, PP y Gac H. (Ed.) *Manual de Geriatría y Gerontología Año 2000.* Escuela de Medicina. Pontificia Universidad Católica de Chile. Sección Publicaciones.
Disponible en http://escuela.med.puc.cl/publ/ManualGeriatria/Indice.html

19. Morell Ocaña, M; Buforn Galiana, A; Vergara Olivares, J; Domínguez Rodríguez, L. *Manual de Urgencias y Emergencias.*
Disponible en: http://www.medynet.com/usuarios/jraguilar/ Manual%20de%20urgencias%20y%20Emergencias/

B) Revistas científicas de interés en Médico-Quirúrgica

La mayor parte de las revistas de interés para Enfermería Médico-Quirúrgica que se citan a continuación se encuentra accesible *on line* (con sus artículos disponibles a texto completo) desde la Biblioteca de Ciències de la Salut «Pelegrí Casanova» de la Universitat de València. Aún así, se señalan los enlaces de Internet de los portales de las revistas contempladas.

B.1 Revistas especializadas en castellano

1. *Atención Primaria.*
Portal de Internet: http://www.elsevier.es/revistas/ctl_servlet?_f=7032&revistaid=27

2. *Cultura de los cuidados. Revista de Enfermería y Humanidades.*
Portal de Internet: http://culturacuidados.ua.es/pagina3.htm

3. *Emergencias. Revista Científica de la Sociedad Española de Medicina de Urgencias y Emergencias.*

   Portal de Internet: http://www.semes.org/revista_EMERGEN CIAS.htm

4. *Enfermería Clínica.*

   Portal de Internet: http://www.elsevier.es/revistas/ctl_servlet ?_f=7032&revistaid=35

5. *Enfermería Integral.*

   Portal de Internet: http://www.enfervalencia.org/pub/comuni cacion/revista_ei.php

6. *Enfermería Intensiva.*

   Portal de Internet: http://www.doyma.es/revistas/ctl_servlet ?_f=7032&revistaid=142

7. *Excelencia Enfermería.*

   Portal de Internet: http://www.ee.isics.es/servlet/Satellite?pag ename=ExcelenciaEnfermera/Page/plantilla_Home_EE

8. *Evidentia. Revista de Enfermería Basada en la Evidencia.*

   Portal de Internet: http://www.index-f.com/evidentia/inicio. php

9. *Medicina Clínica.*

   Portal de Internet: http://www.elsevier.es/revistas/ctl_servlet? _f=7032&revistaid=2

10. *Medicina Intensiva.*

    Portal de Internet: http://www.elsevier.es/revistas/ctl_servlet ?_f=7032&revistaid=64

11. *Metas.*

    Portal de Internet: http://www.metas.org

12. *Nursing.*

    Portal de Internet: http://www.elsevier.es/revistas/ctl_servlet? _f=7032&revistaid=20

13. *Revista Cubana de Enfermería.*

    Portal de Internet: http://www.sld.cu/revistas/enf/indice.htm

14. *Revista AEEQ (Asociación Española Enfermería Medico-Quirúrgica).*

    Portal de Internet: http://www.aeeq.net

15. *Revista Española de Cardiología.*

    Portal de Internet: http://www.elsevier.es/cardio/ctl_servlet?_f=1

16. *Revista Española de Geriatría y Gerontología*

    Portal de Internet: http://www.doyma.es/revistas/ctl_servlet?_f=7032&revistaid=124

17. *Revista I + S.*

    Portal de Internet: http://www.seis.es/jsp/base.jsp?contenido=/jsp/publicaciones/revistas/listado_revistas.jsp&id=5.1

18. *Revista Mapfre Medicina.*

    Portal de Internet: http://www.mapfre.com/fundacion/es/publicaciones/salud/revistas/medicina-portada.shtml

19. *Revista Rol de Enfermería.*

    Portal de Internet: http://dialnet.unirioja.es/servlet/revista? tipo_busqueda=CODIGO&clave_revista=2408

20. *Revista SEMERGEN. Sociedad Española para Médicos de Atención Primaria.*

    Portal de Internet: http://www.elsevier.es/revistas/ctl_servlet?_f=7032&revistaid=40

B.1 Revistas en lengua inglesa

1. *Australian Electronic Journal of Nursing Education.*

   Portal de Internet: http://www.scu.edu.au/schools/nhcp/aejne

2. *British Medical Journal.*

   Portal de Internet: http://group.bmj.com/products/journals

3. *Critical Care.*

   Portal de Internet: http://ccforum.com/currentissue/browse.asp

4. *Internurse.*

   Portal de Internet: http://www.internurse.com/cgi-bin/go.pl/ library/journals.html

5. *Nursing Center Journals.*

   Portal de Internet: http://www.nursingcenter.com/library/index.asp

6. *Online Journal of Nursing Informatics.*

   Portal de Internet: http://ojni.org/archive.html

7. *Annals of Internal Medicine.*

   Portal de Internet: http://www.annals.org/content/by/year

8. *New England Journal of Medicine.*

   Portal de Internet: http://www.nejm.org/medical-index

9. *JAMA. Journal of the American Medical Association.*

   Portal de Internet: http://jama.ama-assn.org

10. *The Lancet.*

    Portal de Internet: http://www.thelancet.com/journals/lancet /issue/current

C) Anuarios y series estadísticas

Entre los **anuarios de interés sanitario** cabe señalar:

1. Anuario Estadístico de España.

   Editado por el Instituto Nacional de Estadística (INE), se publica desde 1926 con periodicidad anual y contiene información numérica sobre población, sucesos vitales, sanidad, economía y trabajo. Asimismo, ofrece datos sobre movimientos migratorios internos. Se encuentra accesible a través del siguiente portal de Internet: http://www.ine.es/prodyser/pubweb/anuarios_mnu.htm.

2. Anuario Estadístico de la Comunidad Valenciana.

   Publicado por la Generalitat Valenciana, ofrece una recopilación de resultados estadísticos de amplia cobertura temática que permite una visión básica de la situación y evolución de las diferentes áreas económicas y sociales de la Comunitat Valenciana, con desglose provincial y comparación con el total nacional. Los contenidos del anuario, permanentemente actualizados, se ofertan a través de Internet (http://www.ive.es/portal/page/portal/IVE_PEGV/CONTENTS/publicaciones/cas/generales.html#aecv). La edición de la obra es anual y se elabora desde 1984.

3. Vademecum.

   Anuario de información sobre medicamentos, especialidades y laboratorios farmacéuticos de ámbito nacional. Se precisa de registro previo para su uso, pues distribuye información reservada para profesionales de la salud. Se encuentra accesible *on line* desde: http://www.vademecum.es

Entre las **series estadísticas** cabe destacar:

1. Censo de población y viviendas de España.

   Publicación básica para datos demográficos editada por el INE. Se mantiene permanentemente actualizada y se encuentra accesible desde: http://www.ine.es/censo2001/index.html

2. Movimiento Natural de la Población.

   Editado también por el INE. Comenzó a publicarse en 1863. Contiene información por provincias sobre natalidad, nupcialidad y mortalidad. Se encuentra accesible desde: http://www.ine.es/jaxi/menu.do?type=pcaxis&path=/t20/e301/&file=inebase

3. Encuesta de Morbilidad Hospitalaria.

   Es una de las obras más emblemáticas del INE, que se viene editando desde el año 1858. Tiene como principal objetivo conocer las características demográfico-sanitarias de los enfermos dados de alta que hayan ingresado en un centro hospitalario y hayan pernoctado al menos una noche, así como disponer de información a nivel estatal y provincial sobre la frecuentación y utilización de los recursos hospitalarios en un año de referencia.

   La información sanitaria se centra en el diagnóstico principal que figura en el informe de alta hospitalaria que recibe el paciente, y que ha motivado su ingreso según criterio del servicio clínico o facultativo que atendió al enfermo. Las características que se recogen del enfermo son las siguientes: sexo, edad, fecha de ingreso, fecha de alta, provincia de residencia, tipo de ingreso y motivo del alta.

La encuesta se encuentra accesible en la siguiente página de Internet: http://www.ine.es/jaxi/menu.do?type=pcaxis&path=%2Ft15/p414&file=inebase&L=0

4. Boletín Epidemiológico Semanal.

   Editado por el Ministerio de Sanidad. Se publica desde 1930 y ofrece información sobre incidencia semanal de las Enfermedades de Declaración Obligatoria. Disponible *on line* en http://www.isciii.es/jsps/centros/epidemiologia/boletinesSemanal. jsp

   En el ámbito de la Comunidad Valenciana el boletín epidemiológico lo encontramos en: http://www.sp.san.gva.es/sscc/portEntrada.jsp?CodPor=121&Opcion=SANMS51000&Pag=punto.jsp?CodPunto=761&MenuSup=SANMS50000&Seccion=SANPS54000&Nivel=2&Opcion=SANMS51000#SANPS54000. Aunque, por la información que proporcinan, quizá resulten más interesantes los Informes Epidemiológicos: http://www.sp.san.gva.es/sscc/opciones2.jsp?CodPor=121&Opcion=SANMS51100&CodPunto=1061&MenuSup=SANMS51000&Nivel=2

5. Estadísticas de Mortalidad

   El instituto de Salud Carlos III ofrece datos sobre mortalidad en la siguiente página de Internet: http://www.isciii.es/htdocs/centros/epidemiologia/mortalidad.jsp

   En la Comunidad Valenciana, la Conselleria de Sanidad de la Generalitat Valenciana presenta los datos de mortalidad distribuidos por Áreas/Departamentos de Salud en: http://www.sp.san.gva.es/epidemiologia/infoBD.jsp?CodPunto=3103&Opcion=SANMS55200&MenuSup=SANMS55000&Nivel=2&Opcion=SANMS55200&MenuSup=SANMS55200

6. Estadísticas sobre personas mayores.

   Acceso a través de Internet: http://www.imsersomayores.csic.es/estadisticas/index.htm

7. Estadísticas de organismos europeos e internacionales.

   a) EUROSTAT.
   Enlace de Internet: http://epp.eurostat.ec.europa.eu/portal/page/portal/health/introduction

   b) WHOSIS Sistema de Información Estadística de la OMS.
   Facilita enlaces de información sobre datos estadísticos y epidemiológicos e informes específicos.
   Enlace de Internet: http://www.who.int/whosis/es/

D) Otros documentos de interés

1. Encuestas de Salud.

   a) Encuesta Nacional de Salud, publicadas por el Ministerio de Sanidad y Política Social.
   El enlace de Internet para la Encuesta de 2006 y anteriores (1987, 1993, 1995, 1997, 2001 y 2003) es el siguiente: http://www.msps.es/estadEstudios/estadisticas/ encuestaNacional/encuesta2006. htm

   b) Encuesta de Salud de la Comunidad Valenciana.
   Publicada por la Conselleria de Sanidad de la Generalitat Valenciana. Enlace de Internet: http://www.san.gva.es/cas/comun/encuesta/documentoscompletos.htm

2. Documentos sobre enfermedades específicas en la Comunidad Valenciana. En la página de Internet http://www.sp.san.gva.es/redirect.jsp?Portal=EPIDEMIOLOGIA podemos encontrar:

   a) Informes anuales sobre Enfermos Renales de la Comunidad Valenciana.

   b) Registro de Enfermedades sometidas a vigilancia especial.

   c) Enfermedades raras.

   d) SIDA.

5.5.2. Documentos secundarios

Los repertorios y las bases de datos constituyen la fuente secundaria básica que nos permite acceder a la información primaria que buscamos.

A) Sección de Ciencias de la Salud, Biblioteca de la UV

En la página de Internet de la Biblioteca de la Universitat de València se encuentra habilitada una sección dedicada a las «Ciencias Básicas y Ciencias de la Salud». Desde el correspondiente enlace (http://biblioteca.uv.es/valenciano/recursos_electronicos/bases_dades/acces_tematiques.php#ciencies) se tiene acceso a los siguientes repertorios y colecciones de bases de datos:

1. BIREME: Biblioteca Virtual en Salud.

   Desde este portal, coordinado y actualizado por BIREME (organismo dependiente de la Organización Panamericana de la Salud), se accede a una colección descentralizada y dinámica de fuentes de información, incluyendo bases de datos bibliográficas propias y de otras instituciones. Utiliza un vocabulario controlado, estructurado y trilingüe (castellano, portugués e inglés), y su estructura y contenido responden a la propia del MeSH de la *National Library of Medicine*.

   Algunas de dichas fuentes de información de interés para la ocasión son:

   a) MEDLINE (ver más adelante).

   b) ADOLEC (Salud y Adolescencia).
   Contiene referencias bibliográficas de la literatura internacional del área de salud de adolescentes y jóvenes. Además de artículos de revista, analiza otros documentos como: tesis, libros, capítulos de libros, actas de congresos, informes científicos y técnicos y publicaciones gubernamentales. Las referencias bibliográficas de ADOLEC son extraídas de las bases de datos MEDLINE y LILACS.

   c) BDENF (Base de datos de Enfermería).

Contiene referencias bibliográficas de la literatura cientifico-técnica brasileña en enfermería. Está coordinada por la Escuela de Enfermería de la Universidad Federal de Minas Gerais de Brasil (UFMG) y Centros Cooperantes de la Red BVS Enfermería.

Además de artículos de revista, analiza otros documentos como: tesis, libros, capítulos de libros, actas de congreso, informes científicos y técnicos y publicaciones gubernamentales.

d) DESASTRES.
Base de datos producida por el centro de Documentación de Desastres, del Programa de Preparativos para Situaciones de Emergencia y Coordinación de Socorro para Casos de Desastres de la Organización Panamericana de la Salud (OPS).
Contiene referencias bibliográficas de publicaciones de la OPS u otras agencias de las Naciones Unidas, libros, capítulos de libros, informes técnicos, comunicaciones a congresos, tesis, planos de emergencia y artículos de revistas especializadas.

e) PAHO - Catálogo de la Biblioteca Sede de la OPS.
Base de datos que contiene referencias bibliográficas y resúmenes de la colección de la Biblioteca de la sede de la Organización Panamericana de la Salud (OPS) en Washington.

f) WHOLIS - Sistema de Información de la Biblioteca de la OMS.
Base de datos que contiene publicaciones de la Organización Mundial de la Salud (OMS) y de las Representaciones Regionales. Incluye artículos de periódicos, informes técnicos y políticos y publicaciones de la OMS, en colaboración con otros editores y organizaciones internacionales.

2. C17 en web: Catálogo de publicaciones periódicas en bibliotecas de ciencias de la salud españolas.

   Catálogo colectivo de publicaciones periódicas de más de 450 bibliotecas españolas especializadas en biomedicina y ciencias de la salud, que pertenecen a hospitales, universidades y centros de investigación de les 17 Comunidades Autónomas.

3. CINAHL: Cumulative Index to Nursing and Allied Health (des de

1982).

Referencias bibliográficas de artículos de revistas, monografías, tesis, normas de práctica profesional, etc. sobre enfermería y otras ciencias relacionadas, publicadas en inglés. Incluye material relevante en biomedicina, administración y gestión, ciencias del comportamiento, educación para la salud, etc. Recoge más de 1.200 revistas entre las que destacan todas las publicaciones de la *American Nurses Association* y de la *National League for Nursing*.

4. Cochrane Library Plus.

   Revisiones sistemáticas basadas mayoritariamente en ensayos clínicos controlados, altamente estructuradas y sistematizadas, y resúmenes de revisiones sobre efectividad. La evidencia se incluye o excluye en función de criterios explícitos de calidad, para minimizar los sesgos. Con frecuencia se combinan estadísticamente los datos (metanálisis) para incrementar la potencia de los hallazgos de numerosos estudios, que serían demasiado pequeños para producir resultados fiables de forma individual. La Biblioteca Cochrane Plus contiene un gran número de revisiones sistemáticas traducidas al español.

5. EMBASE.COM: Embase+Medline.

   EMBASE contiene referencias bibliográficas de artículos de más de 3500 revistas internacionales en los campos de investigación en medicamentos, farmacología, toxicología, medicina clínica, política y gestión sanitaria, salud pública, dependencia y abuso de medicamentos e ingeniería biomédica. Incluye la base de datos MEDLINE.

6. IME / ISOC

   El Consejo Superior de Investigaciones Científicas mantiene seis bases de datos de temática y contenidos diversos. Entre ellas se encuentra el IME (Índice Médico Español) y el ISOC. El IME incluye referencias bibliográficas de artículos de revistas editadas en España desde 1971 especializadas en ciencias de la salud y biomedicina. El ISOC tiene como área temática las Ciencias Sociales y Humanidades y contempla referencias bibliográficas de artículos de revistas sobre ciencias sociales y humanidades, publicadas en España desde 1975 y depositadas en el CINDOC (Centro de Información y Documentación Científica).

7. MEDLINE-OVID SP / MEDLINE - (Web of Knowledge).

   Referencias bibliográficas de artículos de revistas, monografías, tesis, etc. sobre las distintas ramas de la medicina. Recoge también aspectos de agricultura, alimentación, microbiología, farmacología, nutrición, salud medioambiental, bioquímica, tecnología y equipamientos, etc. Se compone de tres sub-bases: Index Medicus, Index to Dental Literature y International Nursing Index, en las que se pueden realizar búsquedas de manera aislada o bien en todas en conjunto. Aproximadamente, la mitad de los registros incluyen un resumen realizado por los mismos autores.

8. PUBMED.

   Servicio de búsqueda bibliográfica de la *National Library of Medicine* en colaboración con otras instituciones. Da acceso a más de 11 millones de referencias de Medline, PreMedline y otras bases de datos relacionadas.

9. Science Citation Index - (Web of Knowledge) (des de 1945).

   Base de datos de ciencias que recoge referencias bibliográficas de artículos publicados en más de 5.700 revistas especializadas. Cubre áreas temáticas como agricultura, astronomía, biología, química, física, informática, matemáticas, medicina, farmacología, etc. Desde 1991 incluye resúmenes de los artículos en aproximadamente un 70 % de les referencias. La peculiaridad de esta base, igual que la de otras *Citation Index*, es que incluye información sobre la bibliografía citada por los autores. A partir de la idea de que si un trabajo cita a otros es porque existe una vinculación entre ambos, los *Citation Index* permiten recuperar artículos vinculados de tres maneras diferentes: a) Quién cita a quién (identifica la bibliografía citada por un autor en un trabajo), b) Quién es citado (identifica los trabajos que han citado otro determinado artículo), c) Quién cita también a quién (identifica trabajos que incluyen citas similares).

A) Otras bases de datos de acceso libre

1. CUIDEN.

   Base de datos de la Fundación Index. Incluye la producción científica de la enfermería española e iberoamericana tanto de contenido clínico-asistencial en todas sus especialidades como con enfoques metodológicos, históricos, sociales o culturales. Contiene artículos de revistas científicas, libros, monografías y materiales no publicados. El contenido de CUIDEN aparece publicado en series trimestrales en la revista *Index de Enfermería*. Se encuentra accesible mediante el portal de Internet: http://www.doc6.es/index

2. CBUC (Consorcio de Bibliotecas Universitarias de Cataluña).

   Facilita la consulta de los sumarios digitalizados de más de 7.000 revistas científicas recopiladas por su hemeroteca. Acceso Internet: http://www.cbuc.cat

3. Sociedad Española de Cuidados Paliativos.

   Acceso Internet: http://www.secpal.com/index.php. Desde su apartado «Presentación» se accede a dos páginas con información completa sobre la Historia de los Cuidados Paliativos y su evolución en España. En su enlace «Biblioteca» se facilita el acceso a síntesis traducidas de artículos internacionales revisados.

5.6. La práctica de la Enfermería Médico Quirúrgica

5.6.1. La práctica en el Sistema Nacional de Salud

La profesión de Enfermería, que tradicionalmente trabajaba en las salas de los hospitales, se ha ido adaptando para satisfacer las necesidades y expectativas cambiantes en los diferentes servicios asistenciales que ofrece el Sistema Nacional de Salud, según los niveles de atención establecidos en la Ley General de Sanidad y en el Decreto de Estructura de Atención Primaria de la Comunidad Valenciana.

En estos momentos, dentro de un Área/Departamento de Salud nos encontramos con una pluralidad de centros y servicios donde Enfermería puede desempeñar su práctica profesional. Más adelante, cuando acometamos los recursos de la materia que vamos a defender, ofrecemos una Figura en la que se esquematizan los más representativos (Figura 10, pág. 200).

El centro de atención primaria (CAP) es la unidad básica del Sistema Nacional de Salud que desarrolla acciones de promoción, protección, prevención, recuperación y rehabilitación de la salud, sobre la población de una zona de salud, mediante servicios que alcanzan a sanos y enfermos y que se brindan en el ambiente familiar, social, laboral y educacional para prestar una atención integral y continuada con unos medios técnicos básicos. El Equipo de Atención Primaria lo componen un conjunto de profesionales sanitarios y no sanitarios, habitualmente médicos generales, pediatras, enfermeras, trabajadoras sociales, auxiliares de enfermería, personal administrativo y celadores. Disponen del soporte de los equipos de apoyo a la atención primaria, como son los centros de salud pública, los centros de salud sexual y reproductiva, los centros de salud mental, los ambulatorios de especialidades, etc.

En este nivel asistencial se concentra la mayor parte de actividades de promoción de la salud, educación sanitaria y prevención de la enfermedad. La asistencia sanitaria se presta tanto a demanda como de manera programada y tanto en la consulta del centro de salud como en el domicilio del enfermo por el equipo de salud. Por último se ofrecen servicios de rehabilitación física y de apoyo social. Además, se realizan una serie de programas y actividades específicas, entre los que se encuentran:

- Atención al adulto y anciano: Vacunaciones, detección de factores de riesgo, educación, atención y asistencia a crónicos, problemas específicos de la tercera edad y atención domiciliaria a inmovilizados y terminales.
- Atención al paciente terminal: Cuidados paliativos y soporte al cuidado domiciliario.
- Atención a la salud mental: Detección y atención a problemas de salud mental en coordinación con el nivel especializado.

La Atención Especializada debe disponer de los recursos precisos para atender las necesidades sanitarias de la población con problemas de salud, cuya complejidad o características sobrepasen la capacidad de los recursos asignados a los Equipos de Atención Primaria del Área de Salud. El nivel de atención especializada, se realiza en los hospitales y centros de especialidades dependientes funcionalmente de éstos. En estos servicios se presta atención de mayor complejidad a los problemas de salud que requiera la población de su área de influencia.

El Hospital es la institución encargada del internamiento clínico y de la asistencia altamente especializada y complementaria que requiera la población de su área de influencia. Los servicios se prestan tanto de manera ambulatoria como en régimen de hospitalización, incluida la modalidad de hospital de día, a través de la cual se realizan fundamentalmente actividades de cirugía mayor sin ingreso y técnicas diagnósticas y terapéuticas que requieren especial monitorización. De manera ambulatoria se ofertan consultas externas en las diferentes especialidades médicas y quirúrgicas, pruebas diagnósticas y actuaciones terapéuticas. En hospitalización se presta asistencia médica, quirúrgica, para procesos agudos, reagudización de procesos crónicos o realización de tratamientos y procedimientos diagnósticos que así lo aconsejen.

Además de estos servicios tradicionales, incluidas las unidades hospitalización psiquiátrica, la estrategia sanitaria para dar respuesta al problema del envejecimiento y la cronificación de la enfermedad se han creado recientemente, las Unidades de Hospitalización Domiciliaria.

La hospitalización domiciliaria, es una alternativa a la hospitalización convencional. Bajo este concepto se incluyen los dispositivos asistenciales, que partiendo desde el hospital, proporcionan cuidados domiciliarios para intentar evitar ingresos y favorecer la continuidad de cuidados desde el mismo. En el domicilio del paciente se realizan los procedimientos diagnósticos, terapéuticos y cuidados similares a los dispensados en los hospitales. Los cuidados domiciliarios de personas ancianas con patologías agudas, especialmente aquellas muy dependientes requieren de un alto nivel de cuidados de enfermería.

La atención domiciliaria engloba diferentes sistemas asistenciales, que a menudo se superponen y que se pueden agrupar en:

- Cuidados tras el alta hospitalaria. El objetivo de los equipos que proporcionan estos cuidados es asegurar la continuidad de la atención entre el hospital y la comunidad, facilitando la adaptación de las/os pacientes en su domicilio y previniendo reingresos hospitalarios evitables. Estas experiencias se han ensayado especialmente en patologías crónicas, como insuficiencia cardíaca y enfermedad pulmonar obstructiva crónica, y también en pacientes ancianos con múltiples patologías.

- Cuidados de soporte. Son cuidados que se proporcionan a pacientes con incapacidad funcional y/o mental grave, establecida e irreversible, consecuencia normalmente de enfermedades crónicas en fase avanzada. Por ejemplo, demencias en fase muy evolucionada, accidentes cerebrovasculares con incapacidad severa y sin posibilidad de recuperación. Los beneficios obtenidos con estos equipos son la mejora de la calidad de vida y mayor satisfacción de los pacientes y de la familia con los cuidados recibidos.
- Cuidados paliativos. Se proporcionan a pacientes con enfermedades en estadío terminal, habitualmente neoplásicas, centrándose en aspectos de control de síntomas y apoyo psicosocial, tanto al paciente como a sus cuidadores.

La coordinación e integración de los recursos de Atención Especializada entre sí, así como con los Equipos de Atención Primaria y demás recursos sanitarios, se torna imprescindible para mejorar el estado de salud y la calidad de vida de la población, evitando la repetición de procedimientos clínicos y la consiguiente pérdida de eficacia, demora en el tiempo de diagnóstico y tratamiento y aumento de los costes económicos. Por último, debemos señalar, que además de las tareas asistenciales, que tienen asignadas los hospitales, también se incorporan las funciones de promoción de la salud, prevención de las enfermedades e investigación y docencia, de acuerdo con los programas de cada Área de Salud.

5.6.2. La práctica en el Sistema Nacional de Dependencia

A continuación pasaremos a comentar algunos de los recursos sociosanitarios que se ofrecen desde el Sistema Nacional de Salud de Dependencia, donde también se han incorporado las/os profesionales de Enfermería en los equipos de atención socio-sanitarios, como son:

- A nivel primario, se encuentra el Centro de Día, que tiene como función principal el mantenimiento de la situación funcional de la persona dependiente y proporcionar una cierta descarga a las/os cuidadoras/es. Por ello, se define como un servicio socio-sanitario de apoyo a la familia, que se ofrece a los pacientes dependientes y durante el día, para la atención a las necesidades personales básicas, terapéuticas y socioculturales de las personas afectadas por diferentes grados de dependencia, promoviendo su autonomía y la permanencia en su entorno habitual.

- A nivel especializado están las residencias asistidas. En este servicio, se presta una atención de larga duración para las personas mayores dependientes que no requieren hospitalización, pero sí que precisan de cuidados sociales y sanitarios para aumentar su autonomía, paliar sus limitaciones o sufrimientos y facilitar su reinserción social.

5.7. Funciones de la Enfermería Médico-Quirúrgica

El profesional de enfermería en el ámbito de Enfermería Médico-Quirúrgica (EMQ), desempeña una variedad de funciones en su práctica profesional, destacando la atención a la salud, la docencia, la administración y la investigación, debiendo para ello realizar:

1. Actividades de atención directa a la persona y a la familia. Incluyendo elementos de instrucción, orientación y potenciación del autocuidado y de la capacidad del paciente y sus familiares para asumir y afrontar el problema planteado con diagnóstico de todas las especialidades médicas, proporcionando una asistencia sanitaria integral, eficaz y continua recurriendo a otros profesionales cuando la situación lo requiera. La persona atendida recibe las prestación de todas aquellas técnicas de enfermería que le sean necesarias para llevar a cabo el tratamiento prescrito, inyectables, extracciones de sangre, curas, vendajes, glucemias, electrocardiogramas, toma de constantes de los signos vitales: temperatura corporal, frecuencia cardíaca, presión arterial, la aspiración, la asistencia a la reanimación en caso necesario, así como la administración de medicamentos adicionales, la realización de pruebas, proporcionando los instrumentos necesarios y otras tareas afines; así como asegurar que el paciente esté lo más cómodo posible.
2. Actividades de atención directa a los grupos. En este ámbito el profesio-

nal de enfermería utiliza técnicas de grupo, pudiendo actuar como líder de grupos de pacientes o miembros de una familia que presentan un mismo problema, o de grupos de población que comparten necesidades de salud, siendo los sectores de población que reclaman más directamente esta atención, las personas ancianas y los enfermos crónicos entre otros.

3. Actividades de organización de grupos de autoayuda. A la/el enfermera/o le corresponde promover la creación de grupos de autoayuda, aquí la/el profesional actúa como facilitador, poniendo especial cuidado en no interferir en la marcha independiente del grupo, así como aprovechar los recursos disponibles para las acciones preventivas y sanitarias.

4. Actividades de coordinación de enlace. La enfermera debe actuar como enlace al coordinar o facilitar los diferentes servicios que requieren la ciudadanía. Una coordinación eficaz entre los profesionales de enfermería en el ámbito de atención primaria y especializada permite intercambiar información sobre las características y los hábitos de las personas enfermas cuando ingresan o abandonan el hospital.

5. Actividades docentes, que pueden ser realizadas en diversos ámbitos.

    a) Proporcionando educación directa para la salud a personas, familias y grupos, y desarrollando actividades encaminadas a promover la salud, prevenir la enfermedad y rehabilitar, mediante programas de educación para la salud.

    b) Asumiendo la enfermería un papel directivo en la formación y en la capacitación de las/os cuidadoras/res informales.

    c) Formando sus propios profesionales en todos sus niveles: básico, especializado y de formación continuada.

6. Actividades de administración. La enfermera ha de estar capacitada para participar en las actividades de planificación, organización y control, planificando el trabajo de enfermería a desarrollar en su servicio y colaborando en el estudio, la selección y la utilización de los recursos humanos y materiales que se requieran según el nivel de atención.

7. Actividades de colaboración y como miembro de equipo. La enfermera ha de estar capacitada para desarrollar el trabajo interdisciplinario con

profesionales de la salud y otras disciplinas afines.

8. Actividades de Investigación. La enfermera debe ser capaz de realizar tareas de investigación documental y de campo que contribuyan a orientar y enriquecer su práctica profesional.

La Enfermería Médico-Quirúrgica, además, desempeñará todas sus funciones siguiendo el Código Deontológico de la Enfermería Española, reconociendo el derecho a la salud, aplicando el principio de equidad social y el respeto a la personas (incluidas la dignidad, la confidencialidad y la autonomía de las personas y las familias para tomar decisiones sobre su propia salud) en su práctica profesional.

6. Proyecto docente

Tal y como se mencionó en la sección ??, del marco jurídico del concurso, en la convocatoria del concurso para la provisión de la plaza se exige la presentación y defensa de un `proyecto docente` o `programa razonado`. Reciba la denominación que se prefiera, el documento resultante debe estar conformado por unos componentes básicos y orientativos, como definitorios de un proyecto docente y cuya elaboración constituye una tarea preinstructiva que ha de realizar cualquier profesor, con objeto de prever, ordenar orientativamente y establecer hipótesis de trabajo sobre el desarrollo de la enseñanza. Se trata, pues, de anticipar el curso de la acción docente, prever posibles dificultades y situaciones, y plantear soluciones adecuadas para abordarlas y solucionarlas.

Todo proyecto docente surge de un proceso de toma de decisiones en el que han de integrarse una pluralidad de componentes, dimensiones y determinantes del proceso de enseñanza-aprendizaje que se trata de planificar. Por lo general, aunque las concepciones del significado, contenido y estructura pueden ser diferentes, cuando se trata de elaborar un proyecto docente han de incluirse en el mismo varias dimensiones. Así pues, se entiende que, de un modo u otro, la toma de decisiones debería centrarse sobre una declaración de metas, objetivos y competencias que clarifique su dirección, la selección y organización de contenidos y experiencias de aprendizaje que conduzcan al desarrollo de esa acción, la determinación de modos de presentar el conocimiento y la selección de tipos de las estrategias de evaluación.

En definitiva, las metas/objetivos, los contenidos, las estrategias de enseñanza y de evaluación constituyen las dimensiones básicas sobre las que debemos articular nuestro proyecto. Al mismo tiempo, las dimensiones no se articulan en el vacío, sino que adquieren su pleno significado a la luz de un determinado apoyo conceptual y teórico que justifique las decisiones que se tomen, y de las coordenadas de un contexto formativo curricular determinado. En nuestro caso, este contexto viene determinado por l'Escola Universitària d'Infermeria i Podologia, por el Departament d'Infermeria de la Universitat de València y por el plan de estudios, en el que se insertan las disciplinas en relación a las cuales trataremos de elaborar nuestro proyecto.

Teniendo en cuenta todas estas consideraciones, en nuestra propuesta docente pretendemos integrar las funciones de docencia, investigación y asistencia en el proceso de enseñanza-aprendizaje del alumnado del Grado en Enfermería. Queremos, con ello, contribuir a la formación de profesionales con un compromiso social, capaces de proporcionar, junto con otros profesionales sociosanitarios, la comunidad y otras instituciones, una calidad de vida a las personas y, por tanto, una mejora de su salud. En este sentido, intentaremos aportar aspectos conceptuales y metodológicos renovadores y alternativos, dentro de la disciplina que nos ocupa.

6.1. Contexto de formación y curricular

6.1.1. Funciones de la Universidad

Las funciones que debe desarrollar la Universidad han estado contempladas bien en el preámbulo bien en el articulado de las diferentes normas legislativas que regularon los procesos de reforma universitaria.

En este sentido, en el preámbulo de la LRU se especificaba que la función social-institucional de la Universidad debía ser el desarrollo científico, la formación del profesional y la extensión de la cultura, constituyéndose esta institución en un instrumento eficaz de transformación social, al servicio de la libertad, la igualdad y el progreso social para hacer posible una realización más plena de la dignidad humana.

En fechas más recientes, en el Título preliminar de la LOU, el Artículo 1 actualizó las «Funciones de la Universidad» del siguiente modo:

TÍTULO PRELIMINAR
De las funciones y autonomía de las Universidades

Artículo 1. *Funciones de la Universidad.*

1. La Universidad realiza el servicio público de la educación superior mediante la investigación, la docencia y el estudio.
2. Son funciones de la Universidad al servicio de la sociedad:

   a) La creación, desarrollo, transmisión y crítica de la ciencia, de la técnica y de la cultura.

   b) La preparación para el ejercicio de actividades profesionales que exijan la aplicación de conocimientos y métodos científicos y para la creación artística.

c) La difusión, la valorización y la transferencia del conocimiento al servicio de la cultura, de la calidad de la vida, y del desarrollo económico.

d) La difusión del conocimiento y la cultura a través de la extensión universitaria y la formación a lo largo de toda la vida.

Por otra parte, en el preámbulo de los Estatutos de la Universitat de València (tanto en los de 1985 como en los de 2004), se resumen así las funciones de la Institución:

— Cultivar un espíritu crítico.

— Contribuir a la libre circulación de ideas.

— Participar en el desarrollo científico y en el avance universal de la ciencia.

— Procurar una formación profesional de calidad.

— Incrementar el nivel cultural de la población.

Todo ello, siguen los Estatutos, enmarcado en una acción transformadora de la sociedad que, a la vez que estimule objetivos de justicia, libertad y paz, solucione los problemas reales del País Valenciano y contribuya al mantenimiento de su identidad lingüística y cultural.

Finalmente, quisiéramos reproducir lo que HABERMAS (1970), uno de los autores más representativos de la ciencia social crítica, ya subrayó en la década de los setenta cuando trató de definir las funciones que debía tener asignadas la Universidad:

1. La transmisión de habilidades técnicas.
2. La socialización de los/as estudiantes dentro de normas extratécnicas, valores y competencias, apropiadas para la práctica de la profesión que han elegido.
3. La transmisión, análisis crítico y desarrollo de la cultura.
4. La politización de los/as estudiantes.

Con todo, y a pesar de que en la misma *Carta Magna de las Universidades Europeas* (1988) se detalla que «la Universidad es una institución que produce y transmite cultura de manera crítica», a menudo, lo que se observa en la

Universidad es una actividad dirigida en exclusividad hacia la primera función señalada por Habermas, y en ocasiones, a actividades relacionadas con la segunda, cuando lo que tal vez debería primar es la búsqueda del sentido ético, social y crítico del conocimiento, que lleve a la politización y el compromiso de los/as estudiantes hacia la transformación de la sociedad.

6.1.2. El *curriculum*

Una de las principales funciones de la Universidad, como institución de educación superior, es la formación de profesionales, investigadores/as, profesores/as universitario/as y técnicos útiles a la sociedad. Para llevar a cabo estos fines, debe realizar distintas acciones, como son: precisar los resultados educativos que pretende lograr, determinar el tipo y organización de los estudios, definir los requisitos previos que deben cumplir los aspirantes, certificar a los graduados (reconociendo públicamente su capacidad para desempeñar ciertas funciones) y proveer los recursos humanos y materiales para dicha formación.

El eje estructurador de dicha formación es el *curriculum*, siendo necesario, por tanto, una constante reflexión sobre el mismo, tanto en lo que se refiere a la teoría que lo sustenta, como a las cuestiones metodológicas para su diseño, implantación y evaluación.

En el *curriculum* se expresan formalmente los resultados perseguidos con la formación del profesional. Así, puede ser considerado como un modelo o propuesta institucional para determinar los requisitos, la evaluación, la selección y organización de las actividades de enseñanza y, por tanto, como el eje alrededor del cual se estructura la formación del profesional. Al mismo tiempo, define la vinculación entre Universidad y sociedad, a través de la formación científica, técnica e ideológica de los futuros profesionales, desde el momento en que implica un rol que los/as estudiantes deben cumplir en la estructura de trabajo de dicha sociedad.

Asimismo, el *curriculum* se constituye en el elemento integrador de las funciones de docencia e investigación. Representa, por tanto, la base sobre la cual diseñar estrategias de planificación, funcionando como el elemento estructurador de todas las actividades académicas y buena parte de las administrativas que se llevan a cabo en la Universidad.

6.1.2.1. Elementos que integran el *curriculum*

Existen diversos puntos de vista acerca de los elementos que deben integrar un *curriculum*, si bien es posible establecer una serie de aspectos considerados como fundamentales (Cerdá Michel, 1982; Yániz Álvarez de Eulate y Villardón Gallego, 2006).

En primer lugar, se encuentra el **perfil profesional**, es decir, el «producto» que se desea obtener: el tipo y naturaleza de las actividades que deberá ser capaz de realizar, qué conocimientos y habilidades requiere para ello, en qué instituciones y en colaboración con qué profesionales de otras áreas desempeñará esa práctica profesional y a qué sectores sociales beneficiará.

Es el perfil profesional el que orientará los procesos de diseño curricular, ya que, a partir de él, es posible una **selección más adecuada de los contenidos a impartir**, así como determinar la organización que tendrán dichos contenidos, de acuerdo al sistema de enseñanza que se vaya a implantar.

Por otra parte, debe contemplarse la **estructuración administrativa de los cursos**, **su distribución en el tiempo**, **su peso crediticio**, **la carga horaria**, **los responsables** de los distintos módulos o áreas de enseñanza, de acuerdo con la organización administrativa de la institución y la certificación de los/as estudiantes.

Finalmente, es necesario contemplar el **sistema de evaluación**, especificando los criterios y las formas por las que se va a evaluar tanto el plan establecido para la enseñanza como a los/as estudiantes.

Todos estos elementos se concretan en un documento denominado **plan de estudios**, siendo habitual utilizar este término y el de *curriculum* como sinónimos.

En la elaboración de los planes de estudios no es posible diseñar carreras utilizando criterios parceladores y cientifistas que refuerzan la división disciplinar del conocimiento, pues se corre el riesgo de distinguirlas sólo por sus características epistemológicas, olvidando los requerimientos de la práctica profesional. Ello conduciría a la superposición de los campos de acción de las profesiones de carreras afines, con la consiguiente duplicación de funciones, competitividad en el mercado de trabajo, etc. Además, este enfoque reforzaría las barreras de separación entre el profesorado, tornando irrelevante el trabajo de coordinación del equipo docente e imposibilitando la interdisciplinariedad.

6.1.3. Generalidades sobre el proceso de enseñanza aprendizaje

El contexto de la actividad docente no es un compartimento estanco en el que se pueda prescindir, asépticamente, del marco institucional y social donde ésta se desarrolla. La práctica docente y el contexto de la simbología social en la que se encuentra inmersa, vienen delimitados por las representaciones colectivas acerca de lo que es la Universidad, el aprendizaje, la ciencia, el personal docente o los/as estudiantes.

El profesorado no se encuentra exento de representar un papel social determinado, que genera expectativas y juicios, y que va a configurar, en gran medida, el autoconcepto personal, las relaciones en el aula y en la institución. El papel desempeñado, en función de la posición que adopte con respecto al saber académico, condiciona el marco de la práctica docente, pues presupone un sistema de normas, valores y expectativas, tanto explícitas como implícitas, inherentes al desempeño del mismo.

Según el modelo dominante, el papel del profesor/a se reduce a mero transmisor de conceptos y teorías científicas, imponiendo sus propios criterios de selección de contenidos y organización de los temas, muchas veces sin considerar la naturaleza del aprendizaje que se efectúa en los/as estudiantes. En su quehacer, fundamentalmente en el aula, dispone actividades que promueven la retención memorística y su verificación, tales como copiar, responder a cuestionarios, repetir, imitar, exponer lo entendido oralmente o por escrito, etc., es decir, se apoya en la utilización de técnicas para fijar o evocar los contenidos.

Los cambios acontecidos en la educación en los últimos años, suponen la ruptura de los modelos tradicionales de aprendizaje pasivo y repetitivo, pasando a centrarse en el tema de la comprensión, en provocar cambios en los conocimientos de los/as estudiantes, asumiendo la transformación e integrándola en el sistema de conocimiento científico y personal. Los planteamientos estrictamente conductuales se están relegando a un segundo plano y está cobrando fuerza una propuesta donde el dominio cognitivo y motivacional tiene una especial significación para la construcción de la persona y su conducta.

La teoría del aprendizaje significativo, formulada por Ausubel en la década de los 70 (Ausubel, 2000), postula que las personas aprendemos usando esquemas o construcciones mentales que ya poseemos y que ponemos en funcionamiento para comprender nuevas situaciones o mensajes conceptuales y reconstruir nuestros propios esquemas. Lo que se aprende no depende sólo de la exposición de un profesor/a determinado o de la información que aporta un texto, sino también de los esquemas mentales disponibles por parte de quien aprende.

En la Tabla 19 se recogen, esquemáticamente, las características más importantes de estos dos tipos de aprendizaje recién comentados.

APRENDIZAJE MEMORÍSTICO	APRENDIZAJE SIGNIFICATIVO
Incorporación no sustantiva, arbitraria y verbalista, de nuevos conocimientos en la estructura cognitiva	Incorporación sustantiva, no arbitraria y no verbalista, de nuevos conocimientos en la estructura cognitiva.
Ningún esfuerzo por integrar los nuevos conocimientos con conceptos ya existentes en la estructura cognitiva.	Esfuerzo deliberado por relacionar los nuevos conocimientos con conceptos de nivel superior, más inclusivos, ya existentes en la estructura cognitiva.
Aprendizaje no relacionado con experiencias, con hechos u objetos.	Aprendizaje relacionado con experiencias, con hechos u objetos.
Ninguna implicación afectiva para relacionar los nuevos conocimientos con aprendizajes anteriores.	Implicación afectiva para relacionar los nuevos conocimientos con aprendizajes anteriores.

Tabla 19: Diferencias fundamentales entre aprendizaje memorístico y aprendizaje significativo.Según Novak y Gowin (1988), tomado de Pozo (1996).

Es, pues, en el proceso de aprendizaje, donde se establecen transformaciones del significado, que permiten el desarrollo de conexiones y relaciones de mayor complejidad conceptual y garantizan una mejor aproximación comprensiva del entorno.

Lamentablemente, la mayor parte del tiempo se permanece ajeno a una tarea de reflexión sobre el proceso en que el profesorado y el alumnado se hallan inmersos, pasando por alto las dinámicas de las relaciones que se dan en el aula y los efectos recíprocos que se dan en la comunicación universitaria.

La actividad docente puede definirse como un proceso de `interacción comunicativa` por el cual se recrean las informaciones que van a confluir en un cambio activo del estado mental de los participantes, modificando, asimismo, los conocimientos, las creencias, las actitudes y los intereses. En este marco complejo intervienen tanto las teorías del profesor/a como del estudiante, como elementos previos a partir de los cuales se articularán los conceptos que constituyen el conjunto de conocimientos de una disciplina. Se trata de añadir, de forma programada, nuevos conceptos y diseñar estrategias de coherencia, de manera que puedan integrarse en los conocimientos ya adquiridos.

Es ésta una operación en la que no resulta suficiente el dominio de técnicas o la organización de los contenidos, porque es un proceso más complejo en el que se dan cita elementos múltiples que inciden en el proceso de aprendizaje. Así, la actividad docente se torna una actividad cooperativa que implica intercambios entre sujetos activos, provistos de conocimiento, y no entidades abstractas, vacías o externas. La construcción de conocimientos va ligada a la `comprensión`, y los procesos psicológicos que se ponen en juego en la transmisión de conocimientos ponen de manifiesto la necesidad de la `interiorización de los significados`.

6.1.3.1. Aprendizaje significativo e investigación-acción

Los planteamientos de la renovación pedagógica en las aulas sugieren que, dentro de la Institución docente, hay que partir de los conceptos previos de los/as estudiantes, procurando la resolución activa de problemas con trabajos de tipo cooperativo, abandonando la simple transmisión de conocimientos y elaborando un programa docente de la materia mínimo y flexible, que señale, a grandes líneas, los objetivos y contenidos.

Dicho programa debe estar organizado en unidades didácticas «con interrogantes», asumiendo un enfoque globalizador. Debe facilitar que el grupo establezca sus propias iniciativas y objetivos, buscando las formas de abordar las tareas, contando para ello con el tiempo necesario (marcado por el propio ritmo de aprendizaje, pero respetando los períodos establecidos institucionalmente) y siguiendo una estructura en espiral, donde los cambios conseguidos son la base para lograr otros nuevos, más complejos y profundos, vistos no sólo desde una dimensión individual, sino fundamentalmente social.

Desde esta perspectiva, la relación que puede establecerse entre el aprendizaje significativo y la investigación-acción parece evidente. La incorporación de ésta última a la experiencia docente supone un paso más en el acercamiento de la cultura y el conocimiento cotidiano al aula. Significa partir no sólo del nivel de desarrollo del estudiante, sino también interaccionar con profesionales, con la comunidad, con los protagonistas sociales, etc. Esto es imposible sin la participación activa de los/as estudiantes y, para ello, es imprescindible que exista conciencia en ellos de que toman decisiones relevantes.

Todo esto exige modificaciones en la organización del aula, del *curriculum* y de la organización docente, tanto teórica como práctica. Exige, además, la formación de una comunidad democrática de aprendizaje, con participación, debate y discusión, provocando espacios de significados compartidos, que permitan la maduración y el desarrollo de las personas dentro de un marco cultural emancipador.

Para ello, nada mejor que ejercitar la duda, la crítica y el contraste respecto a la investigación científica y el conocimiento establecido, así como el modo en que éstas se vinculan a las relaciones de poder y a los puntos de vista diferentes acerca de las conexiones que se establecen entre la sociedad, la política, la ideología, la ciencia, la cultura y el género.

Es tarea de los protagonistas facilitar estos espacios de reflexión y de acción para modificar las percepciones, partiendo de la práctica y transformándola más allá de la neutralidad. Todo ello como empresa colectiva y cooperativa.

Sin embargo, y para no dejar de ser realistas, hemos de reconocer que, en la enseñanza universitaria, con frecuencia asistimos a situaciones de masificación que impiden ir más allá de una transmisión puramente expositiva del profesor. Ahora bien, el EEES plantea un escenario donde se puede indagar en el conocimiento básico sobre los principios del aprendizaje significativo y de la investigación-acción, donde es posible la elaboración de propuestas pedagógicas y de material curricular, y la revisión de la propia formación del profesorado.

6.1.3.2. Aprendizaje basado en problemas

Siguiendo con el planteamiento metodológico, el **Aprendizaje Basado en Problemas** o ABP es una metodología centrada en el aprendizaje, en la investigación y reflexión que siguen los alumnos para llegar a una solución ante un problema planteado por el profesor, planteándose como medio para que los/as estudiantes adquieran esos conocimientos y los apliquen para solucionar un problema real o ficticio, sin que el docente utilice la lección magistral u otro método para transmitir ese temario.

Autores como BARROWS (1986), lo definen como un «método de aprendizaje basado en el principio de usar problemas como punto de partida para la adquisición e integración de los nuevos conocimientos», siendo el alumnado quien asume las responsabilidad activa del proceso de aprendizaje, convirtiéndose en protagonistas.

Este método, como indican DE MIGUEL DÍAZ et al. (2006), permite al alumno desarrollar competencias como la resolución de problemas, la toma de decisiones, el trabajo en equipo, habilidades de comunicación y el desarrollo de actitudes y valores facilitando el desarrollo de habilidades de investigación y de búsqueda y manejo de información.

El ABP se caracteriza por ser una metodología centrada en el alumnado y su aprendizaje a través del trabajo autónomo y en pequeños grupos, permitiendo interrelacionar diferentes materias o disciplinas, ya que con el fin de solucionar un problema los alumnos necesitan recurrir a conocimientos de diferentes asignaturas ya adquiridos.

Con el fin de planificar y utilizar el ABP es necesario que los alumnos y alumnas dispongan de conocimientos suficientes que les permitan construir los nuevos aprendizajes, y al mismo tiempo favorecer un contexto y entorno que les permita desarrollar el trabajo autónomo. Para ello es fundamental que las sesiones se planifiquen previamente, seleccionando los objetivos que pretendemos que el alumno/a logre con la actividad, escoger la situación sobre la que los alumnos/as han de trabajar, teniendo en cuenta que el contenido ha de ser relevante para la práctica profesional del alumnado, ser lo suficientemente complejo para suponer un reto y ser lo suficientemente amplio para que los y las estudiantes puedan formularse preguntas y abordar la problemática con una visión de conjunto. Se ha de planificar el tiempo con el fin de facilitar la organización del alumnado, y favorecer el contacto mediante tutorías con el docente.

En la Figura 7 se esquematizan las fases del proceso de ABP según EXLEY y DENNIS (2007).

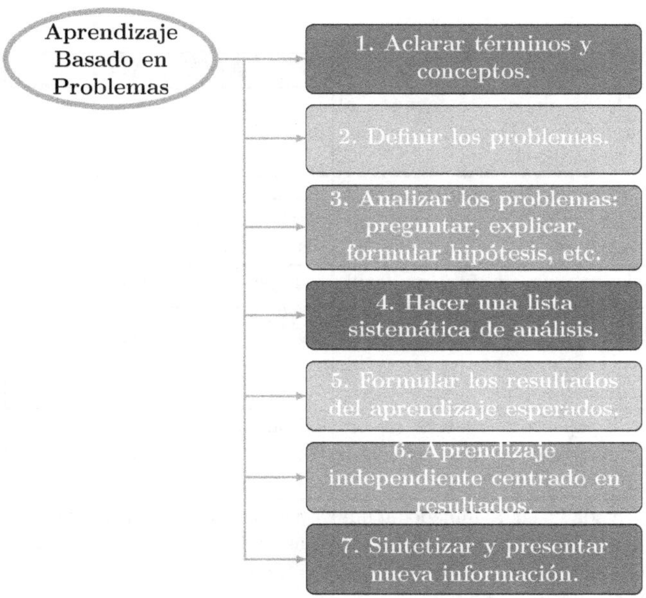

Figura 7: Fases del Proceso de ABP.Tomado de EXLEY y DENNICK (2007).

Al utilizar metodologías centradas en el aprendizaje de los/as estudiantes, los roles tradicionales, tanto del profesorado como del alumnado, cambian. En la Tabla 20 se presentan los papeles que juegan ambos en el APB.

PROFESORADO	ALUMNADO
1. Da un papel protagonista al alumnado en la construcción de su aprendizaje.	1. Asumir su responsabilidad ante el aprendizaje.
2. Tiene que ser consciente de los logros que consiguen sus alumnos y alumnas.	2. Trabajar con diferentes grupos gestionando los posibles conflictos que surjan
3. Es un guía, un tutor, un facilitador del aprendizaje que acude a los alumnos y alumnas cuando le necesitan y que les ofrece información cuando la necesitan.	3. Tener una actitud receptiva hacia el intercambio de ideas con los compañeros y compañeras.
4. El papel principal es ofrecer al alumnado diversas oportunidades de aprendizaje.	4. Compartir información y aprender de los demás
5. Ayuda a su alumnado a que piense críticamente orientando sus reflexiones y formulando cuestiones importantes.	5. Ser autónomo en el aprendizaje (buscar información, contrastarla, comprenderla, aplicarla, etc.) y saber pedir ayuda y orientación cuando lo necesite.
6. Realizar sesiones de tutoría con los alumnos y las alumnas.	6. Disponer de las estrategias necesarias para planificar, controlar y evaluar los pasos que lleva a cabo en su aprendizaje.

Tabla 20: Roles del profesorado y del alumnado en el ABP. Tomado de EXLEY y DENNICK (2007).

6.1.4. El Departament d'Infermeria

6.1.4.1. Perfil de formación y curricular de Enfermería

La reforma actual de los planes de estudios en el marco del EEES, ofrece al Departament d'Infermeria, una buena oportunidad para reflexionar sobre la introducción de innovaciones en la carrera y profesión de Enfermería.

En los planes de estudio de reformas anteriores se puso énfasis en el aprendizaje de las disciplinas que, a juicio de los expertos en la materia, «debía conocer» el profesional de Enfermería. Ahora, sin embargo, se requiere organizar el plan de estudios para que el alumnado desarrolle el pensamiento crítico, adquiriendo los conocimientos (saber), las destrezas o habilidades (saber hacer) y las actitudes (saber estar), que se precisan para desarrollar acciones de salud, tanto en el campo clínico como en el comunitario, capacitándole para poner en práctica el ejercicio de su profesión, siempre de acuerdo con las necesidades y problemas de salud de la población, las exigencias del sistema sanitario y las expectativas de la sociedad.

Las personas expertas en elaboración de los planes de estudios recomiendan que se tome como punto de partida la definición del perfil profesional que debe orientar todo el proceso de diseño curricular. En nuestro caso, el perfil profesional debe consistir en la descripción detallada que se hace de los saberes, técnicas y aptitudes que requiere el personal de Enfermería para desempeñar sus funciones en las diferentes instituciones del Sistema Nacional de Salud y del Sistema Nacional de Dependencia.

En nuestra Escuela el perfil de formación que orienta las enseñanzas conducentes a la obtención del título de Graduada/o en Enfermería, quedó reflejado en el documento *Formulario de solicitud* para la verificación del título al que ya se hizo referencia al hablar de la reforma de las enseñanzas universitarias, en la sección dedicada al contexto legal e institucional (sección 2.2.4). Debemos recurrir por tanto al mismo para argumentar nuestra propuesta docente. En el siguiente cuadro reproducimos la descripción de lo que en términos ideales necesitaría saber realizar una/o enfermera/o generalista para obtener la certificación.

El graduado o graduada en Enfermería fundamenta las decisiones de su práctica profesional asumiendo un compromiso social solidario con su campo profesional y con la sociedad en general, a fin de mejorar las condiciones de vida, salud y bienestar de la población en la que preste sus servicios profesionales, y actuando según los principios científicos, humanísticos y éticos basados en el respeto a la vida, la igualdad entre el hombre y la mujer, el medio ambiente y la dignidad humana. Con sus conocimientos y capacidades contribuye a promover y proteger la salud, prevenir la enfermedad, mantener y restaurar la salud de las personas, de las familias y de la comunidad, proporcionando una atención integral que mejore la seguridad, el bienestar, la calidad de vida, y la participación de la población.

Las enfermeras y enfermeros son expertos en proporcionar cuidados para ayudar a las personas en cada etapa de su ciclo vital a determinar y alcanzar su potencial de salud, en su entorno de vida y trabajo. En la atención a las personas enfermas y dependientes, desarrolla los procedimientos de la práctica clínica y asistencial apropiados al proceso diagnosticado, a la disponibilidad tecnológica, y al nivel de atención requerido, bien sea en servicios de atención primaria, servicios hospitalarios o servicios sociosanitarios. Asimismo, contribuye a la identificación de las capacidades de la persona y de la familia para orientar y potenciar el autocuidado, guiarles y apoyarles en la resolución de problemas, y enseñarles a promover un entorno favorable a su desarrollo, recurriendo a otros profesionales sociosanitarios cuando la situación lo requiera. Como miembro de un equipo de salud, en la atención domiciliaria actuará como enlace entre la atención primaria y especializada, en coordinación con los servicios sociales y otros recursos de la comunidad.

Las enfermeras y enfermeros, mediante programas de educación para la salud, proporcionan educación directa sobre los determinantes de la salud a las personas, a las familias y los grupos (en las escuelas, los lugares de trabajo, las asociaciones, los centros juveniles, etc.). En sus actividades con la comunidad, interviene en el diagnóstico de salud de la población, contribuye a la identificación de las necesidades sociales y sanitarias, identifica los grupos de personas expuestas a los mismos factores de riesgo y que comparten necesidades de salud, y moviliza los recursos individuales y colectivos de la comunidad para que ésta participe en la resolución de sus problemas, y pueda alcanzar mejores niveles de salud y desarrollo.

(cont.)

Las enfermeras y enfermeros participan en las actividades de planificación, organización y control, encaminadas a cubrir los objetivos trazados en el equipo de salud. Ejercitan las actividades propias de la administración de los servicios de enfermería, mediante la elaboración de protocolos y procedimientos, las tareas de supervisión, el establecimiento de indicadores y cumplimentación de registros dentro del sistema de información sanitaria. Diseñan estrategias dirigidas al control de la calidad de la atención de los servicios de enfermería.

Las enfermeras y los enfermeros participan en la formación continuada de los propios profesionales y en la formación de los/as estudiantes, apoyando la difusión e intercambio de conocimientos y experiencias entre los servicios de salud y los centros docentes universitarios. Igualmente, pueden realizar tareas de investigación documental y de campo que contribuyan a orientar y enriquecer su práctica profesional, así como iniciar, desarrollar y participar en programas y proyectos de investigación, tanto en el nivel de análisis subindividual, individual, poblacional y de género.

6.1.4.2. Planificación docente institucional

A la Escola Universitàra d'Infermeria i Podologia y el Departament d'Infermeria, como instituciones de educación superior, les corresponde una doble función. Por una parte, establecer el modelo o propuesta institucional para determinar los requisitos del proceso de enseñanza-aprendizaje, eje sobre el cual se va a estructurar la formación del profesional. Y por otra, es competencia suya, la organización de la estructura administrativa para adecuar los recursos humanos y materiales a las necesidades de la planificación docente.

En cuanto a la organización de la estructura administrativa de la planificación docente, la CEPE se acogió a lo especificado en el *Formulario de solicitud* para la verificación del título. El Plan de Estudios del Grado en Enfermería se estructuró a partir de los módulos dictaminados por la «ORDEN CIN/2134/2008, de 3 de julio». A partir de los mismos se construyeron las materias y las asignaturas, tal y como se puede observar en la Tabla 21.

Tabla 21: Módulos, materias y asignaturas. Distribución de créditos según tipo y carácter de docencia, y según el curso de activación.

Módulo	Materia	Asignatura	Docencia									Curso de activación							
			Tipo						Carácter			1º		2º		3º		4º	
			CS	AB	PU	PT	PR	FG	BA	OB	OP	1C	2C	1C	2C	1C	2C	1C	2C
Módulo 1: Formación Básica Común [60 ECTS]	Anatomía humana	Anatomía humana	6						6			6							
	Fisiología	Fisiología	9						9			9							
	Biología	Fundamentos de biología y de bioquímica	9						9			9							
	Psicología	Fundamentos de psicología en ciencias de la salud	6						6				6						
	Sociología	Sociología, género y salud.		6					6			6							
	Estadística	Bioestadística i TIC aplicadas a CC de la Salud	6						6				6						
	Farmacología y Dietética	Farmacología		6					6					6					
		Nutrición i Dietética		6					6				6						
	Fisiopatología	Fisiopatología		6					6					6					
Módulo 2: Ciencias de la Enfermería [64,5 ECTS]	Fundamentos de Enfermería (10,5 ECTS)	Bases históricas, epistemológicas y éticas de la disciplina enfermera				6				6				6					
		Bases metodológicas de los cuidados de enfermería				4,5				4,5					4,5				
	Salud Pública y Enfermería Comunitaria (16,5 ECTS)	Salud Pública				6				6			6						
		Enfermería Comunitaria				6				6				6					
		Gestión y administración de los servicios de salud				4,5				4,5					4,5				

CS: Formación Básica de rama de Ciencias de la Salud. **AB:** Formación Básica de otras ramas (Artes y Humanidades, Ciencias, Ciencias Sociales y Jurídicas, Ingeniería y Arquitectura). **PU:** Propio de la Universitat. **PT:** Propio de la Titulación. **PR:** Prácticas tuteladas. **FG:** Trabajo Final de Grado. **BA:** Básica. **OB:** Obligatoria. **OP:** Optativa.

Continúa en la página siguiente

Módulos, materias y asignaturas. Distribución de créditos según tipo y carácter de docencia, y según el curso de activación.(Continución)

Módulo	Materia	Asignatura	Docencia									Curso de activación							
			Tipo						Carácter			1º		2º		3º		4º	
			CS	AB	PU	PT	PR	FG	BA	OB	OP	1C	2C	1C	2C	1C	2C	1C	2C
Módulo 2: Ciencias de la Enfermería [64,5 ECTS] (cont.)	Enfermería en el Ciclo Vital (33 ECTS)	Salud de la mujer, de la sexualidad y la reproducción				4,5				4,5					4,5				
		Enfermería en la salud infantil y del adolescente				6				6					6				
		Enfermería Médico-Quirúrgica I				6				6				6					
		Enfermería Médico-Quirúrgica II				6				6						6			
		Enfermería en la salud geronto-geriátrica				4,5				4,5					4,5				
		Enfermería Médico-Quirúrgica en situaciones especiales				6				6							6		
	Enfermería en Salud Mental (4,5 ECTS)	Enfermería psiquiátrica y salud mental				4,5				4,5							4,5		
Módulo 3: Prácticas tuteladas y Trabajo Final de Grado [90,0 ECTS]	Prácticas integradas en el Área/ Departamento de Salud (84 ECTS)	Introducción a la práctica de Enfermería					6			6					6				
		Practicum I					19,5			19,5						19,5			
		Practicum II					19,5			19,5							19,5		
		Practicum III					19,5			19,5								19,5	
		Practicum IV					18			18									18
	Trabajo Final de Grado (7,5 ECTS)	Trabajo Final de Grado						7,5		7,5									7,5

CS: Formación Básica de rama de Ciencias de la Salud. **AB:** Formación Básica de otras ramas (Artes y Humanidades, Ciencias, Ciencias Sociales y Jurídicas, Ingeniería y Arquitectura). **PU:** Propio de la Universitat. **PT:** Propio de la Titulación. **PR:** Prácticas tuteladas. **FG:** Trabajo Final de Grado. **BA:** Básica. **OB:** Obligatoria. **OP:** Optativa.

Continúa en la página siguiente

Módulos, materias y asignaturas. Distribución de créditos según tipo y carácter de docencia, y según el curso de activación.(Continución)

Módulo	Materia	Asignatura	Docencia									Curso de activación							
			Tipo						Carácter			1º		2º		3º		4º	
			CS	AB	PU	PT	PR	FG	BA	OB	OP	1C	2C	1C	2C	1C	2C	1C	2C
Módulo 4: Módulo propio de la Universitat de València [21,0 ECTS]	Materias propias de la Universitat de València (21,0 ECTS)	Organización del estudio. Herramientas y técnicas de información y documentación			6					6			6						
		Ética y legislación profesional			4,5					4,5						4,5			
		Introd. a la investigación en la disciplina enfermera			6					6								6	
		Enfermería en urgencias extrahospitalarias, emergencias y catástrofes			4,5					4,5								4,5	
Módulo 5: Módulo de formación optativa [4,5 ECTS]	Formación optativa 4,5 ECTS)	Desarrollo comunitario			4,5						4,5								4,5
		Inglés aplicado a las Ciencias de la Salud			4,5						4,5								4,5
		Catalán aplicado a las ciencias de la Salud			4,5						4,5								4,5
		Salud laboral			4,5						4,5								4,5
		Actividad física y promoción de la Salud en Enfermería			4,5						4,5								4,5
Subtotal	[60 + 60 + 60 + 60 = 240]		36	24	21	64,5	82,5	7,5	60	175,5		30	30	30	30	30	30	30	25,5
	[4,5]				4,5						4,5								4,5
TOTAL			235,5						235,5			60		60		60		55,5	
			240						240			60		60		60		60	

CS: Formación Básica de rama de Ciencias de la Salud. **AB:** Formación Básica de otras ramas (Artes y Humanidades, Ciencias, Ciencias Sociales y Jurídicas, Ingeniería y Arquitectura). **PU:** Propio de la Universitat. **PT:** Propio de la Titulación. **PR:** Prácticas tuteladas. **FG:** Trabajo Final de Grado. **BA:** Básica. **OB:** Obligatoria. **OP:** Optativa.

En el módulo 1 «Formación Básica Común», de 60 créditos ECTS, se agrupan ocho materias que se subdividen en 9 asignaturas. Como se puede apreciar las asignaturas aportan conocimientos de contenido de las ciencias biológicas, psicológicas y sociales. Todas las asignaturas se imparten en el primer curso, excepto las asignaturas de «Farmacología» y «Fisiopatología» que se activan en el segundo curso.

En el módulo 2 «Ciencias de la Enfermería», que consta de 64,5 créditos ECTS, se estructuran cuatro materias que versan sobre la que se considera formación específica de Enfermería: Fundamentos de Enfermería, Salud Pública, Ciclo Vital y Salud Mental. En total, 12 asignaturas impartidas a lo largo de los tres primeros cursos. Cabe destacar que en la Enfermería en el Ciclo Vital se desarrollan tres asignaturas teóricas denominadas «Enfermería médico-quirúrgica I», «Enfermería médico-quirúrgica II» y «Enfermería médico-quirúrgica en situaciones especiales».

En el módulo 3 «Prácticas Tuteladas y Trabajo Fin de Grado», de 90 créditos ECTS, se engloban dos materias: Prácticas Integradas en el Área/Departamento de Salud, con cinco asignaturas, y el Trabajo Final de Grado. Estas materias se imparten de manera secuencial a lo largo de los últimos años de carrera.

El módulo 4, denominado «Módulo Propio de la Universitat de València», de 21 créditos ECTS, engloba cuatro asignaturas obligatorias introducidas gradualmente entre primero y cuarto.

Por último, el módulo 5, «Módulo de Formación optativa», con 4,5 créditos, cuenta con cinco asignaturas optativas que se desarrollan en el último cuatrimestre del Grado.

La distribución de esta estructura formativa, al realizarla de forma secuencial, permitirá desarrollar las competencias específicas y transversales necesarias para abordar la capacitación y el adiestramiento en las actuaciones profesionales dirigidas tanto a los procesos de salud como a los de enfermedad.

Otra de las recomendaciones establecidas por las normas europeas se refiere a la duración y el trabajo del alumnado, que queda establecido del siguiente modo.

1. Duración del curso: 40 semanas.

2. Horas por semana: 40 horas.
3. Horas por curso: 1600 horas.
4. Créditos por curso: 60 créditos ECTS.
5. Créditos por semana: 1,5 créditos.
6. Horas por crédito: 25-30 horas.

Por otro lado, además de la estructura organizativa antes descrita, en el plan de estudios se contemplan las diferentes modalidades de docencia en las diversas asignaturas, modalidades que se mencionan en la Tabla 21.

Modalidad docente		**Tamaño del grupo**	**Actividades presenciales** (listado no exhaustivo)
Teórica	T	n	Exposición
Pràctica en aula	P	$\frac{n}{2}$	Seminario, trabajo cooperativo, presentación de trabajo, exposición, etc.
Informática	I	$\frac{n}{2}$	Uso de aplicaciones informáticas, preparación de trabajo, resolución de ejercicios y problemas, resolución de casos, trabajo cooperativo, exposición, etc.
Laboratorio	L	$\frac{n}{4}$	Preparación de trabajo, resolución de casos, ejercitación de actuaciones prácticas, talleres, trabajo cooperativo, exposición, etc.
Tutorización	U	$\frac{n}{4}$	Tutorías guiadas (de asignatura o académicas).
Instituciones sanitarias	S	–	Estancia en instituciones sanitarias

$n \simeq 65$ alumnos/as.

Tabla 21: Modalidades docentes contempladas en el *Formulario de solicitud.*

Así, tenemos:

— **Clases teóricas**, mediante clases expositivas a gran grupo (65 alumnos aproximadamente).
— **Clases prácticas en el aula**, con grupo reducido (30-35 alumnos), donde se se prevé la utilización de los seminarios, presentaciones de trabajos, etc.
— **Clases en aula informática**, donde se desarrollarán el uso de aplicaciones informáticas, preparación de trabajos, etc.
— **Clases de laboratorio**, con pequeño grupo (10-15 estudiantes), en el que se ejercitarán resoluciones de casos, actuaciones prácticas, exposiciones, etc.
— **Tutorización** en pequeño grupo para el desarrollo de tutorías guiadas (de asignatura o académicas).
— **Estancias en Instituciones Sanitarias**, mediante las cuales el alumnano acudirá a Centros de Salud, Centros de Salud Pública, Hospitales, etc., según los niveles de atención que requiera el desarrollo de los *Practicum* y el «Trabajo Final de Grado».

Teniendo en cuenta esto, en la Tabla 22 se ofrece un grado más de especificidad, indicando, tal y como la ANECA exigió, la distribución de modalidades docentes para cada una de las asignaturas del plan de estudios.

Aquí se puede apreciar claramente que las asignaturas pertenecientes al módulo de «Ciencias de la Enfermería» contemplan un 60 % de presencialidad, y las pertenecientes al módulo de «Prácticas Tuteladas y Trabajo Final de Grado» un 80 % de presencialidad. Si bien un crédito ECTS a nivel teórico para la Universitat de València equivale a 25 horas de trabajo del alumno/a, en el caso de las asignaturas con prácticas la ANECA estipuló una equivalencia de 30 horas de trabajo para el alumno/a.

De otro lado, la mitad de la asignatura de «Introducción a la práctica de enfermería» está prevista para que su docencia se realice en Instituciones sanitarias, del mismo modo que el 80 % de la presencialidad del notable creditaje de los «*Practicum*» (*I*, *II*,*III* y *IV*).

Tabla 22: Modalidades docentes de las asignaturas del «Grado en Enfermería» por la Universitat de València.

Asignatura	Curso	Cuat.	Presencial	Modalidad presencial						No presencial
				T	P	I	L	U	S	
Anatomía humana	1	1	40 % (60 h)	52 h			6 h	2 h		60 %
Fisiología	1	1	40 % (90 h)	84 h	4 h			2 h		60 %
Fundamentos de biología y bioquímica	1	1	40 % (90 h)	84 h	4 h			2 h		60 %
Fundamentos de psicología en ciencias de la salud	1	2	40 % (60 h)	50 h	8 h			2 h		60 %
Sociología, género y salud	1	1	40 % (60 h)	50 h	8 h			2 h		60 %
Bioestadística y TIC aplicadas a ciencias de la salud	1	2	40 % (60 h)	38 h		20 h		2 h		60 %
Farmacología	2	1	40 % (60 h)	50 h	4 h		4 h	2 h		60 %
Nutrición y dietética	1	2	40 % (60 h)	50 h	8 h			2 h		60 %
Fisiopatología	2	1	40 % (60 h)	56 h	2 h			2 h		60 %
Bases históricas,y epistemológicas y éticas de la disciplina enfermera	2	1	60 % (90 h)	82 h	6 h			2 h		40 %
Bases metodológicas de los cuidados de enfermería	2	2	60 % (67,5 h)	53,5 h	12 h			2 h		40 %

Continúa en la página siguiente

Modalidades docentes de las asignaturas del «Grado en Enfermería» por la Universitat de València.(Continuación)

Asignatura	Curso	Cuat.	Presencial	Modalidad presencial						No presencial
				T	P	I	L	U	S	
Salud Pública	1	2	60 % (90 h)	78 h		10 h		2 h		40 %
Enfermería Comunitaria	2	1	60 % (90 h)	78 h	10 h			2 h		40 %
Gestión y administración de los servicios de salud	2	2	60 % (67,5 h)	57,5 h	8 h			2 h		40 %
Salud de la mujer, la sexualidad y la reproducción	2	2	60 % (67,5 h)	53,5 h	8 h		4 h	2 h		40 %
Enfermería de la salud infantil y del adolescente	2	2	60 % (90 h)	76 h	8 h		4 h	2 h		40 %
Enfermería médico-quirúrgica I	2	1	60 % (90 h)	74 h	8 h		6 h	2 h		40 %
Enfermería médico-quirúrgica II	3	1	60 % (90 h)	76 h	8 h		4 h	2 h		40 %
Enfermería en la salud geronto-geriátrica	2	2	60 % (67,5 h)	59,5 h	6 h			2 h		40 %
Enfermería médico-quirúrgica en situaciones especiales	3	2	60 % (90 h)	76 h	4 h		8 h	2 h		40 %
Introducción a la práctica de enfermería	2	2	80 % (120 h)	8 h	10 h		40 h	2 h	60 h	20 %
Practicum I	3	1	80 % (468 h)				70 h	20 h	378 h	20 %
Practicum II	3	2	80 % (468 h)				70 h	20 h	378 h	20 %
Practicum III	4	1	80 % (468 h)				70 h	20 h	378 h	20 %

Continúa en la página siguiente

Modalidades docentes de las asignaturas del «Grado en Enfermería» por la Universitat de València.(Continuación)

Asignatura	Curso	Cuat.	Presencial	Modalidad presencial						No presencial
				T	P	I	L	U	S	
Practicum IV	4	2	80 % (432 h)				70 h	20 h	342 h	20 %
Organización del estudio. Herramientas y técnicas de información y documentación	1	2	40 % (60 h)	30 h	16 h	12 h		2 h		60 %
Ética y legislación profesional	3	1	40 % (45 h)	39 h	4 h			2 h		60 %
Introducción a la investigación en la disciplina enfermera	4	1	40 % (60 h)	38 h		20 h		2 h		60 %
Enfermería en urgencias extrahospitlarias, emergencias y catástrofes	4	1	40 % (45 h)	31 h	2 h		10 h	2 h		60 %
Desarrollo comunitario	4	2	40 % (45 h)	25 h	12 h		6 h	2 h		60 %
Inglés aplicado a ciencias de la salud	4	2	40 % (45 h)	35 h	8 h			2 h		60 %
Catalán aplicado a ciencias de la salud	4	2	40 % (45 h)	35 h	8 h			2 h		60 %
Salud laboral	4	2	40 % (45 h)	27 h	8 h	4 h	4 h	2 h		60 %
Actividad física y promoción de la salud en enfermería	4	2	40 % (45 h)	28 h	10 h		5 h	2 h		60 %

Esta variabilidad docente obliga a la Escola y al Departament a imponer el perfeccionamiento del sistema de enseñanza que pretende adoptar como institución de educación superior. El proceso de enseñanza-aprendizaje lleva implícito la existencia de un amplio plan operativo donde la docencia y la investigación se sitúan en un mismo proceso dialéctico, multidisciplinar y participativo. Implica, además, la realización de programas integrados, que suponen, en mayor o menor grado, la necesidad de coordinación entre el profesorado y unos cambios institucionales que permitan nuevos diseños educativos, directamente ligados a los problemas de salud de la Comunidad Valenciana.

Al mismo tiempo, existe un compromiso del Centro y el Departamento plasmado en el documento de *Formulario de solicitud* para la verificación del título para construir la «transversalidad de perspectiva de género», tomando como referencia las recomendaciones de la OMS para incorporar las cuestiones de género en la investigación, la planificación, la ejecución y la evaluación de políticas, programas y proyectos. Resulta imprescindible que en la formación de Enfermería, como personal sanitario que va a trabajar en los servicios de salud, se integre la perspectiva de género en las distintas áreas del saber, así como el conocimiento de las técnicas y herramientas adecuadas para incorporarla.

También se requiere de cambios en los procedimientos administrativos y en definitiva en la cultura organizativa que implique nuevos canales para el intercambio y la cooperación entre el sistema educativo y el sistema de salud. Abordar los contenidos conceptuales y metodológicos en todos estos ejes requiere la interdisciplinariedad con todas las asignaturas que vertebran el plan de estudios de Enfermería, y de manera especial con Sociología, Psicología, Salud Pública, Estadística y todas las Materias integradas en el módulo de Ciencias de la Enfermería.

En definitiva, el Plan de Estudios persigue una formación generalista en la que se vea reconocido el perfil profesional. Por ello en el diseño del plan se ha optado por potenciar una formación básica y obligatoria, antes que el diseño de itinerarios formativos más propios del campo de la especialización a la que los egresados podrán optar o bien, a través de la formación de los Programas Oficiales de Postgrado o bien, a través de la especialización. Además, de acuerdo a la normativa vigente, con nuestro plan de estudios se pretende promover la equidad y la igualdad entre hombres y mujeres a lo largo de toda la vida, y velando porque las intervenciones en el sistema de salud no fomenten papeles y relaciones de género poco equitativos.

6.1.4.3. Competencias generales y específicas del plan de estudios.

Según Irigorin y Vargas (2002) la `competencia` es una combinación integrada de conocimientos, habilidades y actitudes conducentes a un desempeño adecuado y oportuno en diferentes contextos. Tras la revisión de diferentes definiciones de competencias en el ámbito educativo estos autores concluyen que en éstas se suelen repetir una serie de conceptos básicos, tales como: la combinación de conocimientos, habilidades y actitudes, la idea de movilizar capacidades diversas para actuar logrando un desempeño y la idea de que éste puede darse en diversos contextos cuyos significados la persona ha de ser capaz de comprender para que la actuación sea adecuada.

Estos factores delimitan el conjunto de capacidades de diversa naturaleza que se conjugan en el profesional, de manera tal que le habilitan para la realización de un rol específico. Así pues, el poseer una competencia o conjunto de competencias significa que una persona, al manifestar una cierta capacidad o destreza o al desempeñar una tarea, puede demostrar que la realiza de forma tal que permita evaluar el grado de desarrollo de la misma. Las competencias, por tanto, pueden ser verificadas y evaluadas, lo cual quiere decir que una persona corriente ni posee ni carece de una competencia en términos absolutos, pero la domina en cierto grado, de modo que las competencias pueden situarse en un continuo.

A partir de los objetivos y competencias marcados por la ORDEN CIN/2134/2008, la CEPE elaboró las competencias de nuestra titulación, estableciendo en nuestro plan de estudios 37 objetivos o competencias generales y 25 competencias específicas.

Las competencias generales y específicas en el Grado de Enfermería por la Universitat de València quedan como se indica en el siguiente listado.

COMPETENCIAS GENERALES

a) Valores profesionales, actitudes y comportamientos éticos

G-1. Ser capaz, en el ámbito de la enfermería, de prestar una atención sanitaria integral y profesional adecuada a las necesidades de salud de la persona, la familia y la comunidad a las que atienden, desde el reconocimiento al derecho a la salud de los ciudadanos y ciudadanas, y de acuerdo con el estado de desarrollo de los conocimientos científicos de cada momento y con los niveles de calidad y seguridad que se establecen en las normas legales y deontológicas aplicables.

G-2. *Reconocer el derecho a la salud, aplicar el principio de equidad social a la práctica profesional y comprender las implicaciones éticas de la salud en un contexto mundial en transformación.*

G-3. Comprender el comportamiento interactivo de la persona en función del género, grupo o comunidad, dentro de su contexto social y multicultural.

G-4. *Reflexionar sobre la importancia del análisis de género en salud, y comprender cómo en función de aquel los estilos de vida, el uso del tiempo y las condiciones de trabajo tienen un impacto en la salud de las personas.*

G-5. *Conocer e interpretar el marco conceptual de género, así como el marco normativo e institucional relativo a la igualdad de oportunidades entre mujeres y hombres.*

G-6. *Analizar y reflexionar sobre las consecuencias del ser mujer y hombre en el proceso de enfermar, la atención diferencial que se recibe y el modo específico de afrontar el dolor y la enfermedad.*

G-7. Comprender a las personas, considerándolas desde una perspectiva holística, como seres autónomos e independientes, actuando sin prejuicios, asegurando el respeto a sus opiniones, creencias y valores, garantizando el derecho a la intimidad, a través de la confidencialidad y el secreto profesional.

G-8. Promover y respetar el derecho de participación, información, autonomía y el consentimiento informado en la toma de decisiones de las personas atendidas, acorde con la forma en que viven su proceso de salud-enfermedad y muerte.

G-9. Conocer y aplicar el código ético y deontológico de la enfermería española, comprendiendo las implicaciones éticas de la salud en un contexto mundial en transformación.

G-10. Trabajar en equipo, entendiendo éste como unidad básica en la que se integran, estructuran y organizan, de forma uni o multidisciplinar e interdisciplinar, los y las profesionales y demás personal de las organizaciones asistenciales, como forma de asegurar la calidad de la atención sanitaria.

G-11. *Mantener y actualizar la competencia profesional, prestando especial importancia al aprendizaje de manera autónoma de nuevos conocimientos y técnicas y a la motivación por la calidad en la atención a la salud.*

G-12. *Proponer y desarrollar actuaciones de atención a la salud que privilegien la promoción de la salud y la prevención de la enfermedad, y que propendan a la mejora de las condiciones de vida de la población.*

b) Fundamentos científicos de la profesión

G-13. Conocer y aplicar los fundamentos y principios teóricos y metodológicos de la enfermería, para la promoción y protección de la salud, la prevención de la enfermedad y la atención integral de las personas, con el fin de mejorar la calidad de vida de la población.

G-14. *Reconocer los elementos esenciales de la práctica profesional en los ámbitos de la persona, la familia y la comunidad.*

G-15. Basar las intervenciones de la enfermería en la evidencia científica y en los medios disponibles.

c) Habilidades profesionales

G-16. Planificar y prestar cuidados de enfermería dirigidos a las personas, familia o grupos, orientados a los resultados en salud evaluando su impacto, a través de guías de práctica clínica y asistencial, que describen los procesos por los cuales se diagnostica, trata o cuida un problema de salud.

G-17. Diseñar sistemas de cuidados dirigidos a las personas, familia, grupos y comunidad, orientados a los resultados en salud, evaluando su impacto y estableciendo las modificaciones oportunas.

G-18. Promover y respetar el derecho de participación, información y autonomía en la toma de decisiones de las personas atendidas, acorde con la forma en que viven su proceso de salud-enfermedad y muerte.

G-19. Proteger la salud y el bienestar de las personas, familia y grupos atendidos, garantizando una atención integral.

G-20. Promover estilos de vida saludables por parte de la persona, la familia y la comunidad, que fomenten el autocuidado en el manejo de la salud.

G-21. Realizar los cuidados de enfermería basándose en la atención integral de la salud, la cooperación multidisciplinar, la integración de los procesos y la continuidad asistencial, en coordinación con todos los niveles de la atención sanitaria y de otros recursos y servicios sociosanitarios.

G-22. Conocer las estrategias para adoptar medidas de confortabilidad y atención de síntomas, dirigidas al paciente, a la familia y al cuidador/a no profesional, en la aplicación de cuidados paliativos que contribuyan al bienestar de las personas con enfermedad en estado avanzado y terminal y de sus familiares.

G-23. Desarrollar acciones de educación para la salud utilizando las estrategias adecuadas a las personas, familias y comunidades, poniendo al alcance de la población y en un lenguaje comprensible la información científica y las recomendaciones que se deriven.

G-24. Planificar, organizar y evaluar actividades formativas dirigidas al personal de enfermería y otros profesionales de la salud.

d) Habilidades de comunicación

G-25. Establecer una comunicación veraz, eficaz y respetuosa con pacientes, familia, grupos sociales, otros profesionales y medios de comunicación, tanto de forma oral como escrita, y fomentar la educación para la salud.

G-26. *Conocer y aplicar técnicas e instrumentos de comunicación desde una perspectiva no sexista, tanto en la relación interpersonal como en las dinámicas de grupo.*

e) Salud pública y sistemas de salud

G-27. Conocer la estructura, funcionamiento y financiación de los sistemas sanitario y sociosanitario, con el fin de utilizar de forma óptima los recursos disponibles.

G-28. Establecer procedimientos de evaluación, utilizando principios científico-técnicos y de calidad.

G-29. Conocer y utilizar los distintos sistemas de información sanitaria.

G-30. *Identificar los determinantes de la salud, tanto biológicos como demográficos, ambientales, sociales, económicos, culturales, psicológicos y de género, analizar su influencia en las condiciones de vida y trabajo de la población y su repercusión en el proceso de salud-enfermedad.*

G-31. *Identificar la participación comunitaria como un elemento imprescindible para el desarrollo de la promoción de la salud, así como participar en la formulación, ejecución y evaluación de políticas públicas saludables y proyectos intersectoriales que fortalezcan el desarrollo local.*

f) Manejo de la información

G-32. *Conocer, valorar críticamente y saber utilizar las fuentes de información clínica, biomédica y sanitaria, para obtener, organizar, interpretar y comunicar la información científica y epidemiológica.*

G-33. *Aplicar las tecnologías de la información y de la comunicación en las actividades clínicas, terapéuticas, preventivas, de promoción de la salud y de investigación.*

g) Análisis crítico e investigación

G-34. *Tener en la actividad profesional un punto de vista crítico, creativo, constructivo y orientado a la investigación en salud.*

G-35. *Comprender la importancia y las limitaciones del pensamiento científico en el estudio, la prevención y el manejo del estado de salud de las personas.*

G-36. *Adquirir la formación básica para la actividad investigadora, identificando los elementos y fases que intervienen en el proceso de investigación.*

G-37. *Ser capaz de formular hipótesis, recolectar y valorar de forma crítica la información para la resolución de problemas aplicando, entre otros, el enfoque de género.*

COMPETENCIAS ESPECÍFICAS

E-1. Conocer e identificar la estructura y función del cuerpo humano. Comprender las bases moleculares y fisiológicas de las células y los tejidos. *Conocer las características biológicas específicas (cromosómicas, gonadales, hormonales, de dimorfismo cerebral y genital).*

E-2. Conocer el uso y la indicación de productos sanitarios vinculados a los cuidados de enfermería, *poniendo especial atención a la diferencia según edad y sexo.*

E-3. Conocer los diferentes grupos de fármacos, los principios de su autorización, uso e indicación y los mecanismos de acción de los mismos. Utilización de los medicamentos, evaluando los beneficios esperados y los riesgos asociado y/o efectos secundarios derivados de su administración y consumo *en función de la diferencia sexual.*

E-4. Conocer y valorar las necesidades nutricionales de las personas sanas y con problemas de salud a lo largo del ciclo vital *y según la actividad física*, para promover y reforzar pautas de conducta alimentaria saludable. Identificar los nutrientes y los alimentos en que se encuentran. Identificar los problemas nutricionales de mayor prevalencia *en mujeres y hombres* y seleccionar las recomendaciones dietéticas adecuadas.

E-5. Aplicar las tecnologías y sistemas de información y comunicación de los cuidados de salud.

E-6. Conocer los procesos fisiopatológicos y sus manifestaciones y los factores de riesgo que determinan los estados de salud y enfermedad en las diferentes etapas del ciclo vital *en función del género.*

E-7. Identificar las respuestas psicosociales de las personas ante las diferentes situaciones de salud (en particular, la enfermedad y el sufrimiento), seleccionando las acciones adecuadas para proporcionar ayuda en las mismas. Establecer una relación empática y respetuosa con el paciente y familia, acorde con la situación de la persona, problema de salud y etapa de desarrollo. Utilizar estrategias y habilidades que permitan una comunicación efectiva con pacientes, familias y grupos sociales así como la expresión de sus preocupaciones e intereses *desde la perspectiva de género.*

E-8. Reconocer las situaciones de riesgo vital y saber ejecutar maniobras de soporte vital básico y avanzado.

E-9. Conocer e identificar los problemas psicológicos y físicos derivados de la violencia de genero para capacitar al estudiante en la prevención la detección precoz, la asistencia y la rehabilitación de las víctimas de esta forma de violencia.

E-10. Identificar, integrar y relacionar el concepto de salud y los cuidados, desde una perspectiva histórica, para comprender la evolución del cuidado enfermero.

E-11. Comprender desde una perspectiva ontológica y epistemológica la evolución de los conceptos centrales que configuran la disciplina enfermera, así como los modelos teóricos más relevantes, aplicando la metodología científica en el proceso de cuidar y desarrollando los planes de cuidados correspondientes.

E-12. Aplicar el proceso de enfermería para proporcionar y garantizar el bienestar, la calidad y seguridad a las personas atendidas.

E-13. Conocer y aplicar los principios que sustentan los cuidados integrales de enfermería.

E-14. Dirigir, evaluar y prestar los cuidados integrales de enfermería al individuo, a la familia y a la comunidad.

E-15. Capacidad para describir los fundamentos del nivel primario de salud y las actividades a desarrollar para proporcionar un cuidado integral de enfermería al individuo, la familia y la comunidad. Comprender la función y actividades y actitud cooperativa que el profesional ha de desarrollar en un equipo de Atención Primaria de Salud. Promover la participación de las personas y grupos en su proceso de salud-enfermedad. Identificar los factores relacionados con la salud y los problemas del entorno, para atender a las personas en situaciones de salud y enfermedad como integrantes de una comunidad. Identificar y analizar la influencia de factores internos y externos en el nivel de salud de individuos, grupos y comunidad. Aplicar los métodos y procedimientos necesarios en su ámbito para identificar los problemas de salud más relevantes en una comunidad. Analizar los datos estadísticos referidos a estudios poblacionales *desde la perspectiva de género*, identificando las posibles causas de problemas de salud. Educar, facilitar y apoyar la salud y el bienestar de los miembros de la comunidad, cuyas vidas están afectadas por problemas de salud, riesgo, sufrimiento, enfermedad, incapacidad o muerte.

E-16. Conocer las alteraciones de salud del adulto, identificando las manifestaciones que aparecen en sus distintas fases. Identificar las necesidades de cuidado derivadas de los problemas de salud. Analizar los datos recogidos en la valoración, priorizar los problemas del paciente adulto, establecer y ejecutar el plan de cuidados y realizar su evaluación. Realizar las técnicas y procedimientos de cuidados, estableciendo una relación terapéutica con los enfermos y familiares. Seleccionar las intervenciones encaminadas a tratar o prevenir los problemas derivados de las desviaciones de salud. Tener una actitud cooperativa con los diferentes miembros del equipo.

E-17. Identificar las características de las mujeres en las diferentes etapas del ciclo reproductivo y en el climaterio y en las alteraciones que se pueden presentar proporcionando los cuidados necesarios en cada etapa. Aplicar cuidados generales durante el proceso de maternidad para facilitar la adaptación de las mujeres y los neonatos a las nuevas demandas y prevenir complicaciones.

E-18. Conocer los aspectos específicos y los cuidados del neonato. Identificar las características de las diferentes etapas de la infancia y adolescencia y los factores que condicionan el patrón normal de crecimiento y desarrollo. Conocer los problemas de salud más frecuentes en la infancia e identificar sus manifestaciones. Analizar los datos de valoración del niño, identificando los problemas de enfermería y las complicaciones que pueden presentarse. Aplicar las técnicas que integran el cuidado de enfermería, estableciendo una relación terapéutica con los niños y sus cuidadores. Seleccionar las intervenciones dirigidas al niño sano y al enfermo, así como las derivadas de los métodos de diagnóstico y tratamiento. Ser capaz de proporcionar educación para la salud a los padres/madres o cuidadores primarios.

E-19. Comprender los cambios asociados al proceso de envejecer y su repercusión en la salud. Identificar las modificaciones estructurales, funcionales, psicológicas y de formas de vida asociadas al proceso de envejecer. Conocer los problemas de salud más frecuentes en las personas mayores. Seleccionarlas intervenciones cuidadoras dirigidas a tratar o a prevenir los problemas de salud y su adaptación a la vida diaria mediante recursos de proximidad y apoyo a la persona anciana.

E-20. Conocer el Sistema Sanitario Español. Identificar las características de la función directiva de los servicios de enfermería y la gestión de cuidados. Conocer y ser capaz de aplicar las técnicas de dirección de grupos.

E-21. Conocer la legislación aplicable y el código ético y deontológico de la enfermería española, inspirado en el código europeo de ética y deontología enfermera. Prestar cuidados, garantizando el derecho a la dignidad, privacidad, intimidad, confidencialidad y capacidad de decisión del paciente y familia. Individualizar el cuidado considerando la edad, el género, las diferencias culturales, el grupo étnico, las creencias y valores.

E-22. Conocer los problemas de salud mental más relevantes en las diferentes etapas del ciclo vital, proporcionando cuidados integrales y eficaces,en el ámbito de la enfermería *aplicando el análisis de género*.

E-23. Conocer los cuidados paliativos y control del dolor para prestar cuidados que alivien la situación de los enfermos avanzados terminales.

E-24. Prácticas preprofesionales. En forma de rotatorio clínico independiente y con una evaluación final de competencias, en los centros de salud hospitales y otros centros asistenciales que permitan incorporar los: valores profesionales, competencias de comunicación, asistencia, razonamiento clínico, gestión clínica, juicio crítico, integrando en la práctica profesional los conocimientos, habilidades y actitudes de la enfermería, basados en principios y valores, asociados a competencias descritas en los objetivos generales y en las materias que conforman el título.

E-25. Trabajo fin de grado. Materia Transversal cuyo trabajo se realizará asociado a distintas materias.

Tal y como se contempla en el documento *Formulario de solicitud* para la verificación del título, todos estos objetivos/competencias se encuentran distribuidos entre las diferentes materias del plan de estudios. Cada una de las fichas de las materias que vertebran el plan de estudios tiene seleccionados los objetivos/competencias que en dicha materia se consideró que mejor se podían abordar.

6.1.4.4. Caracterización del alumnado de Enfermería

A pesar de los cambios producidos en el modelo sanitario español, el alumnado que ingresa en la carrera de Enfermería acude con una visión tradicional de la profesión. De este modo, manifiesta una acusada preferencia por aquellas materias relacionadas con los aspectos biológicos, curativos y asistenciales, característicos del modelo asistencial que impregna el sistema sanitario y que define el hospital como ente hegemónico del mismo.

Al contrario de lo que pueda ocurrir con los contenidos propios de la Salud Pública o las Ciencias Sociales, los relacionados con Médico-Quirúrgica, tienden a percibirse como centrales, nucleares en la formación básica de Enfermería, con un desarrollo conceptual comprensible y *a priori* interesante. Y, aunque arduos y asequibles no sin dificultad, el esfuerzo que se invierta en dominarlos se valora provechoso y rentable a corto plazo.

El alumnado que ingresa en l'Escola Universitària d'Infermeria i Podologia de la Universitat de València son personas que, durante 18, 20 o más años han experimentado un determinado proceso de socialización y responden a la conformación mental, personal y cultural de un grupo social específico.

Educados académicamente en la concepción tradicional, han asimilado y aprendido un conjunto de conocimientos correspondientes a diferentes disciplinas científicas (matemáticas, biología, física, etc.) o humanísticas (historia, literatura, filosofía, psicología, etc.) y se les ha creado separaciones mentales entre las mismas. Resulta difícil imaginar que lo que se aprende en Física pueda tener relación con lo que se estudia en Fisiología; que lo que se aprende en Historia pueda servir para Salud Pública. No suele percibirse que, aquello que concierne a un sector de la realidad pueda trasladarse a otro, que todo es una realidad múltiple y compleja.

Así pues, el cúmulo de conocimientos conseguidos durante años de paciente memorización se muestra como ajeno a la vida cotidiana del alumnado. Y es aquí donde puede aparecer, y de hecho aparece, una disociación entre la experiencia personal, siempre unitaria, y las categorías científicas que podrían enriquecerla y potenciarla, como fuente de conocimiento. Su reflexión científica funciona como un conjunto de procesos fragmentarios, apoyados por una percepción fragmentaria del mundo personal y social, no por inconsciente menos efectiva.

Es en este proceso de socialización cuando, el o la estudiante de Enfermería se forma una idea sobre la imagen profesional del Diplomado (en un futuro Grado) en Enfermería. Esta imagen la adquiere basándose en la observación de la práctica que se realiza en aquellos servicios donde trabaja la enfermera (principalmente hospitales y centros de salud) y la utilización que se hace de los mismos. También sobre la base de la caracterización sociológica de la profesión, de clase social media-baja, eminentemente femenina y fundamentada en la prestación de cuidados a la población enferma. Y todo ello reforzado por el mensaje que transmiten los medios de comunicación y las instituciones, acerca de lo que se pretende y se cree de la profesión.

Por otra parte, salvo excepciones, tampoco se observan variaciones notables en cuanto a las característias socioculturales del alumnado que ha venido matriculándose en estos últimos cursos en l'Escola d'Infermeria i Podologia, tal y como se desprende de los datos proporcionados por los *Recull de dades estadístiques* (Compilación de datos estadísticos) de los cursos 2004-05 a 2008-09 publicados por el Servei d'Anàlisi i Planificació de la Universitat de

València.

De las cifras expuestas en la Tabla 23 se desprende que las modalidades de ingreso predominante son la «Prueba de Acceso a la Universidad» y la «Formación Profesional». Esto, en la práctica en el aula, generalmente se traduce en dos agrupaciones de alumnado disímiles en cuanto a conocimientos previos y niveles iniciales de comprensión.

Como era de esperar, se observa un claro predominio del alumnado femenino, con un índice de masculinidad de 0,2 o muy próximo a éste en los 5 años mostrados. Desde años se viene constatando un mayor número de alumnas que alumnos en las enseñanzas universitarias, siendo el área de Ciencias de la Salud una de las que más atrae al alumnado femenino. Como afirman Ramos López et al. (s/a), los estudios considerados más feminizados recaen en las áreas de atención, cuidado y educación, persistiendo una segregación de género en la elección de los estudios.

La media de edad al ingreso en la Universidad ronda los 21-22 años (desviación estándar entre 2,5 y 2,7 años) y, si bien el conjunto de «21 y menos años» concentra más de la mitad del alumnado hasta el curso 2007-08, se aprecia un incremento paulatino del grupo de «25 y más años», llegando a ser mayor del 35 % en el curso 2008-09.

Sobre el domicilio familiar, aunque no disponemos de datos específicos de la titulación, podemos aceptar que ocurre algo parecido a la globalidad del alumnado de la Universitat de València. En este sentido, la Tabla 24 indica que la provincia de Valencia es la principal área territorial de donde procede la mayoría de estudiantes (el 80-85 %) de la Universitat, seguida con distacia de las provincias limítrofes a la misma y, casi de forma residual, de otras provincias del país.

Volviendo a la Tabla 23, la mayoría del alumnado de la titulación suele dedicarse exclusivamente a los estudios (67-70 %), aunque alrededor de la cuarta parte cuenta con un trabajo al que deben dedicarle un número importante de horas a la semana. Esta circunstancia cobra especial relevancia en aquellas asignaturas en las que se exige presencialidad, tanto si se trata del aula, como, de manera más notoria, en las prácticas en instituciones sanitarias, en las que se requiere una permanencia aproximada a la de una jornada laboral completa.

En cuanto al nivel de estudios de los padres y de las madres, la Figura 8 permite que apreciemos mejor cierto incremento en el mismo, tanto en unos como otras. Así, disminuye con los años el porcentaje de padres y madres «sin estudio» y con «primaria incompleta», y se incrementa el de «bachiller» (elemental y superior), «diplomadas» (en madres) y «licenciados» (en padres). Aún así, continúa habiendo más madres que padres con «primaria incompleta» y «sin estudios».

Respecto al trabajo de los padres y las madres, lo primero que llama la atención en la Figura 9 es la gran cantidad de madres «sin trabajo remunerado» con respecto a los padres, inversamente a lo que ocurre con el «trabajo cualificado industrial». También el ligero descenso de madres «sin trabajo remunerado» y el apreciable incremento de padres en esta misma categoría. Igualmente, cómo aumenta en el transcurso de los años el porcentaje de padres y madres con «trabajo no cualificado». Los porcentajes de padres en las categorías de «Directivo y Administración Pública», «Titulado universitario» y «Administración y trabajo en servicios» son superiores a los de las madres. Nuevamente, como indican Ramos López et al. (s/a), cuando las mujeres se incorporan al mercado de trabajo, suelen hacerlo en el sector servicios o en aquellos donde se requiere una menor cualificación, siendo indicativo de la segregación horizontal que sufren las mujeres.

Tabla 23: Características del alumnado matriculado en la titulación de Enfermería, en los cursos 2006–07 a 2008–09, en la Universitat de València.

Caracte-rística	Categorías	Curso académico									
		2004-05		2005-06		2006-07		2007-08		2008-09	
		Frec.	%	Frec.	%	Frec.	%	Frec.	%	Frec.	%
TOTAL		630		754		884		953		973	
Modalidad de ingreso en la Universitat	PAU	404	64,1 %	482	63,9 %	546	61,8 %	623	65,4 %	680	69,9 %
	COU/LOGSE	15	2,4 %	18	2,4 %	13	1,5 %	6	0,6 %	5	0,5 %
	FP	164	26,0 %	193	25,6 %	222	25,1 %	241	25,3 %	202	20,8 %
	> 25 años	16	2,5 %	23	3,1 %	25	2,8 %	28	2,9 %	26	2,7 %
	Otros	31	4,9 %	38	5,0 %	78	8,8 %	55	5,8 %	60	6,2 %
Sexo	Hombre	92	14,6 %	122	16,2 %	143	16,2 %	156	16,4 %	185	19,0 %
	Mujer	538	85,4 %	632	83,4 %	741	83,8 %	797	83,6 %	788	81,0 %
Índice de masculinidad		0,17		0,19		0,19		0,20		0,23	
Grupo de edad	< 18 años	81	12,9 %	128	17,0 %	126	14,3 %	117	12,3 %	122	12,5 %
	19 años	97	15,4 %	102	13,5 %	137	15,5 %	140	14,7 %	120	12,3 %
	20 años	100	15,9 %	119	15,8 %	118	13,3 %	155	16,3 %	150	15,4 %
	21 años	63	10,0 %	63	8,4 %	89	10,1 %	76	8,0 %	77	7,9 %
	22 años	42	6,7 %	40	5,3 %	62	7,0 %	72	7,6 %	66	6,8 %
	23 años	51	8,1 %	52	6,9 %	51	5,8 %	45	4,7 %	52	5,3 %
	24 años	40	6,3 %	44	5,8 %	48	5,4 %	54	5,7 %	43	4,4 %
	≥ 25 años	156	24,8 %	206	27,3 %	253	28,6 %	294	30,8 %	343	35,3 %
Media de edad		21,69		21,69		21,76		21,87		22,07	
Desviación estándar de la edad		2,56		2,68		2,65		2,65		2,69	
Trabajo del estudiante	15 o más h/sem.	168	26,7 %	192	25,5 %	202	22,9 %	232	24,3 %	253	26,0 %
	Menos de 15 h/sem.	32	5,1 %	50	6,6 %	53	6,0 %	49	5,1 %	58	6,0 %
	Sin trabajo remunerado	425	67,5 %	512	67,9 %	623	70,5 %	669	70,2 %	658	67,6 %
	Desconocido	5	0,8 %	0	0,0 %	6	0,7 %	3	0,3 %	4	0,4 %

Continúa en la página siguiente

Características del alumnado matriculado en la titulación de Enfermería, en los cursos 2006–07 a 2008–09, en la Universitat de València.(Continuación)

Caracte-rística	Categorías	Curso académico									
		2004-05		2005-06		2006-07		2007-08		2008-09	
		Frec.	%	Frec.	%	Frec.	%	Frec.	%	Frec.	%
TOTAL		630		754		884		953		973	
Estudios del padre	Sin estudios	106	16,8 %	75	9,9 %	85	9,6 %	87	9,1 %	78	8,0 %
	Primaria completa	254	40,3 %	315	41,8 %	342	38,7 %	392	41,1 %	380	39,1 %
	Bachillerato elemental	96	15,2 %	106	14,1 %	130	14,7 %	147	15,4 %	165	17,0 %
	Bachillerato superior	67	10,6 %	124	16,4 %	133	15,0 %	151	15,8 %	164	16,9 %
	Diplomado universitario	71	11,3 %	75	9,9 %	72	8,1 %	79	8,3 %	69	7,1 %
	Lic., Ing., Arquit., Esc. Sup., Militar	31	4,9 %	59	7,8 %	116	13,1 %	94	9,9 %	113	11,6 %
	Desconocido	5	0,8 %	0	0,0 %	6	0,7 %	3	0,3 %	4	0,4 %
Estudios de la madre	Sin estudios	107	17,0 %	80	10,6 %	87	9,8 %	89	9,3 %	87	8,9 %
	Primaria completa	295	46,8 %	361	47,9 %	389	44,0 %	422	44,3 %	385	39,6 %
	Bachillerato elemental	97	15,4 %	127	16,8 %	140	15,8 %	166	17,4 %	189	19,4 %
	Bachillerato superior	58	9,2 %	84	11,1 %	100	11,3 %	110	11,5 %	141	14,5 %
	Diplomado universitario	53	8,4 %	72	9,5 %	92	10,4 %	116	12,2 %	118	12,1 %
	Lic., Ing., Arquit., Esc. Sup., Militar	15	2,4 %	30	4,0 %	70	7,9 %	47	4,9 %	49	5,0 %
	Desconocido	5	0,8 %	0	0,0 %	6	0,7 %	3	0,3 %	4	0,4 %
Trabajo del padre	Directivo Adm. Pública	91	14,4 %	52	6,9 %	81	9,2 %	51	5,4 %	63	6,5 %
	Título universitario	72	11,4 %	81	10,7 %	97	11,0 %	107	11,2 %	97	10,0 %
	Administr. y trab. servicios	149	23,7 %	183	24,3 %	196	22,2 %	225	23,6 %	263	27,0 %
	Trabajo agrícola y pesca	48	7,6 %	56	7,4 %	47	5,3 %	57	6,0 %	46	4,7 %
	Trabajo cualificado, industria	107	17,0 %	141	18,7 %	161	18,2 %	176	18,5 %	146	15,0 %
	Trabajo no cualificado	109	17,3 %	155	20,6 %	176	19,9 %	198	20,8 %	211	21,7 %
	Fuerzas armadas	12	1,9 %	19	2,5 %	21	2,4 %	21	2,2 %	16	1,6 %
	Sin trabajo remunerado	37	5,9 %	67	8,9 %	99	11,2 %	115	12,1 %	127	13,1 %
	Desconocido	5	0,8 %	0	0,0 %	6	0,7 %	3	0,3 %	4	0,4 %

Continúa en la página siguiente

Características del alumnado matriculado en la titulación de Enfermería, en los cursos 2006–07 a 2008–09, en la Universitat de València.(Continuación)

Caracte-rística	Categorías	Curso académico									
		2004-05		2005-06		2006-07		2007-08		2008-09	
		Frec.	%	Frec.	%	Frec.	%	Frec.	%	Frec.	%
TOTAL		630		754		884		953		973	
Trabajo de la madre	Directivo Adm. Pública	77	12,2 %	26	3,4 %	57	6,4 %	34	3,6 %	53	5,4 %
	Título universitario	34	5,4 %	46	6,1 %	64	7,2 %	81	8,5 %	67	6,9 %
	Administr. y trab. servicios	126	20,0 %	168	22,3 %	186	21,0 %	216	22,7 %	215	22,1 %
	Trabajo agrícola y pesca	14	2,2 %	12	1,6 %	11	1,2 %	15	1,6 %	28	2,9 %
	Trabajo cualificado, industria	23	3,7 %	29	3,8 %	26	2,9 %	36	3,8 %	32	3,3 %
	Trabajo no cualificado	106	16,8 %	150	19,9 %	161	18,2 %	189	19,8 %	198	20,3 %
	Fuerzas armadas	0	0,0 %	2	0,3 %	2	0,2 %	5	0,5 %	2	0,2 %
	Sin trabajo remunerado	245	38,9 %	321	42,6 %	371	42,0 %	374	39,2 %	374	38,4 %
	Desconocido	5	0,8 %	0	0,0 %	6	0,7 %	3	0,3 %	4	0,4 %

Fuente: Servei d'Anàlisi i Planificació de la Universitat de València. *Recull de dades estadístiques curs 2004–2005* a *Recull de dades estadístiques curs 2008–2009*. Universitat de València.

Tabla 24: Distribución de estudiantes de la Universitat de València por provincia de residencia familiar.

Residencia familiar	Curso académico				
	2004-05	2005-06	2006-07	2007-08	2008-09
Provincia de Valencia	85,88 %	84,95 %	84,91 %	82,26 %	81,63 %
Provincias limítrofes a la provincia de Valencia	12,14 %	12,60 %	12,99 %	12,88 %	13,35 %
Otras provincias de España	1,49 %	1,42 %	1,42 %	1,44 %	1,26 %
Desconocida	0,49 %	1,03 %	0,67 %	3,42 %	3,76 %
Total	45.682	45.495	45.574	45.731	45.815

Fuente: Servei d'Anàlisi i Planificació de la Universitat de València. *Recull de dades estadístiques curs 2004–2005* a *Recull de dades estadístiques curs 2008–2009*. Universitat de València.

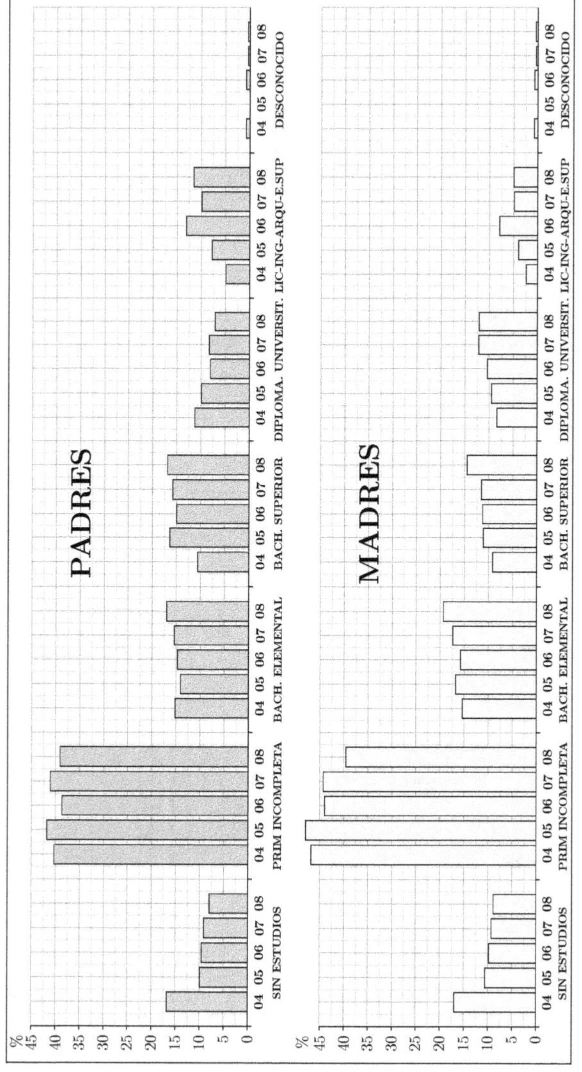

Figura 8: Estudios del padre y estudios de la madre del alumnado matriculado en la titulación de Enfermería de la Universitat de València. Cursos 2004–05 a 2008–09.Fuente: Servei d'Anàlisi i Planificació de la Universitat de València. *Recull de dades estadístiques curs 2004–2005* a *Recull de dades estadístiques curs 2008–2009*. Universitat de València.

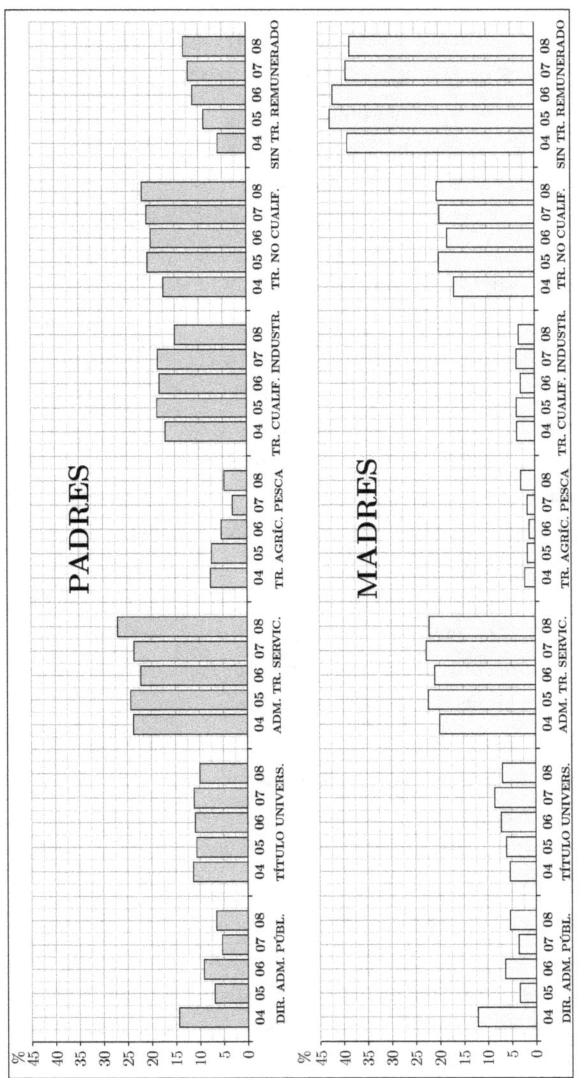

Figura 9: Trabajo del padre y trabajo de la madre del alumnado matriculado en la titulación de Enfermería de la Universitat de València. Cursos 2004–05 a 2008–09.

Trabajo del padre y trabajo de la madre del alumnado matriculado en la titulación de Enfermería de la Universitat de València. Cursos 2004–05 a 2008–09.Fuente: Servei d'Anàlisi i Planificació de la Universitat de València. *Recull de dades estadístiques curs 2004–2005* a *Recull de dades estadístiques curs 2008–2009*. Universitat de València.

6.2. Estructura de la materia «Prácticas integradas en el Área de Salud»

Una vez vista la globalidad del plan de estudios nos centraremos ahora en un nivel más específico que es necesario describir antes de llegar a la concreción del programa de la asignatura.

El EEES potencia la singularidad de las enseñanzas prácticas de manera que en todas las titulaciones les otorga una entidad separada de la parte correspondiente a las asignaturas de teoría. Esto significa que es necesario dotar a las prácticas de un valor hasta ahora escasamente reconocido, tanto en lo que se refiere al esfuerzo invertido en el estudio y ejecución como en la evaluación.

En este sentido, debemos subrayar que en los planes de estudio de Enfermería del año 1993/1998, el Departament d'Infermeria y la Escola Universitària d'Infermeria de la Universitat de València, sobre la base del postulado de orientar las enseñanzas hacia el ejercicio de la práctica de la profesión y estructurar una organización de la **docencia integrada en el Área/Departamento de Salud**, ya optaron por establecer una clara separación de asignaturas con desarrollo práctico en instituciones sanitarias respecto de las asignaturas eminentemente teóricas. Gracias a ello, los y las estudiantes han podido aplicar los conocimientos básicos aprendidos en lecciones teóricas y practicar los procedimientos y técnicas ejecutadas en las diversas instituciones sanitarias ubicadas en el Área/Departamento.

La materia «Prácticas integradas en el Área/Departamento de Salud» constituye la aplicación práctica de los conocimientos teóricos y metodológicos correspondientes al Grado de Enfermería, con el fin de promover, proteger, prevenir, mantener y restaurar la salud de la persona, de la familia y de la comunidad.

El modelo organizativo de prácticas integra los conocimientos, habilidades, destrezas, actitudes y valores adquiridos en todas las materias de la titulación incorporando tanto las ciencias biológicas, como médicas y sociales. Si bien ya hemos dejado claro la importancia que tienen todas las asignaturas del plan de estudios para una formación generalista, nos centraremos en aquellas que consideramos más cercanas al programa de la asignatura que desarrollaremos posteriormente. En la Tabla 25 se indican las asignaturas elegidas del plan de estudios.

<table>
<tr><th></th><th colspan="2">Asignaturas relacionadas</th></tr>
<tr><td>Periodo prepatogénico</td><td>Sociología, género y salud
Salud Pública
Fundamentos de psicología en Ciencias de la Salud</td><td rowspan="2">Introducción a la práctica de enfermería
Practicum I
Practicum II
Practicum III</td></tr>
<tr><td>Periodo patogénico</td><td>Anatomía humana
Fisiología
Fisiopatología
Enfermería médico-quirúrgica I
Enfermería médico-quirúrgica II
Enfermería médico-quirúrgica en situaciones especiales
Bases históricas, epistemológicas y éticas de la disciplina enfermera
Bases metodológicas de los cuidados de enfermería
Enfermería en urgencias extrahospitalarias, emergencias y catástrofes</td></tr>
</table>

Tabla 25: Asignaturas del plan de estudios de Enfermería relacionadas con la asignatura a desarrollar (*Practicum IV*).

Todas las asignaturas seleccionadas aportan los elementos conceptuales y metodológicos que refuerzan la historia natural de la enfermedad. Así, en el período prepatogénico intervendrán «Sociología, género y salud», «Salud Pública» y «Fundamentos de psicología en ciencias de la salud la sociología» que refuerzan la comprensión de esta visión. Mientras que en el período patogénico son necesarias «Anatomía humana», «Fisiología», «Fisiopatología», «Enfermería médico-quirúrgica I» y «Enfermería médico-quirúrgica II». Además, las asignaturas de la materia «Fundamentos de Enfermería» («Bases históricas...» «Bases metodológicas...») se precisan para sustentar la teoría y los procedimientos de la práctica del cuidado. Precisamente en el *Practicum* es donde se aplicarán estos conocimientos teóricos y metodológicos en todos los niveles del Sistema de Salud y del Sistema de la Dependencia.

En cuanto a las asignaturas de carácter teórico, la selección del contenido se encuentra reflejado en la ficha correspondiente del *Formulario de solicitud* para la verificación del título, y por tanto no procede detallarlas. Sin embargo, sí que consideramos oportuno especificar con más detalle la organización y la secuencia del Módulo 3, «Prácticas tuteladas y Trabajo Final de Grado», que apenas se encuentra desarrollado en el documento mencionado. Dado que no constituía un requisito para los criterios de evaluación para la aceptación de los estudios de Grado por la ANECA, y ante la premura por concluir el *Formulario de solicitud*, la CEPE se limitó a una descripción de las competencias de la materia «Prácticas integradas en el Área/Departamento de Salud» sin detallar ni realizar una adscripción de contenidos que vinculara las asignaturas de ésta con contenidos de asignaturas de otras materias.

Ahora bien, la práctica en instituciones sanitarias es un componente esencial del proceso de enseñanza aprendizaje en Enfermería, y ofrece la oportunidad de desarrollar un conocimiento práctico diferente. Éste únicamente se adquiere mediante la «acción», al permitir reconocer posteriormente diversas situaciones e intervenir con una respuesta rápida característica dada por la práctica. Además, se considera que es un conocimiento ligado a la experiencia y que se centra en la atención de enfermería no solo de la persona, sino de la familia y la comunidad. En consecuencia, los métodos, las estrategias didácticas y de evaluación a utilizar en las asignaturas del Módulo 3 serán diferentes a los aplicados en las asignaturas teóricas para la adquisición de competencias.

En este sentido, del total de competencias generales del título establecidas por *Formulario de solicitud* para la verificación del título, la CEPE consideró oportuno seleccionar 27 competencias generales y 20 específicas para la materia de «Prácticas integradas en el Área/Departamento de Salud» (Tabla 26).

Tras reuniones mantenidas con el profesorado responsable de las Prácticas en Instituciones Sanitarias de la Diplomatura y miembros de la Comisión Académica de Títulos se propone una distribución de las **competencias a evaluar** según las asignaturas que componen la materia «Prácticas integradas en el Área/Departamento de Salud» (ver Tabla 27). Esto no es óbice para que en una determinada asignatura puedan y deban verse y alcanzarse competencias de las otras asignaturas que componen el módulo. Entiéndase nuestra propuesta a efectos de qué competencias convendría lograr y evaluar y en qué asignaturas del módulo.

COMPETENCIAS GENERALES		
G1	G18	G31
G2	G19	G32
G8	G20	G33
G10	G21	G34
G11	G22	G35
G12	G23	G36
G13	G24	G37
G15	G25	
G16	G28	
G17	G30	

COMPETENCIAS ESPECÍFICAS		
E2	E16	
E3	E17	
E4	E18	
E5	E19	
E7	E20	
E8	E21	
E12	E22	
E13	E23	
E14	E24	
E15	E25	

Tabla 26: Competencias generales y específicas para la materia «Prácticas integradas en el Área/Departamento de Salud», según el *Formulario de solicitud* para la verificación del título.

Una vez aclarada la distribución de competencias, el paso siguiente que nos hemos propuesto ha consistido en establecer los contenidos y destrezas que los/as estudiantes deben desarrollar en cada una de las asignaturas prácticas, así como la secuencialidad de la adquisición de conocimientos, habilidades y destrezas.

Introducción a la práctica de Enfermería

En la unidad «Introducción a las práctica de Enfermería» se han estructurado dos centros básicos de interés: 1) el conocimiento de las instituciones del sistema sanitario y 2) el adiestramiento en las técnicas básicas.

En cuanto al primero se pretende que el alumnado tenga un primer contacto con las instituciones primordiales del sistema sanitario. Para ello se prevé la

ASIGNATURA					
Introd. a la práctica de Enfermería	*Practicum I*	*Practicum II*	*Practicum III*	*Practicum IV*	Trabajo Final de Grado
	G1				
G2					
			G8	G8	
	G10		G10		
				G11	
	G12		G12		
G13	G13				
	G15	G15	G15	G15	
	G16	G16	G16	G16	
	G17		G17		
				G18	
				G19	
	G20	G20	G20		
G21	G21	G21	G21	G21	
	G22		G22		
	G23	G23	G23	G23	
	G24				
	G25	G25	G25	G25	
	G28		G28		
	G30				
G31	G31				
				G32	
	G33	G33	G33	G33	
					G34
					G35
					G36
					G37
E2					
			E3		
	E4				
	E5				
	E7				
				E8	
			E12		
E13					
	E14				
	E15				
			E16		
		E17			
		E18			
			E19		
	E20				
E21					
		E22			
				E23	
					E25

Tabla 27: Competencias según asignaturas de la materia «Prácticas integradas en el Área/Departamento de Salud».

organización de visitas guiadas a las mismas para familiarizarse con la estructura, la organización y el funcionamiento de consultas, unidades y servicios donde posteriormente se incorporará para el desarrollo de los *Practicum*. Se aprovechará, además, para conocer los diferentes sistemas de registros utilizados en general en cada institución, y se pondrá énfasis en aquellos que en particular maneja enfermería. Se proporcionará al alumnado una colección de datos en soporte electrónico, salvaguardando el anonimato, para su posterior utilización en diversos simulacros y estudio de casos que tendrán que realizar en otros momentos de la formación práctica.

En cuanto al segundo centro de interés, el alumnado adquirirá conocimientos, habilidades y destrezas sobre técnicas básicas de enfermería mediante la simulación y el manejo de instrumental en la sala de prácticas de la Escola d'Infermeria i Podologia.

Para reforzar el aprendizaje simulado y afianzar el adiestramiento en las técnicas básicas el alumnado permanecerá una semana en la sala de curas e inyectables de un Centro de Salud, atendiendo, en presencia del profesorado asociado de ciencias de la salud, la demanda cotidiana de aquellas personas que precisan de alguna técnica diagnóstica o terapéutica, para el restablecimiento y mejora de su salud.

A continuación se enumeran las técnicas básicas de uso más frecuente en la Atención Primaria que tendrá que manejar el alumnado en este primer nivel de atención.

1. Inyectables.
2. Extracciones de sangre.
3. Glucemias.
4. Toma de tensión arterial.
5. Administración de vacunas.
6. Prueba de Mantoux (tuberculina).
7. Extracciones de tapones del conducto auditivo.
8. Electrocardiograma (ECG).
9. Sondaje uretral y nasogástrico.
10. Toma de muestras microbiológicas.

Practicum I

En la asignatura *Practicum I* está contemplado realizar el Estudio Comunitario de Salud, dado que se revela como la metodología más adecuada para obtener información lo más amplia y completa posible acerca de la población y del territorio donde se encuentra la comunidad. En esta unidad el alumnado ejercitará las competencias más afines a la Enfermería Comunitaria al aplicar los conocimientos de la salud pública, la estadística y de las ciencias sociales.

Para ello se organizarán talleres donde el alumnado abordará la realización de un Estudio Comunitario de Salud, en un nivel básico, a través de la observación directa del territorio, e indirecta a partir del manejo de datos relativos a estructura y dinámica de la población, mortalidad y morbilidad y otros indicadores de salud de la comunidad relacionados con el desarrollo social y económico. El estudio estará referido a uno de los Departamentos de Salud donde se encuentren los centros de prácticas. Se ejercitará, además, la metodología de investigación-acción participativa, mediante la planificación de la audición, identificando los líderes y los recursos con los que cuenta la comunidad.

Se organizarán estancias en los Centros de Salud Pública, participando el alumnado en cada una de sus unidades, así como visitas a entidades dedicadas al control de los problemas de salud pública relacionados con el saneamiento básico y la inspección sanitaria de los establecimientos para el control de la seguridad alimentaria.

Practicum II

Con la asignatura *Practicum II* se inicia la formación práctica en cuidados de enfermería, en el nivel primario de salud. En ella se posibilita que el alumnado aprenda estando en contacto directo con una persona sana o enferma y su familia. En esta unidad intervienen todas las materias relacionadas con el ciclo vital.

El alumnado se incorporará a los Centros de Salud, desempeñando las actividades propias que se realizan en el mismo, integrándose en el equipo de trabajo y colaborando en los distintos programas de salud allí puestos en práctica en la consulta a demanda y programada, en la consulta de pediatría, en la consulta de adultos y personas mayores, y en la consulta de la matrona y de la trabajadora social. Además, participará en actividades de atención domiciliaria, así como atención a la urgencia en los centros que dispongan de dicho servicio. Igualmente, conocerá los recursos de la comunidad con el fin de promover la participación de la población en el control de los problemas de salud.

Las/os estudiantes aplicarán la técnica de la visita domiciliaria en sus distintas modalidades, desarrollando los planes de intervención adecuados en cada caso y evaluando la atención requerida. Asimismo participarán de las actividades de administración y gestión de los servicios de enfermería, manejando los sistemas de registro en general y la historia de salud en particular, registrando todas las actuaciones realizadas mediante la aplicación informática ABUCASIS, en presencia del profesorado asociado de ciencias de la salud.

Para completar la formación del programa de atención integral de la madre y del niño, una vez termina la estancia en los Centros de Salud el alumnado se incorporará a las Unidades/Servicios de Hospitalización relacionadas con las áreas de maternal e infantil. Esto permitirá establecer un primer contacto con la asistencia especializada, aprendiendo la organización y el funcionamiento de dichos servicios, integrándose en el trabajo del equipo asistencial, diseñando y ejecutando planes de intervención de cuidados de las personas, enfatizando la comunicación e información y evaluando dicha intervención y sus resultados, e incorporando los principios éticos y legales que guían a la profesión. Del mismo modo, el alumnado manejará la historia clínica y los sistemas de registro y bases de datos de enfermería adecuados a la situación de cada servicio, redactando altas hospitalarias de enfermería para la mejora de la coordinación entre la atención primaria y la especializada.

Practicum III

En la asignatura *Practicum III* se desarrollarán las prácticas «clínicas» por excelencia. El alumnado acudirá a los Hospitales Universitarios concertados permaneciendo en las unidades de enfermería y las salas de medicina, cirugía y psiquiatría. Allí tendrá la posibilidad de integrar en el terreno práctico los conocimientos adquiridos en la teoría relacionados con los procesos fisiopatológicos y los cuidados específicos de enfermería.

Las actividades prácticas que ha de realizar el alumnado están sistematizadas para que desarrollen debidamente las capacidades de observación, análisis de la situación y conocimiento de los y las pacientes y repetición de técnicas. Con este fin se asignará a cada alumna/o un determinado grupo de pacientes según la situación, grado de dependencia de los mismos y el criterio del personal de enfermería, procurando que, en la medida de lo posible, siempre preste cuidados a las mismas personas enfermas y a sus familiares, culminando con la redacción de un informe de alta hospitalaria con las recomendaciones a seguir del plan de cuidados.

Periódicamente se tendrá un seminario en el aula de la Escuela, con el objetivo de evaluar el desarrollo de las prácticas y tratar las posibles incidencias surgidas en las mismas. Mediante la exposición del estudio de casos concretos, se analizarán y encauzarán las dificultades planteadas en la aplicación del proceso de enfermería.

Practicum IV

La asignatura *Practicum IV* está diseñada para desarrollarse en los servicios especializados hospitalarios: UCI, Reanimación, Urgencias, Hemodiálisis,UHD y Quirófano. En ella se prevé que el alumnado adquiera habilidades y destrezas en el manejo de instrumentos y la realización de técnicas relacionadas con la enfermería médico-quirúrgica, así como conocer las diferentes pruebas diagnósticas a realizar en cada servicio.

Dado que este *Practicum* corresponde al programa de nuestra asignatura, lo desarrollaremos más extensamente a continuación.

Debemos señalar que nuestra Escuela, para potenciar el modelo de «Prácticas integradas en el Área/Departamento de Salud», dispone de un protocolo para la distribución del alumnado en los diferentes periodos y lugares de prácticas que se activa en el momento de la matrícula, y otro para la programación y puesta en marcha de las prácticas. En lo que atañe a esto último, cada *Practicum* cuenta con un documento a modo de manual o cuaderno de prácticas donde se especifican los objetivos y competencias a cumplir por el alumnado, así como el *modus operandi* de la asignatura.

Con el fin de ejemplificar el seguimiento individualizado que se realiza durante el desarrollo de los *Practicum III* y *IV* se ha elaborado un listado con todos los procedimientos diagnósticos, terapéuticos y la valoración de las respuestas de las necesidades humanas que deben ser aplicados en todas las unidades y servicios de hospitalización, y que los alumnos obligatoriamente deben de haber aplicado con destreza para el cumplimiento final de los objetivos de la materia. Estos procedimientos los hemos clasificado básicamente en función de los «patrones de respuesta humana» de la NANDA (ver Tabla 28).

Por último, mencionar que en todos los *Practicum* se entrega a todos y todas las estudiantes una ficha de evaluación y una hoja de control de asistencia y de recorrido, así como documentos y registros necesarios para el correcto desarrollo de la asignatura.

Tabla 28: Listado de procedimientos diagnósticos y terapéuticos a aplicar en las unidades y servicios hospitalarios.

PROCEDIMIENTOS		*Practicum* *III*	*Practicum* *IV*
PROCEDI-MIENTOS GENERALES	Recepción del paciente	⊗	⊗
	Revisión de la Historia Clínica.	⊗	
	Cuidados de enfermería al ingreso del paciente en la unidad.	⊗	⊗
	Traslado del paciente a otra unidad de hospitalización.		⊗
	Traslado del paciente a pruebas complementarias o exploraciones.		⊗
	Recepción del paciente tras exploraciones o pruebas complementarias.		⊗
	Alta del paciente.	⊗	⊗
	Cuidados post-mortem.	⊗	⊗
	Interpretación de datos de laboratorio.		⊗
	Revisión del carro de emergencias.		⊗
	Preparación y limpieza del carro de curas.	⊗	
PROCEDI-MIENTOS RELACIONA-DOS CON LA RESPIRACIÓN	Valoración de la función respiratoria.	⊗	
	Colocación del paciente y la cama.	⊗	
	Normas generales en el manejo de la oxigenoterapia.	⊗	
	Administración de oxígeno mediante mascarilla.	⊗	
	Administración de oxígeno mediante gafas.	⊗	
	Administración de oxígeno mediante carpa.	⊗	
	Administración de oxígeno mediante traqueostomía.		⊗
	Fisioterapia respiratoria.	⊗	⊗
	Inspirómetro incentivado.	⊗	
	Tos asistida.	⊗	
	Drenaje postural.	⊗	
	Drenaje por percusión o *clapping*.	⊗	
	Drenaje por vibración.	⊗	
	Respiración diafragmática.	⊗	
	Aspiración de secreciones por orofaringe y nasofaringe.	⊗	
	Aspiración de secreciones por traqueostomía.		⊗
	Cuidados y mantenimiento de la traqueostomía.		⊗
	Manejo de tomas de oxígeno y vacío.		⊗
	Preparación y limpieza del material.		⊗
	Utilización y limpieza de aspiradores.		⊗
PROCEDI-MIENTOS RELACIONA-DOS CON LA ALIMENTA-CIÓN	Educación sanitaria.	⊗	⊗
	Valoración nutricional.	⊗	⊗
	Selección de dietas.	⊗	⊗
	Alimentación oral.	⊗	
	Administración de la dieta oral.	⊗	
	Prevención de la aspiración.	⊗	
	Progresión de la dieta oral.	⊗	
	Alimentación enteral.	⊗	
	Técnica de inserción de la sonda nasogástrica y nasointestinal.	⊗	
	Cuidados generales en el paciente portador de la sonda nasogástrica.	⊗	
	Retirada de la sonda nasogástrica y nasointestinal.	⊗	
	Alimentación enteral por sonda.	⊗	
	Alimentación enteral por gastrostomía/yeyunostomía.		⊗
	Alimentación parenteral total.		⊗

Continúa en la página siguiente

Listado de procedimientos diagnósticos y terapéuticos a aplicar en las unidades y servicios hospitalarios.(Continuación)

PROCEDIMIENTOS		*Practicum* *III*	*Practicum* *IV*
PROCEDIMIENTOS RELACIONADOS CON LA ELIMINACIÓN	Medición de diuresis.	⊗	
	Cuidados de enfermería al paciente continente dependiente:		⊗
	Manejo del orinal tipo botella.	⊗	
	Manejo del orinal tipo cuña.	⊗	
	Manejo del colector urinario.	⊗	
	Cuidados de enfermería al paciente con incontinencia.	⊗	
	Cuidados en la incontinencia fecal.	⊗	
	Cuidados en la incontinencia urinaria.	⊗	
	Ejercicios de Kegel.	⊗	
	Control de heces.	⊗	
	Fomento de la eliminación fecal.	⊗	
	Extracción manual de un fecaloma.	⊗	
	Sondaje vesical.	⊗	
	Retirada de la sonda vesical.	⊗	
	Cuidados del paciente con sonda vesical.	⊗	
	Lavados vesicales.	⊗	
	Sondaje rectal.	⊗	
	Administración de enemas de limpieza y retención.	⊗	
	Cuidados al paciente ostomizado.		⊗
	Cuidados del estoma urinario.		⊗
	Cuidados de la ostomía digestiva.		⊗
	Cambio del dispositivo colector de la ostomía digestiva.		⊗
	Administración de un enema por ostomía digestiva.		⊗
	Control de aspirados gástricos.		⊗
	Balance del equilibrio de líquidos.		⊗
PROCEDIMIENTOS RELACIONADOS CON EL ASEO E HIGIENE	Valoración y cuidado de la piel.	⊗	⊗
	Higiene del paciente autónomo.	⊗	
	Higiene del paciente dependiente.	⊗	⊗
	Higiene del paciente que requiere ayuda parcial, no encamado.	⊗	
	Higiene del paciente en cama.		⊗
	Lavado de cabeza en cama.		⊗
	Higiene de la boca.		⊗
	Lavado de los ojos.	⊗	⊗
	Higiene de los genitales.	⊗	⊗
	Cuidado de las uñas.	⊗	
	Cambio de ropa de la cama: Paciente autónomo.		
	Cambio de ropa de la cama Paciente encamado.	⊗	
PROCEDIMIENTOS RELACIONADOS CON LA MOVILIZACIÓN	Normas generales en la movilización del paciente.	⊗	
	Posiciones de los pacientes encamados: decúbito supino, prono, lateral, Fowler y Trendelemburg.	⊗	
	Otras posiciones: Sims, Litotomía, genupectoral.		⊗
	Movilización del paciente hacia la cabecera de la cama.	⊗	
	Movilización del paciente desde la cama a otra cama o camilla.	⊗	
	Movilización del paciente de la cama a la silla de ruedas o sillón.	⊗	

Continúa en la página siguiente

Listado de procedimientos diagnósticos y terapéuticos a aplicar en las unidades y servicios hospitalarios.(Continuación)

PROCEDIMIENTOS		*Practicum* *III*	*Practicum* *IV*
PROCEDIMIENTOS RELACIONADOS CON LA SEGURIDAD	Actuación en la prevención de caídas.	⊗	
	Sujección del paciente.	⊗	
	Cuidados de enfermería en las caídas.	⊗	
	Prevención de infecciones.	⊗	
	Precauciones estándar.	⊗	
	Lavado de manos: higiénico y antiséptico.	⊗	
	Lavado quirúrgico de manos.		⊗
	Preparación de un campo estéril.		⊗
	Limpieza del material.		⊗
	Almacenamiento del material esterilizado.		⊗
	Precauciones de aislamiento.		⊗
	Aislamiento entérico.	⊗	⊗
	Aislamiento respiratorio.	⊗	⊗
	Aislamiento cutáneo.	⊗	⊗
	Aislamiento protector.	⊗	⊗
	Actuación de enfermería en la prevención de Úlceras por presión.	⊗	⊗
	Valoración del riesgo de UPP. Uso de escalas.	⊗	
	Cuidados de la UPP.	⊗	
PROCEDIMIENTOS RELACIONADOS CON EL DESCANSO	Cuidados de enfermería para favorecer el descanso.	⊗	
PROCEDIMIENTOS SOBRE EL CONTROL DE FÁRMACOS	Normas generales en el manejo de la medicación.	⊗	
	Administración de medicación por vía oral.	⊗	
	Administración de medicación por vía sublingual	⊗	
	Administración de medicación por sonda nasogástrica.	⊗	
	Administración de medicación por vía rectal.	⊗	
	Administración de medicación por vía tópica.	⊗	
	Administración de medicación por vía oftálmica.	⊗	
	Administración de medicación por vía ótica.	⊗	
	Administración de medicación por vía inhalatoria.	⊗	
	Administración de medicación por vía nasal.	⊗	
	Administración de medicación por vía vaginal.	⊗	
	Administración de medicación por vía intradérmica.	⊗	
	Administración de medicación por vía subcutánea.	⊗	
	Administración de medicación por vía intramuscular.	⊗	
	Administración de medicación por vía intravenosa.	⊗	
	Administración de fluidoterapia.	⊗	
	Administración de productos sanguíneos.		⊗
	Educación sanitaria sobre el régimen terapéutico a seguir por el paciente en su domicilio.		⊗

Continúa en la página siguiente

Listado de procedimientos diagnósticos y terapéuticos a aplicar en las unidades y servicios hospitalarios.(Continuación)

PROCEDIMIENTOS		*Practicum* III	*Practicum* IV
PROCEDIMIENTOS SOBRE EL CONTROL DE HERIDAS	Vigilancia de la piel.	⊗	
	Cuidado de las heridas mediante técnica de cura seca.	⊗	
	Cuidado de las heridas mediante técnica de cura húmeda.	⊗	
	Control y cuidado de los drenajes quirúrgicos.		⊗
	Retirada de las suturas quirúrgicas.		⊗
HEMODINÁMICA	Valoración de la temperatura corporal.	⊗	
	Valoración de la frecuencia cardíaca.	⊗	
	Valoración de la frecuencia respiratoria.	⊗	
	Valoración de la presión arterial.	⊗	
	Valoración de la Presión Venosa Central		⊗
ACTUACION EN DETERMINADAS SITUACIONES CLÍNICAS	Cuidados al paciente con hipotermia.	⊗	
	Cuidados al paciente con fiebre.	⊗	
	Cuidados en convulsiones.		⊗
	Cuidados ante el dolor.		⊗
	Cuidados ante la hipoglucemia.		⊗
	Cuidados ante la hiperglucemia.		⊗
	Cuidados ante dolor torácico inespecífico.		⊗
	Cuidados ante la hemorragia aguda.		⊗
	Cuidados ante la parada cardiorrespiratoria.		⊗
	Cuidados en el shock.		⊗
	Cuidados ante la Reacción Anafiláctica.		⊗
PROCEDIMIENTOS DE RECOGIDA DE MUESTRAS	Obtención de muestra de sangre venosa para analítica.	⊗	
	Obtención de muestra de sangre venosa para hemocultivos.		⊗
	Obtención de muestra para determinación de glucemia.	⊗	
	Obtención de muestra de sangre arterial para gasometría.		⊗
	Obtención de muestra de orina para analítica.	⊗	
	Obtención de muestra de orina para cultivo.		⊗
	Recogida de orina de 24 horas.	⊗	
	Obtención de heces para cultivo.	⊗	
	Obtención de heces para determinación de parásitos.	⊗	
	Obtención de esputo para estudio.		⊗
	Obtención de exudado de heridas para cultivo.		⊗
INSERCION Y CUIDADOS DE CATÉTERES INTRAVASCULARES	Técnica de inserción de los catéteres periféricos.	⊗	
	Cuidados de los catéteres periféricos.	⊗	
	Retirada del catéter periférico.	⊗	
	Técnica de Inserción del catéter central de acceso periférico.		⊗
	Colaboración en la inserción de los Catéteres Venosos Centrales.		⊗
	Cuidados y mantenimiento de los Catéteres Venosos Centrales.		⊗
	Retirada de un catéter venoso central.		⊗
	Procedimiento de punción del reservorio.		⊗
	Extracción de sangre a través del reservorio.		⊗
	Cuidados y mantenimiento del reservorio.		⊗
	Retirada de la aguja insertada en el reservorio.		⊗
	Educación sanitaria al paciente portador de reservorio cutáneo.		⊗

Continúa en la página siguiente

Listado de procedimientos diagnósticos y terapéuticos a aplicar en las unidades y servicios hospitalarios.(Continuación)

PROCEDIMIENTOS		*Practicum* III	*Practicum* IV
GUIAS DE VALORACION	Valoración del nivel de conciencia a través de la escala de Glasgow.		⊗
	Valoración del dolor.		⊗
	Valoración del riesgo de UPP a través de la escala de Braden.	⊗	
	Valoración del Riesgo de UPP a través de la escala de Norton.	⊗	
	Valoración de las Actividades Básicas de la Vida Diaria.	⊗	
	Valoración de las actividades instrumentales de la vida diaria.	⊗	
	Pruebas diagnósticas, preparación y cuidados de los pacientes.		
	Exploraciones radiológicas simples.	⊗	
	Radiología con contraste (digestiva, urológica, cistografía, etc.).		⊗
	Exploraciones angiográficas.		⊗
	TAC.		⊗
	RMN.		⊗
	Ecografía.		⊗
	Radioisótopos.		⊗
	Tacto rectal.		⊗
	Exploraciones endoscópicas (gastroscopia, colonoscopia).		⊗
	Aspiración de médula ósea.		⊗
	Biopsia hepática.		⊗
	Biopsia renal.		⊗
	Toracocentesis.		⊗
	Paracentesis.		⊗
	Punción lumbar.		⊗
	Oftalmoscopia.		⊗
	Realización ECG.		⊗

6.3. Recursos de la materia

En anteriores apartados de la sección 2 dedicada al contexto legal e institucional ya se ha hizo referencia a los conciertos establecidos entre los organismos sanitarios públicos y la Universidad, entre la Conselleria de Sanitat y la Universitat de València en nuestro caso, para la utilización de las instituciones sanitarias en la investigación y docencia universitaria. Estos conciertos permiten y aseguran los lugares de prácticas donde el alumnado debe cumplir los objetivos establecidos en la programación de las asignaturas.

A la Dirección de la Escola Universitària d'Infermeria i Podologia le corresponde negociar con los responsables de las instituciones sanitarias los recursos necesarios para que el alumnado sea acogido en los lugares de prácticas que reúnan unas determinadas garantías de calidad docente, mientras que el Departament d'Infermeria debe proporcionar el profesorado responsable de las asignaturas y el profesorado asociado de ciencias de la salud.

6.3.1. Instituciones de las Áreas/Departamentos de Salud

Teniendo en cuenta el contexto legal e institucional del Sistema Sanitario español establecido por la Ley General de Sanidad, y en particular el de la Comunidad Valenciana, para las prácticas del alumnado de Enfermería se procurará la utilización de todos los recursos socio-sanitarios existentes en el Departamento de Salud, tanto del nivel primario y unidades de apoyo al mismo, como del nivel especializado en salud pública y en atención curativa y rehabilitadora. Dichos recursos se encuentran esquematizados en la Figura 10.

En esencia, los recursos necesarios para el correcto desarrollo de las materias de «Prácticas Integradas en el Área/Departamento de Salud» y de «Trabajo Final de Grado» abarcan las siguientes instituciones:

1. Centros de Salud
2. Centros de Salud Pública
3. Unidades de Apoyo a la Atención Primaria:
    a) Centro de Salud sexual y reproductiva
    b) Centro de Salud Mental
    c) Centro de Estimulación Temprana, etc.
4. Hospitales
5. Recursos sociosanitarios: Residencias y Centros de Día

En la Tabla 29 se muestra el listado de recursos utilizados para la formación práctica de los y las estudiantes matriculados en la Diplomatura de Enfermería en el curso académico 2010/2011, recursos que al menos son los mismos con los que se cuenta para el Grado de Enfermería. Como se puede observar, se encuentran distribuidos a los largo de ocho Departamentos sanitarios y dos hospitales sin Departamento de referencia.

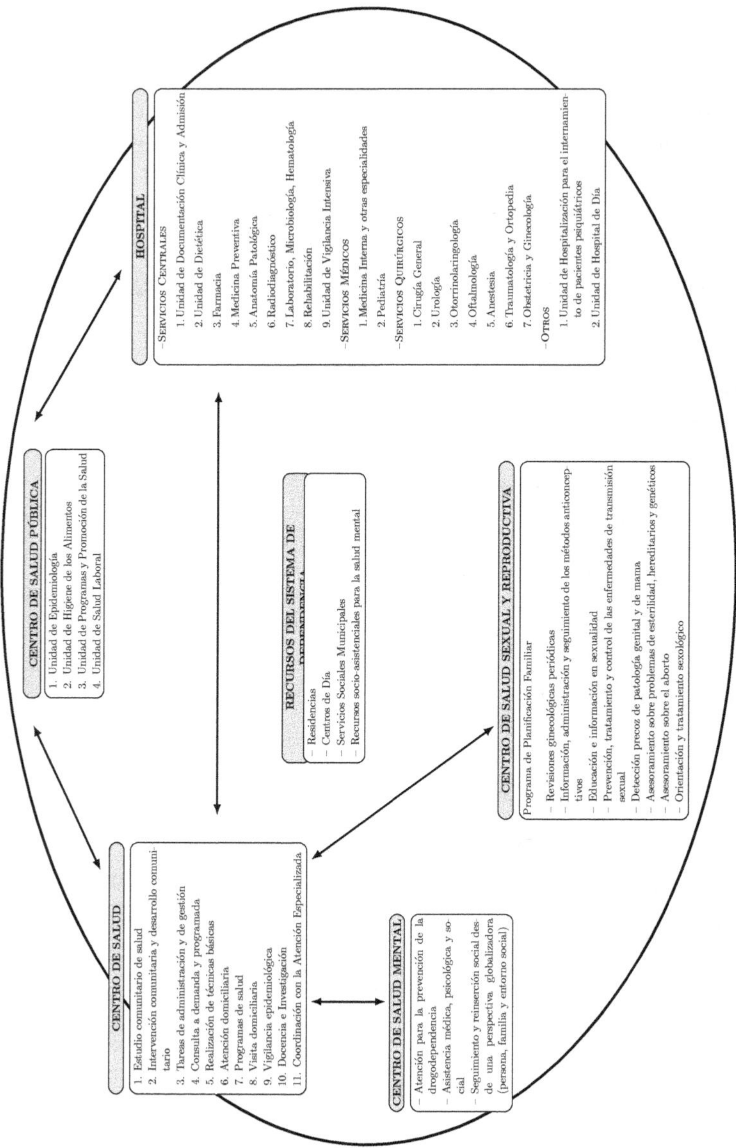

Figura 10: La práctica de Enfermería integrada en el Área/Departamento de Salud.

Tabla 29: Centros sanitarios de prácticas. Departament d'Infermeria, Escola Universitària d'Infermeria i Podologia.

DEPTO. SANITARIO	CENTRO SALUD / C. S. PÚBLICA	HOSPITAL Y UNIDADES/SERVICIOS	
SAGUNT	05-CS El Puig 06-CS Port de Sagunt II	**Hospital de Sagunt** Cirugía Medicina interna Traumatología Urgencias generales UVI UH Psiquiatría	Maternidad Recién nacidos Pediatría (lactantes, escolares)
VALENCIA – CLÍNICO – MALVA-RROSA	00-CSP València 03-CS Foios, CA Albalat dels Sorells, CA Vinalesa 05-CS Meliana 06-CS Museros, CA Albuixech 09-CS Benimaclet 10-CA Xile 10-CS Av. França-Salvador Pau 14-CS Malva-rosa 16-CS Natzaret	**Hospital Clínic Universitari** Cardiología Cirugía general Cirugía torácica Digestivo/Endocrino Medicina interna Nefrología Neumología Neurología Oncología Traumatología UH Domicilio UMCE/OTL/Oftalmología Urología UH Psiquiatría Toxicómanos	Coronarias Quirófanos Reanimación UCI Urgencias médicas Urgencias observación Urgencias traumatología Escolares 5º Maternidad Pediatría 7º
MANISES	00-CSP Manises 04-CS Manises		
VALENCIA – HOSPITAL GENERAL	00-CSP Torrent 08-CS Torrent 01-CS Alaquàs 14-CS Fontsanta, CA Barri La Llum	**Hospital General Universitari** Cirugía ginecológica/plástica / Ginecología D.1.2 Urología D.1.3 Medicina Interna D.2.2 Cirugía General D.2.3 Cirugía / UMCE D.2.4 Cirugía vascular y torácica D.3.1 Neumología D.3.3 Neurocirugía / Cirugía D.3.3 Neurocirugía / Cirugía plástica I.1.3 Oncología / Hematología I.1.4 Hospital de día I.2.2 Cardiología I.3.3 Digestivo UH Psiquiatría	Despertar / semicríticos Quirófano cardíaca Quirófano obstetricia i ginecología Quirófano UCMA Reanimación cardíaca Reanimación general Unidad coronaria Urgencias Maternidad Recién nacidos Pediatría (lactantes, preescolares, escolares)

Continúa en la página siguiente

Centros sanitarios de prácticas. Departament d'Infermeria, Escola Universitària d'Infermeria i Podologia.(Continuación)

DEPTO. SANITARIO	CENTRO SALUD / C. S. PÚBLICA	HOSPITAL Y UNIDADES/SERVICIOS
VALENCIA - HOSPITAL DR. PESET	05-CS Catarroja 07-CS Sedaví 08-CS Silla 15-CS Sant Marcel-lí 14-CS Font de Sant Lluís 16-CS Castellar-Oliveral	**Hospital Universitari Dr. Peset** 1ª-2ª Policlínica respiratorio 5ª-2ª Policlínica cardiología Médica 3ª-3ª (Neumología) Quirúrgica 4ª-2ª (Cardiología) Quirúrgica 4ª-3ª (Urología) Quirúrgica 5ª-1ª (Cirugía general) Quirúrgica 6ª-3ª (Traumatología/ortopedia) S/S Hemodinámica UH Psiquiatría Quirófanos UCI UMCE Urgencias 7ª-0ª R. nacidos 7ª-1ª Maternidad UH Psiquiatría
LA RIBERA	00-CSP Alzira 05-CS Algemesí	
GANDIA		**Hospital Francesc de Borja** UH Médico-quirúrgica Urgencias
—		**Hospital Dr. Moliner** UH Médico-quirúrgica
—		**Hospital Pare Jofré** UH Médico-quirúrgica UH Psiquiatría
XÀTIVA - ONTINYENT	00-CSP Xàtiva 16-CS Xàtiva	**Hospital LLuís Alcanyís** UCI Urgencias Maternidad Pediatría

6.3.2. Profesorado

A) Profesorado responsable

En cada una de las asignaturas de *Practicum* el profesorado responsable tienen la función de planificar el aprendizaje de los y las estudiantes, planificar y programar los periodos de prácticas, los talleres y seminarios, y junto con el profesorado asociado de ciencias de la salud, los responsables de las áreas de formación en los Departamentos/Hospitales y los profesionales colaboradores de los centros de prácticas, facilitar y supervisar que se lleve a cabo la planificación y el correcto desarrollo de las prácticas. Asimismo, responsabilizarse de la evaluación final de los/as estudiantes.

En la Tabla 30 se detalla la fuerza docente de profesorado responsable de asignatura que se requiere para cubrir la carga docente de las asignaturas que componen el Módulo 3 «Prácticas Tuteladas y Trabajo Final de Grado».

Llegados aquí conviene detenerse en un detalle importante. Si bien en las asignaturas de los Módulos 1 («Formación básica común»), 2 («Ciencias de la enfermería»), 4 («Propio de la Universitat de València»), y la asignatura «Introducción a la práctica de enfermería» el cómputo de profesorado necesario para su impartición se establece a partir del número de grupos de matrícula, debiendo cuadriplicarse las cifras mostradas en las Tablas 21 o 22, en los *Practicum I*, *II*, *III* y *IV* y en el «Trabajo Final de Grado» las cifras hacen referencia a la totalidad del alumnado matriculado.

Así pues, en lo que se respecta a los *Practicum*, el denominado `plan de viabilidad` de la Universitat de València estableció un reconocimiento de 0,2 créditos de presencialidad profesorado-alumnado por cada estudiante de nuevo ingreso en la titulación (260), que a razón de 10 horas por cada crédito suman un total de 520 horas. Definitivamente, se acordó que fueran 540 horas.

Esto se traduce en que, si bien de forma regular las asignaturas con docencia de laboratorio cuentan con 16 subgrupos «L» (4 subgrupos «L» de 16-17 estudiantes en cada grupo de matrícula), en el caso de los *Practicum* están previstos 6 subgrupos «L» de alrededor de 40 estudiantes. Algo semejante ocurre con los grupos «U» de tutorías de asignatura o académicas. Es por ello que la carga total de profesorado responsable para intervenir en cada una de estas asignaturas es de 540 h, es decir, algo menos del equivalente a 2 profesores/as a tiempo completo (220 horas) y uno a tiempo parcial de 4+4 horas de dedicación (o 110 horas).

B) Profesorado Asociado de Ciencias de la Salud (PACCS)

El PACCS está compuesto por profesionales que trabajan en las instituciones sanitarias contratados a tiempo parcial por la Universitat. Su actividad docente la desempeñan allí donde los y las estudiantes de Enfermería realizan las prácticas. Constituyen, por tanto, uno de los pilares fundamentales para la buena formación del alumnado, ya que se encargan del seguimiento y control de la formación en los Centros y Unidades, facilitan la participación del resto de profesionales del equipo de salud y mantienen una estrecha relación con los profesores responsables de las asignaturas prácticas. Entre sus funciones cabe destacar las siguientes:

		Introducción a la práctica de Enfermería
ECTS		6 cr
Horas	Totales (25 h/cr)	150 h
	No presenciales alumno/a (20 %)	30 h
	Presenciales alumno/a (80 %)	120 h
	En institución sanitaria (50 %)	60 h
	Frente a prof. resp. de asignatura (50 %)	60 h
	Modalidad T (teoría, gran grupo)	8 h
	Nº de grupos T: 4	32 h
	Modalidad P (pr. en aula, grupo mediano)	10 h
	Nº de grupos P: 8	80 h
	Modalidad L (laboratorio, pequeño grupo)	40 h
	Nº de grupos L: 16	640 h
	Modalidad U (tutoría, pequeño grupo)	2 h
	Nº de grupos U: 16	32 h
	TOTAL (carga docente profesorado responsable)	784 h

		Practicum I *Practicum II* *Practicum III*	*Practicum IV*
ECTS		19,5 cr	18 cr
Horas	Totales (30 h/cr)	585 h	540 h
	No presenciales alumno/a (20 %)	117 h	108 h
	Presenciales alumno/a (80 %)	468 h	432 h
	En institución sanitaria ($\simeq$ 80 %)	378 h	342 h
	Frente a prof. resp. de asignatura ($\simeq$ 20 %)	90 h	90 h
	Modalidad L (laboratorio, pequeño grupo)	70 h	70 h
	Nº de grupos L: 6	420 h	420 h
	Modalidad U (tutoría, pequeño grupo)	20 h	20 h
	Nº de grupos U: 6	120 h	120 h
	TOTAL (carga docente profesorado responsable)	540 h	540 h

		Trabajo Final de Grado
ECTS		7,5 cr
Horas	Totales (30 h/cr)	225 h
	No presenciales alumno/a (20 %)	45 h
	Presenciales alumno/a (80 %)	180 h
	Frente a prof. resp. de asignatura	180 h
	Modalidad U (tutoría, pequeño grupo)	180 h
	Nº de grupos U: $\frac{13}{3}(4,33)$	780 h
	TOTAL (carga docente profesorado responsable)	780 h

Tabla 30: Fuerza docente de profesorado necesaria para cubrir las asignaturas del Módulo 3 «Prácticas Tuteladas y Trabajo Final de Grado».

a) Acudir a las reuniones de programación de las prácticas en la EUIP.

b) Organización general de las prácticas en la institución sanitaria y en la unidad de atención. Planifican el horario y la rotación del alumnado por los diferentes espacios del servicio y organizan, junto con los profesionales del Equipo de salud la realización de sesiones formativas.

c) Preparar los talleres y supervisar las actividades relacionadas con los trabajos a desarrollar a raíz de los mismos.

d) Controlar la asistencia al Centro sanitario a lo largo de todo el periodo de prácticas y supervisar las tareas durante toda la jornada de trabajo del alumnado.

e) Organizar las tutorías con el alumnado con el fin de aclarar las posibles dudas.

f) Recordar al alumnado la obligación de cumplimentar los documentos de evaluación, tanto el relativo a la actuación del PACCS como el de las prácticas en sí.

g) Evaluar a las y los estudiantes en la unidad de prácticas, contando para ello con la colaboración de los profesionales del Equipo de salud. Centrarán su evaluación en aspectos como la puntualidad y la asistencia, el comportamiento y las habilidades y destrezas adquiridas en el periodo de prácticas. Se utilizarán para ello las fichas de evaluación diseñadas al efecto en cada una de las asignaturas.

En la Tabla 31 se detalla entre paréntesis la relación numérica de profesorado asociado de ciencias de la salud de que dispone el Departament d'Infermeria para hacer frente a las prácticas en instituciones sanitarias.

Tabla 31: Profesorado asociado de ciencias de la salud del Departament d'Infermeria encargado de atender al alumnado en los Centros sanitarios de prácticas.Relación numérica (entre paréntesis).

DEPTO. SANITARIO	CENTRO SALUD / C. S. PÚBLICA	HOSPITAL Y UNIDADES/SERVICIOS
SAGUNT	05-CS El Puig (1) 06-CS Port de Sagunt II (1)	Hospital de Sagunt UH Médica/UH Quirúrgica (1) /UH Psiquiatria UH Maternal/UH Infantil (1)
VALENCIA – CLÍNICO – MALVA-RROSA	00-CSP València (2) 03-CS Foios, CA Albalat dels Sorells, CA Vinalesa (1) 05-CS Meliana (1) 06-CS Museros, CA Albuixech (1) 09-CS Benimaclet (1) 10-CA Xile (1) 10-CS Av. França-Salvador Pau (1) 14-CS Malva-rosa (1) 16-CS Natzaret (1)	Hospital Clínic Universitari UH Médica/UH Quirúrgica (10) UH Maternal (1) UH Infantil (1) UH Psiquiatría (1)
MANISES	00-CSP Manises (1) 04-CS Manises (1)	
VALENCIA – HOSPITAL GENERAL	00-CSP Torrent (1) 08-CS Torrent (1) 01-CS Alaquàs (1) 14-CS Fontsanta, CA Barri La Llum (1)	Hospital General Universitari UH Médica/UH Quirúrgica (11) UH Maternal (1) UH Infantil (1) UH Psiquiatría (1)
VALENCIA – HOSPITAL DR. PESET	05-CS Catarroja (1) 07-CS Sedaví (1) 08-CS Silla (1) 15-CS Sant Marcel·lí (1) 14-CS Font de Sant Lluís (1) 16-CS Castellar-Oliveral (1)	Hospital Universitari Dr. Peset UH Médica/UH Quirúrgica (7) UH Maternal (1) UH Infantil (1)
LA RIBERA	00-CSP Alzira (1) 05-CS Algemesí (1)	
GANDIA		Hospital Francesc de Borja UH Médica/UH Quirúrgica/ (1) UH Maternal/UH Infantil
—		Hospital Dr. Moliner UH Médica/UH Quirúrgica (1) (Geriatría)
—		Hospital Pare Jofré UH Médica/UH Quirúrgica (1) (Geriatría)
XÀTIVA – ONTINYENT	00-CSP Xàtiva (1) 16-CS Xàtiva (1)	Hospital LLuís Alcanyís UH Médica/UH Quirúrgica/ (1) UH Maternal/UH Infantil
TOTAL	CS: 22 CSP: 6	UH Médica/UH Quirúrgica: 33 UH Maternal/UH Infantil 7 UH Psiquiatría: 2

C) Profesionales colaboradores de los PACCS

Queremos dejar constancia y destacar aquí la figura de los profesionales de los Equipos de salud que colaboran con el profesorado asociado de ciencias de la salud y participan en la impartición de la docencia de las asignaturas de la materia práctica.

A estos profesionales se les reconoce su mérito mediante un certificado que expide el Departament d'Infermeria donde consta que han participado en las prácticas de la correspondiente asignatura a lo largo del curso académico.

6.3.3. Sala de prácticas

La Escola Universitaria d'Infermeria i Podologia cuenta en la actualidad con dos aulas preparadas para la realización de prácticas de la titulacion de Enfermería en la modalidad de `laboratorio` («L»), una en la propia Escuela y otra en las dependencias docentes del Consorcio Hospital General Universitario. En ellas se llevarán a cabo las actividades docentes que más adelante denominaremos `seminario/taller`, a cargo del profesorado responsable de la asignatura.

En la Tabla 32 se ofrece un listado del equipamiento inventariable disponible para el *Practicum IV*.

Tabla 32: Equipamiento disponible en las salas de prácticas para la Asignatura Practicum IV.

Sala de prácticas	Equipamiento
Mobiliario y material diverso	Cama de hospital Cámara de vídeo de sobremesa. Carro de curas Carro de paradas Mesas auxiliares Mesa lavabo mural más lavabo medical Soportes de gotero
Instrumentos para monitorización	Analizador de gases. Capnógrafo. Doppler. Electrocardiógrafo. Esfignomanómetro manual.

Continúa en la página siguiente

Equipamiento disponible en las salas de prácticas para la Asignatura Practicum IV.(Continuación)

Sala de prácticas	Equipamiento
	Esfignomanómetro automático. Fonendoscopio. Monitor bioeléctrico. Monitor más desfibrilador. Pulsioxímetro. Termómetro.
Material quirúrgico	Autoclave Batea. Caja de instrumental Lawton. Caja de instrumental de cirugía básica. Caja de instrumental de cirugía traumatológica. Instrumental quirúrgico diverso (pinzas, bisturís, sondas acanaladas, etc). Material de sutura.
Aparataje	Aparato Holter. Aspirador de secreciones. Bombas de perfusión (diversos modelos). Desfibrilador externo automático. Espirómetro. Equipos de intubación. Laringoscopio. Maletas contenedoras de material. Maletín de urgencias (oxígeno). Otoscopio. Respirador automático con modo CPAP. Respirador nocturno (mascarilla Freezer). Ventilador-respirador.
Maniquís de simulación	Entrenador de punción venosa. Maniquí completo para prácticas de enfermería. Maniquí de enemas. Maniquí de suturas. Maniquí RCP avanzado. Maniquí RCP básico. Maniquí RCP más simulador de ritmos cardíacos. Maniqui simulador de intubación. Simulador de cateterización. Simulador de desfibrilación.

Continúa en la página siguiente

Equipamiento disponible en las salas de prácticas para la Asignatura Practicum IV.(Continuación)

Sala de prácticas	Equipamiento
	Simulador de diagnóstico del sueño. Simulador de heridas (maletín). Simulador de punción intramuscular. Simulador de punción arterial.

Además de la material y aparataje de este listado, se cuenta con el material fungible necesario para el desarrollo de las prácticas (gasas, jeringas, catéteres, hilos de sutura, fluidoterapia, etc.). Con todo lo disponible consideramos que se puede hacer frente a los seminarios/taller que propondremos.

6.4. Estructura de la asignatura *Practicum IV*

Siguiendo el modelo secuencial de la materia «Prácticas Integradas en el Área/Departamento de Salud», la asignatura *Practicum IV* se va a realizar en el tercer nivel de atención (Hospitales), concretamente en los servicios más especializados: Urgencias, Hemodiálisis, UCI, Quirófano y Reanimación.

En dichos servicios se prevé que el alumnado adquiera habilidades y destrezas en el manejo de instrumentos y ejecute técnicas relacionadas con la Enfermería Médico-Quirúrgica en un nivel especializado, de manera que sea posible la integración en el terreno práctico de los conocimientos adquiridos en las asignaturas teóricas en cursos anteriores. Se trata de relacionar los procesos fisiopatológicos y los cuidados específicos de enfermería aprendidos. Debemos señalar que a pesar de las características de especialización y tecnificación típicas de estos servicios, a la hora de la valoración y la atención de los cuidados siempre se tiene presente mantener una visión integral de la persona y de su familia.

La asignatura *Practicum IV* del Grado supone la reformulación de la asignatura de «Prácticas de Enfermería Médico-Quirúrgica II» de la Diplomatura. Si bien se piensa en continuar con la línea establecida ya en los planes de estudio del año 1997, en el programa de nuestro proyecto docente, con el fin de actualizarse en los requerimientos del EEES y de potenciar la interdisciplinariedad y la transversalidad, se pretende introducir una serie de innovaciones que atañen tanto a los recursos que requiere la asignatura como a la metodología docente a emplear en el estudio y el seguimiento de casos.

Este proyecto docente cabe entenderlo como un punto de partida para un desarrollo posterior de la asignatura de manera que se facilite la transversalidad con otras asignaturas y materias. En este sentido, a partir del mismo podrán plantearse estancias que permitan adiestrar al alumnado en situaciones de emergencias y catástrofes en salud, de manera conjunta con la asignatura obligatoria «Enfermería en urgencias extrahospitalarias, emergencias y catástrofes» y contando con el correspondiente convenio con otras instituciones como Protección Civil y Cruz Roja. Así mismo será posible realizar la simulación de un plan de evacuación de emergencias en el que el alumnado tendrá que planificar y ejecutar las acciones de prevención, mitigación, preparación, respuesta y rehabilitación temprana, tal y como recomienda la legislación vigente y los manuales publicados por las instituciones internacionales como OMS y la OPS.

Por otra parte, para utilizar los recursos especializados que brinda el Sistema Nacional de Dependencia sería conveniente incentivar la utilización de Residencias, Centros de Día, etc. como centros de prácticas, programando actividades conjuntas con la asignatura de «Enfermería en la Salud Gerontogeriátrica». Para ello consideramos fundamental retomar los convenios iniciados con estas instituciones a través de ADEIT-Empresa.

Con el fin de potenciar actividades prácticas que favorezcan la coordinación entre los niveles de atención del sistema de salud con los de ámbito sociosanitario, se propone la creación de un registro de casos para iniciar una experiencia piloto en el marco de un Hospital de Referencia y los Centros de Salud docentes que acogen estudiantes en prácticas. Esta experiencia facilitaría que la Escuela y el Departamento, como Instituciones de Educación Superior, desarrollen experiencias de aprendizaje para el adiestramiento de las competencias G15 (basar las intervenciones en la evidencia científica y en los medios disponibles) y G21 (realizar los cuidados de enfermería basándose en la atención integral de la salud, la cooperación multidisciplinar, la integración de los procesos y la continuidad asistencial, en coordinación con todos los niveles de la atención sanitaria y de otros recursos y servicios sociosanitarios) asignados a esta asignatura.

Por lo que respecta a la organización del período de prácticas, la Comisión Académica del Título (CAT) ha enmarcado la asignatura en el segundo cuatrimestre del cuarto curso de Grado, estipulando un período de prácticas de 57 días en horario de mañana o de tarde.

Por otro lado, teniendo en cuenta la importante carga lectiva, la diversidad de los servicios en los que se realizan las prácticas (incluso servicios con la misma denominación, pero de distintos Hospitales), es necesario mantener una formación guiada, supervisada y evaluada de forma coordinada tanto entre el profesorado responsable y el profesorado asociado de ciencias de la salud como con los profesionales colaboradores que intervienen en la docencia práctica desarrollada en las instituciones sanitarias, siguiendo el protocolo antes mencionado.

6.4.1. Metas

Antes de abordar la estructura y la selección del contenido del programa *Practicum IV* debemos enunciar las metas que se pretenden conseguir en nuestra asignatura.

En nuestro caso las metas tratan de conformar una guía orientadora del proceso didáctico y del aprendizaje que lleva a la consecución de un resultado peculiar para cada estudiante. Este resultado dependerá de los antecedentes del sujeto, su estructura mental, el medio del que procede, el proceso de aprendizaje que ha seguido, del propio proceso didáctico, etc.

Un modelo abierto de educación debe estimular la diversidad individual, poniendo énfasis en el proceso mental seguido más que en el resultado final. Los objetivos interpretados desde esta óptica no son como estados a los que hay que llegar, sino orientaciones sobre el camino a seguir con muy diversas ramificaciones y estados terminales para las distintas personas.

Antes de concretar las metas que nos hemos marcado podemos señalar los grandes `principios` que orientan globalmente la enseñanza de esta disciplina, y que pueden ser enumerados del siguiente modo:

1. Iniciar y desarrollar en los y las estudiantes un proceso de planteamientos de preguntas (el método de investigación).
2. Enseñar una metodología de investigación en la que los/as estu-

diantes puedan buscar información para responder a preguntas que han planteado, utilizando la estructura desarrollada en el curso y aplicándola a nuevas áreas.

3. Ayudar a los/as estudiantes a desarrollar la capacidad de utilizar diversas fuentes, a partir de las cuales formulen hipótesis y establezcan conclusiones.

4. Llevar a cabo discusiones en clase en las que los/as estudiantes aprendan a escuchar a los demás, así como a expresar sus propias opiniones.

5. Legitimar la búsqueda, es decir, permitir y apoyar discusiones abiertas en las que no se encuentren respuestas definitivas a múltiples cuestiones.

6. Animar a los/as estudiantes a reflexionar sobre sus propias experiencias.

7. Crear un nuevo papel para el profesor/a, en el que él sea un recurso más que una autoridad.

Las `metas` planteadas para la enseñanza de la asignatura *Practicum IV*, entendidas como formulaciones de resultados de cierto grado de complejidad, son las siguientes:

1. Disponer de un cuerpo de conocimientos sobre el concepto, bases y líneas de desarrollo de la Enfermería Médico-Quirúrgica.

2. Familiarizarse y reflexionar sobre las diversas concepciones de la Enfermería Médico-Quirúrgica.

3. Analizar la realidad del patrón epidemiológico como base para identificar y seleccionar los problemas de salud y enfermedad y precisar el campo de acción de Enfermería Médico-Quirúrgica.

4. Incentivar el análisis crítico y reflexivo sobre distintas parcelas de intervención de la Enfermería Médico-Quirúrgica.

5. Familiarizarse con los procedimientos diagnósticos y terapéuticos y estrategias en la actuación de la Enfermería, considerando a la persona tanto en el estado de salud como en el de enfermedad.

6. Utilizar los servicios de salud para la atención de las necesidades, principalmente de los grupos más vulnerables.
7. Posibilitar el diálogo, intercambio de opiniones y discusión sobre temas de Enfermería.
8. Dominar la estructuración de fuentes de consulta y material de trabajo de la disciplina.

Como especificaciones de las grandes metas enumeradas, los objetivos, al contrario que éstas, transparentan un efecto educativo sencillo y más delimitado. Más adelante, cuando se proceda a la presentación de los programas, detallaremos los objetivos definidos.

6.4.2. Selección del contenido

Sabido es que vivimos en una sociedad del conocimiento donde constantemente se producen cambios científicos y tecnológicos que las y los futuros profesionales deben conocer para prestar una atención integral de calidad. En la formación de un enfermero o enfermera generalista es imposible transmitir al alumnado todo el acervo de conocimientos de la Enfermería Médico-Quirúrgica y de las disciplinas con las que se relaciona. Ello nos obliga a establecer algún criterio selectivo sobre lo que vale la pena enseñar, sobre lo que consideramos fundamental, y que nos permita diferenciarlo de aquello que es secundario o complementario.

Por otra parte, ya se ha comentado que los/as estudiantes no llegan a las aulas con sus mentes vacías, esperando que nosotros depositemos en ellas nuestro saber. Al contrario, una tarea importante de la enseñanza consiste en tratar de «conectar» nuevos conocimientos con otros que ya posee el/la estudiante.

Todo ello nos sitúa ante la tarea profesional de identificar cuidadosamente las ideas y conceptos que se van a enseñar, tratando de indicar la posible relación jerárquica que se establece entre esos conceptos. Pero no se trata sólo de desarrollar la estructura conceptual que integra nuestra disciplina, también hay que delimitar la relación que existe entre nuestras jerarquías conceptuales y las que se establecen en otras disciplinas o subdisciplinas.

Se impone, por tanto, una selección apropiada del conocimiento, que es bien distinto de la decisión sobre cuáles son las mejores estrategias didácticas para permitir que los conceptos que se pretende enseñar lleguen a ser conceptos ordenados en la estructura cognitiva del estudiante.

Trataremos el problema de la selección de los conceptos y el papel que éstos deben jugar sobre la base de las contribuciones que hizo AUSUBEL (2000) a la teoría del aprendizaje. Este autor, al que ya nos hemos referido anteriormente, trató de organizar una secuencia de diferenciación progresiva de conceptos de manera que estuvieran disponibles, en la estructura cognitiva del estudiante, un conjunto de conceptualizaciones relevantes para los nuevos conocimientos que se deben aprender. El afianzamiento en la estructura cognitiva no lo proporciona mucha cantidad de información, sino aquellas ideas más generales e inclusivas que posee toda disciplina.

Según MARTÍNEZ BONAFÉ (1993), la secuencia para la diferenciación progresiva de conceptos en la estructura cognitiva[88] es como sigue :

1. Identificar los conceptos principales y secundarios en un área de conocimiento.
2. Presentar primero los conceptos más generales e inclusivos y proporcionar información posterior que aclare su significado y muestre su relación con los conceptos subordinados
3. Mostrar las diferencias y relaciones entre conceptos subordinados y aclarar su significado, de modo que sea posible relacionarlos con los conceptos más inclusivos.
4. Asegurarse que en la estructura cognitiva del estudiante existen abstracciones primarias, antes de enseñar conceptos que requieran abstracciones secundarias.
5. Organizar una matriz de conceptos que sugiera, en la medida de lo posible, relaciones jerárquicas y de subordinación, teniendo en cuenta las habilidades, actitudes y valores que inciden en el aprendizaje de conceptos seleccionados.
6. Seleccionar ejemplos concretos y diversos para la enseñanza, que se relacionen fácilmente con la estructura cognitiva del estudiante.

[88]Adaptado de la secuencia para la diferenciación de conceptos en la estructura cognitiva que presenta NOVAK (1982).

Esta secuencia sugiere una estrategia de planificación que va más allá de la ordenación lógica del contenido en un listado tradicional de temas, y que precisa que se explicite el dominio del conocimiento de la disciplina que se va a enseñar. Es necesario, además, el dominio del proceso de «desembalar» el conocimiento de esa disciplina para que pueda ser aprendido.

Sobre estas bases, para la selección de los contenidos se debe tener en cuenta los siguientes aspectos:

1. La reciprocidad entre educación y sociedad.
2. El aprendizaje significativo y su relación con la investigación-acción y la evidencia científica.
3. El contexto curricular en el que se va a desarrollar la enseñanza en el Departament/Escola d'Infermeria de la Universitat de València.
4. El estado teórico del campo de la Enfermería Médico-Quirúrgica.
5. Las recomendaciones de la OPS-OMS, en lo referente a la reformulación de las *Estrategias de Salud para Todos en el Año 2000* y las tendencias en la prestación de los servicios de salud (OMS, 1999).
6. El estudio y análisis del patrón epidemiológico y las actuales demandas sociales y sanitarias de la población.
7. El tipo de estudiantes a los que va dirigida la docencia.
8. El contexto legal e institucional del sistema sanitario de la Comunitat Valenciana, donde se va a desarrollar la práctica.

6.4.3. Objetivos

Los objetivos y competencias propios de la asignatura *Practicum IV* ya se han especificado en la Tabla 27. Estos objetivos los hemos los hemos desglosado siguiendo las instrucciones aportadas por Irigorin y Vargas (2002) en su obra *Competencia laboral: manual de conceptos, métodos y aplicaciones en el sector salud.* Para no interrumpir el hilo conductor de la narración el desglose de objetivos se ha adjuntado en en el Anexo A.1.

Además, hemos considerado oportuno enunciar otros objetivos `generales`, `comunes` y `específicos` que marcan la acción de lo que el alumnado matriculado en la asignatura *Practicum IV* debe conocer y realizar en los servicios más especializados del hospital.

6.4.3.1. Objetivo general

Al finalizar el *Practicum IV* se pretende que el Graduado o Graduada de Enfermería `sea capaz de` y `esté motivado para` proporcionar cuidados de enfermería al paciente y a la familia en aquellas situaciones y/o patologías que requieran la asistencia en los servicios especiales, facilitando la recuperación y la reinserción a la vida cotidiana, promoviendo la salud y realizando con destreza las actividades de enfermería pertinentes en cada caso.

6.4.3.2. Objetivos comunes

Los objetivos comunes a conseguir en cada uno de los servicios especializados son los siguientes:

1. Responsabilizarse de su aprendizaje y demostrar una actitud crítica y reflexiva.
2. Reconocer e identificar la estructura física, la organización y los documentos de registros utilizados en el servicio.
3. Conocer las funciones de la figura del supervisor/a en la unidad.
4. Conocer los documentos de carácter evaluativo, organizativo y de gestión utilizados en las salas especializadas.
5. Conocer y utilizar las memorias anuales del equipo asistencial.
6. Trabajar en un equipo multidisciplinario.
7. Identificar y valorar las necesidades y/o problemas del paciente en función de la situación de salud.
8. Proporcionar cuidados de enfermería a las personas en su proceso de enfermedad desde una perspectiva global y metodológica.
9. Realizar los procedimientos terapéuticos con destreza, teniendo en cuenta las necesidades y la seguridad de las personas.

10. Proporcionar al paciente y a sus familiares información sobre los recursos de autoayuda existentes en la Zona Básica de Salud y en el Departamento de Salud (o área socio-sanitaria correspondiente).

11. Desarrollar la práctica e incorporar los principios éticos y legales de la profesión de enfermería.

6.4.3.3. Objetivos específicos según servicios especiales

Aunque todas las unidades donde se desarrollan las prácticas se trata de servicios especializados, las características específicas que existen de cada una de ellas nos obliga a formular una serie de objetivos específicos que el alumnado debe alcanzar en cada lugar. Estos objetivos específicos se deben integrar en los objetivos anteriores. En este nivel de concreción se han formulado los objetivos como resultado final que a continuación detallaremos.

A) Unidades de Cuidados Intensivos y Reanimación

Los objetivos y competencias de esta Unidad son los siguientes:

1. Presta cuidados de enfermería integrales, aplicando correctamente los protocolos.
2. Aplica los conocimientos y actúa en la Resucitación Cardiopulmonar Avanzada.
3. Monitoriza correctamente al paciente.
4. Identifica e interpreta los ritmos electrocardiográficos.
5. Identifica las arritmias potencialmente letales.
6. Conoce el funcionamiento del desfibrilador y es capaz de aplicar las técnicas de desfibrilación.
7. Distingue y utiliza los sistemas de oxigenoterapia de alto y bajo flujo, planificando los cuidados adecuados a la persona.
8. Canaliza catéteres venosos centrales.
9. Es capaz de obtener una muestra arterial, interpretando una gasometría (principios básicos del equilibrio ácido base).

10. Maneja correctamente el catéter de Swan-Ganz, siendo capaz de interpretar los registros.
11. Maneja correctamente las bombas de perfusión.
12. Maneja correctamente las perfusiones de drogas vasoactivas, demostrando conocer interacciones, rangos terapéuticos, indicaciones y posibles complicaciones.
13. Conoce y aplica los principios básicos de administración de nutrición enteral y parenteral.
14. Moviliza correctamente al paciente crítico, realizando su higiene y cuidados de la piel.
15. Proporciona los cuidados de enfermería al paciente sometido a ventilación mecánica.

B) Unidad de Urgencias

Los objetivos y competencias de la Unidad de Urgencias son:

1. Actúa eficazmente ante la necesidades y problemas de los pacientes que puedan estar alteradas en situación de urgencia.
2. Prioriza la asistencia en función de la gravedad de la persona.
3. Es capaz de establecer y aplicar los criterios de la Escala Manchester.
4. Realiza y aplica los diferentes tipos de sondajes: vesical, nasogástrico y rectal.
5. Aplica las destrezas adecuadas para la canalización de vías periféricas y/o centrales.
6. Informa a los usuarios del proceso de atención y de los recursos disponibles en el área de salud.

C) Unidad Quirúrgica

En la Unidad Quirúrgica se pretende conseguir los siguientes objetivos:

1. Conoce las necesidades físicas y psíquicas del paciente en el preoperatorio y en la preparación del mismo, alimentación, higiene y preparación de la piel.

2. Informa al paciente y a la familia sobre la preparación del preoperatorio.
3. Enumera las distintas rutinas diagnósticas preoperatorias.
4. Describe la estructura, material y equipos necesarios en un quirófano.
5. Conoce las normas correctas de circulación.
6. Conoce las posiciones de la mesa y colocación del paciente en función de la intervención a realizar.
7. Conoce las correctas normas de asepsia, antisepsia y esterilización de materiales e instrumental.
8. Identifica las funciones de la enfermera circulante, instrumentista y de anestesia.
9. Conoce la vigilancia y cuidados de la herida quirúrgica, drenajes, apósitos, suturas, etc.
10. Describe las necesidades y realiza un plan de cuidados del paciente en el posoperatorio.

D) Unidad de Hemodiálisis

Los objetivos a conseguir en esta Unidad son:

1. Conoce las instalaciones: planta de tratamiento de aguas, instalaciones eléctricas y aparataje.
2. Conoce el material necesario y realiza el montaje y cebado de circuito extracorpóreo para la realización de la técnica de hemodiálisis.
3. Realiza correctamente el acceso y los cuidados a los accesos vasculares permanentes.
4. Conoce las posibles incidencias técnicas y el protocolo de actuación.
5. Conoce las complicaciones (hipotensión, cefalea, náuseas, síndrome de desequilibrio dialítico, embolismo gaseoso, etc.) y su actuación.
6. Conoce el protocolo de administración de fármacos.

7. Conoce y aplica el protocolo de actuación ante pacientes portadores de acceso vascular permanente y no permanente.
8. Conoce el protocolo de desinfección y limpieza de monitores post sesión.
9. Realiza educación sanitaria a la persona y a la familia: información sobre el tratamiento sustitutivo de la función renal, dieta medicación y hábitos higiénicos, autocuidado de la FAVI, etc.

6.4.4. Programa de la asignatura

Debido a las peculiaridades de la asignatura *Practicum IV* resulta difícil delimitar un programa que siga un desarrollo paralelo a los contenidos teóricos. No obstante, una vez superado el *Practicum IV* el alumnado ha de encontrarse capacitado para brindar una atención integral al paciente médico-quirúrgico.

Con este fin se han diseñado `doce seminarios/taller`, de tres horas de duración cada uno, para impartir en la sala de prácticas de la EUIP de la Universitat de València. En cada uno de los seminarios/taller hemos planteado una descripción general del mismo, los objetivos que se pretende alcanzar, el guión con la estructura del contenido, la metodología a emplear y las actividades procedimentales a realizar. Por último se indica una serie de referencias bibliográficas que el/la estudiante debería consultar durante la preparación previa del seminario/taller.

6.4.4.1. Seminario/taller 1: Monitorización del paciente

Descripción

Sesión monográfica referente a la monitorización de diferentes parámetros y los cuidados de enfermería a aplicar.

Objetivos del alumnado

Adquirir las aptitudes, habilidades y conocimientos necesarios para desarrollar los cuidados de enfermería pertinentes en monitorización electrocardiográfica y hemodinámica.

Guión del seminario/taller

1. Las constantes vitales. Monitorización básica, definición y objetivos de la monitorización.
2. Equipo y material.
3. Monitorización respiratoria.
   a) Pulsioximetría.
   b) Capnografía.
4. Monitorización cardíaca.
   a) Análisis del electrocardiograma.
   b) Alteraciones del ritmo y conducción cardíacos.
   c) Alteraciones en la cardiopatía isquémica.
5. Bases fisiológicas de la monitorización hemodinámica.
   a) Monitorización de las principales presiones hemodinámicas.
   b) Registro y análisis de las principales presiones hemodinámicas.
6. Cuidados generales.

Actividades procedimentales

1. Reconocimiento del material para la monitorización del paciente (pulsioxímetro, transductores de presión, etc.) a medida que se vaya exponiendo al alumnado.

2. Repetición del montaje y colocación de los diversos sistemas de monitorización hasta que cada alumno/a haya demostrado la correcta realización.

Metodología docente

- Presentación inicial a cargo del profesor/a responsable.
- Reconocimiento de material.
- Prácticas de simulación.
- Presentación de casos clínicos basada en ABP con planificación de cuidados en función de los parámetros.

Bibliografía recomendada

— Barranco, F. (2009). *Principios de Urgencias, Emergencias y Cuidados Críticos.* Disponible en: http://tratado.uninet.ede/indice.htm

— Ortiz, C. (2001). Cap. 2. Monitorización no invasiva en UCI. En: Montejo, JC; García de Lorenzo, A; Ortiz, C y Bonet, A. (Ed.) *Manual de Medicina Intensiva.* Madrid: Harcourt.

— Rivas, M. (2010). *Manual de Urgencias.* Madrid: Panamericana. (2ª Edición)

— Fernández, D; Molano, E; Duque, FJ y Pérez J L. (2008). *Cuidado Integral al paciente Crítico.* Madrid: Elsevier.

— Proehl, JA. (2009). *Enfermería de Urgencias. Técnicas y procedimientos.* Madrid: Elsevier.

6.4.4.2. Seminario/taller 2: Shock

Descripción

Sesión referente a los cuidados dirigidos a las personas en situación de shock.

Objetivos del alumnado

1. Conocer y distinguir las características de presentación, etiología y repercusiones del shock.
2. Distinguir los recursos diagnósticos para el establecimiento de la etiología del shock.
3. Conocer y aplicar el plan de cuidados a un paciente con shock.

Guión del seminario/taller

1. Definición y clasificación.
    a) Hipovolémico
    b) Cardiogénico.
    c) Obstructivo.
    d) Distributivo.
2. Signos y síntomas.
3. Evaluación del paciente.
    a) Anamnesis.
    b) Monitorización.
4. Tratamiento.
    a) Objetivos del tratamiento.
    b) Vía aérea.
    c) Vías venosas, reposición de fluidos y drogas vasoactivas.
    d) Tratamiento de la causa.

Actividades procedimentales

1. Reconocimiento de los signos clínicos del shock y su clasificación a partir de imágenes y datos clínicos mostrados en diapositivas.

2. Identificación de soluciones y fármacos a administrar en casos de shock entre una diversidad de preparados que se expondrán al grupo de estudiantes.

3. Preparación de diluciones y cálculo de dosis personalizadas, a partir de la exposición de situaciones clínicas.

Metodología docente

- Sesión introductoria recordatoria.

- Presentación y discusión de casos clínicos en los que se describa la situación del paciente, se oriente en el diagnóstico y el plan de cuidados, presentándose posteriormente una presentación con las características de los cuidados a realizar.

Bibliografía recomendada

— Blanco-Echevarría A, Cea-Calvo M, García-Gil ME, Menassa A, Moreno-Cuerda VJ, Muñoz-Delgado G, Olalla J, Varona JF. (2003). *Manual de Diagnóstico y Terapéutica Médica «Hospital Universitario 12 de Octubre»*. Madrid: Merck Dohme. (5ª edición).

— Julián, M. (2010). *Manual de protocolos y actuación en Urgencias para residentes.* Disponible en: http://www.cht.es/docenciamir/Manual/Cap10.pdf

— Fernández D, Molano E, Duque FJ, Pérez JL. (2008). *Cuidado Integral al paciente Crítico.* Madrid: Elsevier.

— Proehl, JA. (2009). *Enfermería de Urgencias. Técnicas y procedimientos.* Madrid: Elsevier.

— Arias, J; Aller, MA; Arias, JI; Aldamendi, I. (2000). *Enfermería Médico-Quirúrgica.* Madrid: Tébar.

6.4.4.3. Seminario/taller 3: Quemaduras

Descripción

Sesión monográfica referente a las características de la atención a las personas con quemaduras.

Objetivos del alumnado

1. Distinguir conceptos relacionados con las quemaduras y actividades a realizar en su prevención y tratamiento.
2. Identificar el grado de las quemaduras, características de las quemaduras y tratamiento específico en función del mecanismo etiológico.
3. Conocer y distinguir las actividades del plan de cuidados enfermeros a la persona afecta de quemaduras.

Guión del seminario/taller

1. Epidemiología.
2. Definición y valoración inicial.
3. Clasificación.
    a) Profundidad
    b) Agente productor.
    c) Criterios de gravedad.
4. Evaluación del paciente.
    a) Primaria
    b) Secundaria.
5. Tratamiento.
6. Criterios de gravedad e ingreso.
7. Situaciones especiales.

Actividades procedimentales

1. Identificación y distinción del grado de diferentes quemaduras a partir de la ilustración de diapositivas.

2. Estimación del cálculo de la extensión aproximada de superficies corporales quemadas a partir de la «regla del 9» y la «regla de la palma de la mano».

3. Ejecución del plan de actuación apropiado ante la presentación de una persona quemada, incluyendo el cálculo de la terapia de reposición. Por ejemplo, un paciente de 25 años que acude a un centro sanitario tras sufrir un accidente laboral y presentar una lesión por ácido sulfúrico en espalda, glúteos y parte posterior de las piernas. Los y las alumnas actuarán frente a un maniquí de simulación y explicarán con detalle los pasos a seguir.

Metodología docente

- Seminario expositivo basado en ABP.

- Presentación inicial con los contenidos del seminario, posteriormente presentación de casos clínicos con el fin de realizar una valoración grupal.

Bibliografía recomendada

— García, JM; Pérez, P; Sanz, I et al. (2001). Lesiones Térmicas. En: Benavides, JA (Coord.). *Manual Práctico de Urgencias Quirúrgicas.* Madrid: Hospital Universitario 12 de Octubre.

— Herdon, DN. (2009). *Tratamiento integral de las quemaduras.* Barcelona: Elsevier-Masson.

— Proehl, JA. (2009). *Enfermería de Urgencias. Técnicas y procedimientos.* Madrid: Elsevier.

— Barranco, A. (2009). *Manual de actuación de enfermería ante las quemaduras.* Madrid: CEP.

6.4.4.4. Seminario/taller 4: Cuidados intraoperatorios

Descripción general

Sesión monográfica referente a la atención enfermera del paciente que va a ser intervenido quirúrgicamente en el período intraoperatorio.

Objetivos del alumnado

1. Identificar los distintos espacios de área quirúrgica y el principal equipamiento del quirófano.
2. Señalar las funciones de los miembros del equipo quirúrgico y diferenciar las de enfermera circulante y enfermera instrumentista
3. Identificar las necesidades, problemas enfermeros, cuidados y posibles complicaciones del paciente en el periodo intraoperatorio
4. Analizar la importancia de la correcta posición quirúrgica y las posibles complicaciones derivadas.
5. Conocer los distintos tipos de anestesia y la atención enfermera durante su administración.
6. Detallar los signos y síntomas a vigilar para la detección temprana de las complicaciones más habituales durante el periodo intraoperatorio.

Guión del seminario/taller

1. Introducción.
2. Evaluación preoperatorio y beneficios esperables.
3. Características de la valoración: escalas.
4. Preparación del paciente.
5. Espacios, funcionamiento y equipo del área quirúrgica.
6. Enfermera/o circulante y enfermera/o instrumentista.

7. Cuidados intraoperatorios:

   a) Cuidados preventivos en las posiciones quirúrgicas.

   b) Cuidados antes, durante y después de la administración de la anestesia.

   c) Vigilancia de complicaciones.

Actividades procedimentales

1. A partir de la presentación de casos clínicos el grupo de alumnos/as razonará y fundamentará la aplicación de las diferentes escalas de valoración del riesgo quirúrgico (ASA, Mallampati, Extensión Atlanto Occipital).

2. Preparación de la zona quirúrgica en función del tipo de intervención mediante el uso de maniquí de simulación.

3. Montaje de la mesa quirúrgica para una intervención abdominal básica.

Metodología docente

- Presentación inicial.
- Presentación de casos clínicos para el trabajo cooperativo.

Bibliografía recomendada

— Lewis, SH.; Hetikemper, M; Dirksen, S. (2004). Enfermería medicoquirúrgica: valoración y cuidados de problemas clínicos. Madrid: Elsevier.

— Conty, R. (2003). Cuaderno de campo de la enfermería de quirófano. Madrid: Bellisco.

— García, A et al. (2005). Enfermería de quirófano. Madrid: Difusión Avances de Enfermería.

— Gómez, AJ; Serra, I. (2010). Manual Práctico de Instrumentación Quirúrgica en Enfermería. Barcelona: Elsevier España.

6.4.4.5. Seminario/taller 5: Cardiopatía isquémica

Descripción

Sesión monográfica referente a la historia natural de la Cardiopatía isquémica y la atención enfermera en los diferentes niveles asistenciales.

Objetivos del alumno

1. Conocer y valorar la historia natural de la cardiopatía.
2. Identificar las necesidades, problemas enfermeros, cuidados y posibles complicaciones de la persona en los diferentes niveles asistenciales.
3. Detallar los signos y síntomas a vigilar para la detección temprana de las complicaciones más habituales durante el periodo prepatogénico y patogénico.

Guión del seminario/taller

1. Epidemiología, factores de riesgo. Elementos para la prevención primaria.
2. Angor y SCA.
    a) Diagnóstico.
    b) Tratamiento inicial.
3. Rehabilitación e inserción a la comunidad.
    a) Educación sanitaria.
    b) Medidas farmacodietéticas.

Actividades procedimentales

1. Preparación y montaje de la unidad asistencial para la recepción de un paciente con cardiopatía isquémica aguda: medicación, desfibrilador, marcapasos externo, etc.

2. El grupo de alumnos/as preparará el paciente/maniquí para la realización de un cateterismo, detallando los pasos a seguir y la información a proporcionar al paciente.

Metodología docente

- Presentación inicial.
- Presentación de diferentes casos clínicos, presentando discusión grupal sobre plan de cuidados.

Bibliografía recomendada

— Fenton Tai, MC; María C; Moret Montano, Armando y León Román, Carlos . (2007). *Temas de Enfermería Médico-Quirúrgica.* Disponible en: http://bvs.sld.cu/libros.html

— Barranco, F. (2009). *Principios de Urgencias, Emergencias y Cuidados Críticos.* Disponible en: http://tratado.uninet.ede/indice.htm

— Ortiz, C. (2001). Cap. 2. Monitorización no invasiva en UCI. En: Montejo, JC; García de Lorenzo, A; Ortiz, C y Bonet, A. (Ed.) *Manual de Medicina Intensiva.* Madrid: Harcourt.

— Rivas, M. (2010). *Manual de Urgencias.* Madrid: Panamericana. (2ª Edición)

— Fernández, D; Molano, E; Duque, FJ y Pérez J L. (2008). *Cuidado Integral al paciente Crítico.* Madrid: Elsevier.

— Proehl, JA. (2009). *Enfermería de Urgencias. Técnicas y procedimientos.* Madrid: Elsevier.

6.4.4.6. Seminario/taller 6: Muerte cerebral y mantenimiento del donante

Descripción general

Sesión monográfica referente a los cuidados de enfermería en el proceso de muerte cerebral y mantenimiento del donante.

Objetivos del alumnado

1. Conocer la definición y distinguir las características fisiopatológicas de la muerte encefálica.
2. Conocer y distinguir los criterios diagnósticos de muerte cerebral, diagnóstico legal y pruebas complementarias.
3. Distinguir y aplicar los cuidados a realizar a la persona donante de órganos y la atención a la familia en el proceso de duelo.

Guión del seminario/taller

1. Definición de muerte encefálica.
2. Fisiopatología de la muerte encefálica.
3. Tests confirmatorios.
4. Diagnóstico legal.
5. Proceso de detección del donante. Criterios.
6. Mantenimiento del donante.
7. Atención a la familia.
8. La ONT.

Actividades procedimentales

1. Realización de las pruebas confirmatorias de muerte cerebral (test de atropina, exploración de reflejos) sobre maniquí de simulación, con valoración de la respuesta en función de la información que aporte el profesor/a responsable.

Metodología docente

- Presentación inicial.
- Presentación de diferentes casos clínicos, presentando discusión grupal sobre plan de cuidados.

Bibliografía recomendada

— Montejo, JC; García de Lorenzo, A; Ortiz Leyba, C y Bonet A. (2001). *Manual de Medicina Intensiva.* Madrid: Harcourt.

— Matesanz, R. (2008). *El modelo Español de Coordinación de trasplantes.* Disponible en: http://www.ont.es/publicaciones/Documents/modeloespanol.pdf

— Ministerio de Sanidad y Consumo. (s/a). *Protocolo de Manejo del Donante Cardíaco.* Ministerio de Sanidad y Consumo. Disponible en: http://www.ont.es/publicaciones/Documents/Protocolomanejodon antetoracico.pdf

— Solís Muñoz, S. (2007). *Enfermería en transplantes.* Madrid: DAE. Colección Cuidados Avanzados.

6.4.4.7. Seminario/taller 7: Ventilación mecánica

Descripción general

Sesión monográfica referente a los cuidados de enfermería dirigidos a pacientes sometidos a ventilación mecánica.

Objetivos del alumnado

1. Conocimiento de los principios físicos de la ventilación mecánica así como distinguir las características de las diferentes modalidades, sus indicaciones, contraindicaciones y complicaciones potenciales.

2. Conocer y distinguir los elementos que componen un respirador, los diferentes tipos existentes y los parámetros iniciales y/o relevantes.

3. Aplicar el plan de cuidados enfermeros dirigido al paciente sometido a ventilación mecánica

Guión del seminario/taller

1. Anatomía básica de las vías respiratorias.

2. Fisiología básica del sistema respiratorio.

3. Vías aéreas artificiales.

4. Ventilación mecánica. Definición, criterios y principios físicos de la ventilación mecánica.

5. Descripción de un respirador.

6. Parámetros de un respirador.

7. Monitorización de la función respiratoria.

8. Modalidades de ventilación mecánica.

9. Alarmas de un respirador.

10. Cuidados de enfermería de un paciente sometido a ventilación mecánica.

11. Complicaciones de la ventilación mecánica.

12. Retirada de ventilación mecánica.

Actividades procedimentales

1. Selección del material necesario para realizar la técnica de la intubación a partir del material existente en el carro de reanimación, en un tiempo prefijado y cronometrado.

2. Debate en grupo sobre la actuación a realizar a partir de la señal de alarma del respirador (alarma de presión, alarma de volumen, etc.).

Metodología docente

- Presentación inicial.
- Reconocimiento de material.
- Ejercicios prácticos a partir de presentación de casos clínicos.

Bibliografía de consulta

— Redondo, LC. (2008). *Manual de Ventilación Mecánica.* Alcalá la Real (Jaén): Formación Alcalá.

— Esquinas Rodríguez, A. (2009). *Casos clínicos en ventilación mecánica no invasiva.* Murcia: Esquinas Rodríguez.

— Mee, CL. (1996). Suena la alarma del ventilador: como responder con confianza. *Nursing.* 14(2): 37-40.

— García-Velasco, S y Sánchez, MD. (2001). Introducción a la ventilación mecánica. *Enfermería Científica.* (228-229): 36-42.

— Subirana, M.; Bazán, P. (2000). Modalidades de ventilación mecánica. *Enfermería Intensiva.* 11(1): 23-32.

— Bazán, P; Paz, E y Subirana, M. (2000). Monitorización del paciente en ventilación mecánica. *Enfermería intensiva.* 11(2): 75-85.

6.4.4.8. Seminario/taller 8: Diálisis

Descripción general

Sesión monográfica referente a los cuidados dirigidos a pacientes sometidos a diálisis en cualquiera de sus modalidades: hemodiálisis, diálisis peritoneal y hemofiltración.

Objetivos del alumnado

1. Conocer y distinguir las características y principios básicos del proceso de diálisis.
2. Reconocer la importancia sobre la Calidad de Vida de la persona de las complicaciones de la Insuficiencia Renal Crónica.
3. Distinguir los diferentes tipos de diálisis: hemodiálisis y diálisis peritoneal, sus indicaciones y complicaciones potenciales relacionadas.
4. Reconocer los distintos tipos de accesos venosos utilizados para la realización de diálisis, sus indicaciones, ventajas e inconvenientes, complicaciones potenciales y cuidados enfermeros.
5. Conocer la importancia y los principios de manejo de la dieta y los tratamientos farmacológicos en el paciente afectado de patología renal.
6. Conocer y aplicar los principios necesarios para elaborar un programa de educación y capacitación para pacientes (y familiares de) receptores de diálisis domiciliaria en cualquiera de sus modalidades.

Guión del seminario/taller

1. Introducción.
2. Definición de diálisis.
    a) Hemodiálisis.
    b) Diálisis peritoneal.

3. Hemodiálisis.

   a) Accesos vasculares para hemodiálisis.

   b) Catéteres para hemodiálisis.

   c) Catéteres temporales.

   d) Catéteres tunelizados permanentes.

   e) FAVI.

   f) Autólogas o nativas.

   g) Injertos o prótesis.

4. Cuidados de los accesos.

5. La máquina de hemodiálisis.

6. El tratamiento de agua.

7. Cuidados de Enfermería en la diálisis.

8. Complicaciones intra/post–hemodiálisis.

9. Tipos de hemodiálisis.

   a) Diálisis peritoneal.

      1) Tipos de diálisis peritoneal.
      2) Catéteres para diálisis peritoneal.
      3) La máquina de diálisis peritoneal.
      4) Papel de la enfermería en diálisis peritoneal.
      5) Complicaciones específicas en pacientes en diálisis peritoneal.

10. Nutrición en el paciente renal

11. Tratamientos farmacológicos más frecuentes

12. Valoración de los parámetros analíticos

Actividades procedimentales

1. Canalización de una fístula A-V utilizando maniquí de simulación.

2. Enumeración de las partes de la máquina de diálisis a medida que el profesor/a las vaya señalando, con explicación de la función que realiza.

Metodología docente

- Presentación inicial a cargo del profesor/a responsable.
- Reconocimiento de material.
- Presentación caso clínico y consecución de objetivos con metodología ABP.

Bibliografía recomendada

— Daurgidas, JT; Todds, SI. (1996). *Manual de diálisis.* Barcelona: Masson.

— Barranco, A. et al. (2008). *Tratamiento sustitutivo renal I. Hemodiálisis.* Madrid: Enfo-Fuden.

— Andreu, L; Force, E. (2001). *500 cuestiones que plantea el cuidado del enfermo renal.* Barcelona: Masson. 2ª edición.

— Barranco, F. (2009). *Principios de Urgencias, Emergencias y Cuidados críticos.*, en: http://tratado.uninet.edu/c0705i.html

— Fernández, D; Molano, E: Duque, FJ; Pérez, JL. (2008). *Cuidado Integral al paciente Crítico.* Madrid: Elsevier.

— Sociedad Española de Enfermería Nefrológica [en línea]. Madrid: 2005, 2009. Disponible en: http://www.seden.org/index.asp

6.4.4.9. Seminario/taller 9: Triage «Manchester»

Descripción general

Sesión monográfica referente al proceso de selección de personas mediante el sistema de Triage Manchester.

Objetivos del alumno

1. Conocer y aplicar el triage Manchester para la clasificación de los enfermos en Urgencias.
2. Reconocer la ventaja administrativa de la implantación de un sistema de clasificación de pacientes en el ámbito sociosanitario.

Guión del seminario/taller

1. Definición de triage.
2. Antecedentes históricos.
3. Ventajas de un sistema de triage.
4. El sistema de clasificación «Manchester».
5. Protocolos de actuación y clasificación de los pacientes.

Actividades procedimentales

1. Preparación y realización de una dramatización o *role-playing* para representar la selección de pacientes en función de la sintomalogía, utilizando el triage «Manchester».
2. Análisis en grupo sobre la actuación de los personajes y los criterios empleados.

Metodología docente

- Sesión inicial introductoria.
- Sesión práctica de clasificación de diferentes casos clínicos.

Bibliografía recomendada

— Blanco-Echevarría A, Cea-Calvo M, García-Gil ME, Menassa A, Moreno-Cuerda VJ, Muñoz-Delgado G, Olalla J, Varona JF. (2003). *Manual de Diagnóstico y Terapéutica Médica «Hospital Universitario 12 de Octubre»*. Madrid: Merck Dohme. (5ª edición).

— Julián M. (2010) *Manual de protocolos y actuación en Urgencias para residentes*. Disponible en: http://www.cht.es/docenciamir/Manual/Cap10.pdf

— Fernández D, Molano E, Duque FJ, Pérez JL. (2008). *Cuidado Integral al paciente Critico*. Madrid: Elsevier.

— Proehl, JA. (2009). *Enfermeria de Urgencias. Técnicas y procedimientos*. Madrid: Elsevier.

— Protocolo de triage o Recepción, Acogida y Clasificación (RAC) de Enfermería en Urgencias del Hospital Do Salnés Disponible en: http://www.enferurg.com/articulos/protocolorac.htm

— Documentos de triaje hospitalario. Disponible en: http://www.mebe.org/01/TriaED.htm

6.4.4.10. Seminario/taller 10: Estomas

Descripción

Sesión monográfica referente al proceso de cuidados de las personas y familias con estomas.

Objetivos del alumnado

1. Conocer los aspectos relacionados con los estomas mejorando la calidad y eficiencia de los cuidados enfermeros a las personas con ostomías, conociendo y utilizando la gama de dispositivos para una persona ostomizada de forma óptima.
2. Distinguir los diferentes tipos de estomas.
3. Reconocer los principios necesarios para elaborar un programa de educación y capacitación para pacientes (y familiares de) con estomas en cualquiera de sus modalidades.

Guión del seminario/taller

1. Introducción. Conceptos, técnicas.
2. Estomas Respiratorios. Tipos de estomas, cuidados. Indicaciones.
3. Estomas de alimentación. Tipo de estomas. Cuidados. Tipos de sondas de gastrostomía. Cuidados.Tipos de sondas. Colocación de una sonda tipo PEG. Recambio.
4. Estomas reeliminación digestivos. Tipos de estomas. Cuidados, sistemas colectores. Sistemas continentes. Accesorios y protectores cutáneos. Criterios de elección de dispositivos.
5. Estomas de eliminación urinarios. Cuidados. Sistemas colectores. Sistemas continentes.

Actividades procedimentales

1. Simulación con maniquí de administración de enemas por colostomía.
2. Simulación con maniquí de cambio de sonda PEG.

Metodología docente

- Presentación inicial a cargo del profesor/a responsable.
- Reconocimiento de material.
- Presentación caso clínico y consecución de objetivos con metodología ABP.

Bibliografía recomendada

— Arias, J; Aller, MA; Arias, JI; Aldamendi, I. (2000). *Enfermería Médico-Quirúrgica.* Madrid: Tébar.

— Guía para la persona colostomizada y familia. Disponible en: http://estomaterapia.com/guiaonline/guiacolo.htm

— Programa interactivo de atención a la persona y familia con estomas. Disponible en: http://www.nlm.nih.gov/medlineplus/spanish/tutorials/colostomyspanish/htm/index.htm

— Documentos de apoyo a la familia y al profesional. Disponibles en: www.coloplast.es

— Documentos de apoyo a la familia y al profesional. Disponibles en: www.convatec.es

6.4.4.11. Seminario/taller 11: Catéter venoso central

Descripción general

Sesión monográfica referente a los Cuidados Enfermeros dirigidos a pacientes portadores de catéteres venosos centrales (CVC) de corta y larga duración.

Objetivos del alumnado

1. Reconocer los diferentes tipos de catéteres venosos centrales, sus indicaciones, criterios de elección y principales complicaciones potenciales.
2. Manipular correctamente los diferentes tipos de catéteres venosos centrales respetando el capital venoso del paciente, previniendo el riesgo de complicaciones potenciales secundarias a los mismos y solventando de forma eficaz aquellas que pudieran surgir.
3. Aplicar los principios necesarios para elaborar un programa de educación y capacitación para pacientes (y familiares de) portadores de catéteres venosos centrales de larga duración.

Guión del seminario/taller

1. Definición de catéter venoso central (CVC).
2. Indicaciones de los CVC.
3. Criterios de elección.
4. Clasificación de los CVC.
5. Complicaciones potenciales secundarias a un CVC.
6. Cuidados enfermeros al paciente portador de CVC: pre-implantación, post-implantación.
7. Educación para la salud a pacientes con catéteres centrales de larga duración.

Actividades procedimentales

1. Simulación con maniquí de inserción de catéter venoso central de acceso periférico. A la vez que la simulación, el alumnado indicará el material a utilizar y explicará el procedimiento de colocación, así como las normas a seguir en función del protocolo «Bacteriemia Zero».

Metodología docente

- Presentación por parte del profesor/a responsable.
- Reconocimiento de material.
- Presentación, análisis y discusión de diferentes casos clínicos.

Bibliografía recomendada

— Carrero, MC(coord.). (2006). *Tratado de Administración Parenteral.* Madrid: DAE.

— Carrero, MC. (2002). *Accesos vasculares. Implantación y cuidados enfermeros.* Madrid: DAE.

— Carrero, MC y Vidal, E. (2005). *Catéteres: 100 preguntas más frecuentes.* Madrid: EDIMSA.

— Módulo de Formación *Bacteriemia zero.* Disponible en: http://hws.vhebron. net/formacion-BZero/index.html

— Grupo NADYA. *Manual de Nutrición artificial Domiciliaria y Ambulatoria.* Disponible en: http://www.senpe.com/publicaciones/manuales.htm

— Grupo NADYA. *Manual de Nutrición Enteral en Atención Primaria.* Disponible en: http://www.senpe.com/publicaciones/manuales.htm

— Grupo NADYA. *Nutrición Parenteral. Paciente con catéter externo y administración cíclica.* Disponible en: http://www.senpe.com/pub licaciones/manuales.htm

6.4.4.12. Seminario/taller 12: Drenaje torácico

Descripción general

Sesión monográfica referente a los Cuidados Enfermeros dirigidos a pacientes portadores de drenaje torácico

Objetivos del alumnado

1. Conocer de los principios fisiológicos del drenaje torácico así como distinguir sus indicaciones, contraindicaciones y complicaciones potenciales.
2. Reconocer diferentes tipos de tubo torácico y sistemas de drenaje torácico, así como las técnicas de colocación, manipulación y retirada de los mismos.
3. Conocer y aplicar el plan de cuidados enfermeros dirigido al paciente portador de un tubo torácico.

Guión del seminario/taller

1. Anatomía y fisiología de la pleura.
2. Fisiología de los drenajes pleurales.
3. Tipos de drenaje torácico.
4. Indicaciones y contraindicaciones.
5. Colocación del tubo torácico.
6. Sistemas de drenaje. tipos y colocación.
7. Retirada del tubo torácico.
8. Plan de cuidados del paciente con drenaje torácico.

Actividades procedimentales

1. Reconocimiento, selección y preparación del material para un drenaje torácico a partir del material almacenado en la unidad de simulación.
2. Montaje de un sistema de drenaje pleural («Pleur-Evac») y valoración de su funcionamiento.

Metodología docente

- Presentación inicial a cargo del profesor/a responsable.
- Reconocimiento de material.
- Prácticas de simulación.

Bibliografía recomendada

— Risco, R. y García JL. (2009). Drenaje torácico. En: Moreno, R y Ramasco F. *Manual de anestesia y medicina perioperatoria en cirugía torácica.* Madrid: Ergón.

— García, JL. y Risco R. (2009). Fisiopatología Pleural. En: Moreno, R y Ramasco F. *Manual de anestesia y medicina perioperatoria en cirugía torácica.* Madrid: Ergón.

— Villena Garrido, V y Burgues Mauri, C. Capítulo 8. Procedimientos en patología pleural I. En: Comité Científico de SEPAR. (2005). *Manual de Procedimientos SEPAR.* Barcelona: P. Permanyer. Disponible en: http://www.separ.es/publicaciones/procedimientos.aspx

— Villena Garrido, V y Burgues Mauri, C. Capítulo 9. Procedimientos en patología pleural II. En: Comité Científico de SEPAR. (2005). *Manual de Procedimientos SEPAR.* Barcelona: P. Permanyer. Disponible en: http://www.separ.es/publicaciones/procedimientos.aspx

— Laws, D; Neville, E; Duffy, J. (2003). BTS guidelines for the insertion of a chest drain. *Thorax.* 58(Suppl II):ii53-ii59. Disponible en: http://thorax.bmj.com/cgi/reprint/58/suppl_2/ii53

6.4.5. Metodología docente

En esta sección señalaremos las grandes líneas que definen nuestra estrategia de enseñanza. Lo consideraremos como un marco referencial y orientador de nuestra acción practica, ya que, en ningún caso, dicha estrategia se plantea en términos rígidos e inamovibles, sino, más bien, flexibles y con posibilidad de adaptación a la situación concreta con la que nos encontremos en el aula.

Nuestra actividad en el aula la vamos a realizar a través de `métodos activos`. Para los métodos activos, el buen profesor debe ayudar a formar personas. Él debe ser persona primero, debe «personalizarse», esto es, identificarse y comprometerse libremente con una escala de valores, con una ideología, con una visión del mundo, de la vida, del ser humano, de la educación.

Pero no es bastante con personalizarse, con ser, libre y conscientemente, una persona; debe, además, poseer conocimientos científicos y saber utilizar técnicas didácticas congruentes con la escala de valores y el área científica de que es profesor. También le es exigible un mínimo de equilibrio afectivo. Estas tres características del buen profesor hacen que la eficacia de un método de enseñanza se multiplique, tal como han manifestado, insistentemente, pedagogos tan ilustres como Célestin Freinet, Paulo Freire y Jean Piaget.

Así pues el rol del profesor que predominantemente usa métodos activos se caracteriza porque:

1. Promueve el saber, enseña a aprender.
2. Crea la responsabilidad.
3. Enseña a tomar decisiones.
4. Escucha, hace hablar.
5. Utiliza técnicas y procedimientos participativos.
6. Planifica con la colaboración de los estudiantes.
7. Se preocupa por la evolución del aula en cuanto a grupo.
8. Evalúa con la colaboración de los estudiantes.
9. Trabaja predominantemente con grupos o equipos.
10. Estimula, orienta, ayuda, tranquiliza.

La propuesta de aprendizaje grupal que proponemos se denomina **metodología participativa** y consiste en la utilización de estrategias en las que el sujeto que aprende o investiga interviene directamente en el proceso y en la toma de decisiones.

Para que los estudiantes participen activamente en el proceso de aprendizaje, debe dárseles la oportunidad de buscar información, formular preguntas y responder a ellas, aplicar la información obtenida, utilizar su capacidad de razonamiento y practicar las técnicas. El profesor o profesora debe organizar actividades diversas que obliguen al alumnado a buscar información y a aplicarla. Los y las estudiantes deben saber si lo están haciendo bien, y para ello hay que hacerles comprender los errores que cometen y orientar sus esfuerzos hacia un mejor rendimiento. Hay que elogiar lo que esté bien realizado e indicar la manera de superar los errores.

6.4.5.1. Estrategias didácticas

Teniendo en cuenta las características de la asignatura *Practicum IV* vamos a utilizar de forma preferente las estratagias del **seminario/taller** y las **tutorías de asignatura** o **académicas**.

6.4.5.1.1. Seminario y taller

Según ALFARO (2009) se conoce genéricamente como seminarios y talleres al «espacio físico o escenario donde se construye con profundidad una temática específica del conocimiento en el curso de su desarrollo y a través de intercambios personales entre los asistentes». La finalidad de los mismos es construir conocimiento a través de la interacción y la actividad del alumnado.

Estas reuniones en grupo reducido de estudiantes para discutir con el profesor/a un determinado contenido o conjunto de contenidos, previamente estudiados en las clases teóricas, posee un gran valor pedagógico. Al incluir a pocos estudiantes facilita la participación de los mismos y la confrontación de sus criterios, de forma tal que, como indica GARCÍA HOZ (1972), permite para la labor formativa universitaria un buen método para su desarrollo.

Para el docente, el objetivo debe ser explorar y analizar la capacidad de comprensión que poseen los y las alumnas sobre los contenidos teóricos, permitiendo además habituar al estudiante a efectuar una crítica equilibrada, aumentando su curiosidad por los problemas que plantea la asignatura y a adquirir nueva información a través de una discusión ordenada con el profesor, permitiendo a éste ampliar la labor docente por medio de un contacto más directo con el alumnado. Por otro lado, la participación del alumnado en los seminarios/taller permite en éstos la implicación en el proceso de enseñanza, facilitando herramientas comunicativas docentes.

Se puede establece diferencias entre seminarios y talleres. El concepto amplio de `seminario` da mayor acción para una exposición de contenido más pormenorizada, para el debate, la reflexión, el intercambio y la discusión sobre un tema específico cuyo desarrollo y conclusiones pueden ser impredecibles debido al diferente grado de participación, las propuestas alternativas y/o estado de implicación que se genere y el compromiso de los participantes.

El `taller`, en cambio, con una metodología participativa y aplicada semejante al seminario se enfoca más hacia la adquisición específica de habilidades manipulativas e instrumentales sobre una temática específica y con una asistencia específica supervisada por el o la docente de las actividades individuales y o grupales que desarrolla el alumnado. La aproximación a la palabra «taller», tal y como se la utiliza en el lenguaje corriente, ayuda a entender bastante bien la significación pedagógica del término, pues se interpreta como un lugar donde se trabaja, se elabora y se transforma algo para ser utilizado.

Este método sigue la filosofía de John Dewey basada en el «aprender haciendo», siendo el alumno el centro de acción, permitiendo mediante la ejecución su autoaprendizaje, y presentando la ventaja de experimentar una situación didáctica concreta. Proporciona para el profesor la oportunidad de observar al alumno/a en acción, apreciar su trabajo, corregir sus errores y orientarle en las direcciones correctas. El método de demostraciones permite enseñar mediante exhibición y explicación, proporciona la ventaja de adiestrarle en la observación cuidadosa y permite demostrar el «por qué» de los procedimientos y la confrontación entre la teoría y la práctica.

Los talleres prácticos representan un pilar básico para la docencia en enfermería, facilitando el desarrollo de hábitos y aptitudes necesarios para alcanzar una correcta cualificación profesional. Requieren conocimientos técnicos y metodológicos, teóricos y aplicativos que van a constituir la base de la asistencia clínica. Con ellos se pretende, además de afianzar los conocimientos asimilados en las clases teóricas, el dominio de técnicas clínicas específicas en enfermería y el desarrollo de estrategias generales de resolución de problemas y casos prácticos.

Desde el punto de vista pedagógico, Ander Egg (1989) resalta seis características fundamentales de esta modalidad de enseñanza-aprendizaje:

1. Es un aprender haciendo. Los conocimientos se adquieren en una práctica concreta que implica la inserción en un aspecto de la realidad, directamente vinculada con el futuro campo de acción profesional de los/as estudiantes.
2. Es una metodología participativa. Un aspecto sustancial del taller es la participación activa de todos sus miembros. Todos los/as estudiantes tienen que aportar ideas y esfuerzo, enfrentándose a problemas propios de su futuro profesional, resolviendo aspectos concretos y llevando a cabo determinadas tareas. Los/as estudiantes se transforman en sujetos de su propio proceso de aprendizaje, con la ayuda teórica y metodológica de los profesores.
3. Permite integrar en un solo proceso la docencia, la investigación y la práctica. Lo sustancial del taller es realizar una actividad académica, en torno a un programa o proyecto de trabajo que se lleva a cabo dentro o fuera del aula, en el que docentes y estudiantes resuelven problemas prácticos de forma activa y responsable. Según esto, reúne todos los requerimientos de un trabajo de campo (en forma de simulacro). La docencia se ejerce más como reflexión teórica sobre la acción que se realiza, que como entrega de contenidos. Como la práctica exige también de la investigación, ésta se integra como parte global del taller.
4. Es interdisciplinario. Su realización facilita que se articulen e integren diferentes perspectivas profesionales en la tarea de estudiar y actuar sobre la realidad. Esto ayuda a no unidimensionalizar el análisis y la práctica desde un enfoque profesional único o predominante. En este sentido, el taller es, también, un esfuerzo por conocer y operar sobre una realidad multifacética y compleja, asumiéndola precisamente en esa complejidad.

5. Es globalizante. La metodología del taller exige un pensamiento integrador, ya que los conocimientos se adquieren a partir de la práctica o se aplican a la práctica. Y ésta nunca aparece fragmentada según las disciplinas académicas, sino que todo está interrelacionado.
6. Implica y exige un trabajo grupal. El proyecto se desarrolla en común, como grupo social organizado de aprendizaje, aunque haya actividades y tareas que deban realizarse individualmente.

Dentro del seminario/taller se puede recurrir al **aprendizaje basado en problemas** o ABP. Como indican MORALES y LANDA (2004) el ABP en Ciencias de la Salud puede suponer una estrategia altamente motivadora para el alumnado, dado que se presenta una situación o problema de salud relevante que supone un desafío al que los y las estudiantes van a enfrentarse en la práctica profesional. Permite integrar información multidisciplinar y asociar la información con la resolución de situaciones y problemas, facilitando y posibilitando la aplicación de estos conocimientos en momentos futuros.

6.4.5.1.2. Tutorías de asignatura o académicas

La tutoría puede adoptar múltiples formas de relación entre un profesor/a y el alumnado, dependiendo del momento y de los objetivos que se persigan. Nostros la consideraremos igual que PÉREZ BOULLOSA (2009), como una modalidad de la actividad docente que comprende un conjunto sistematizado de acciones educativas centradas en el/la estudiante, entendiéndola como «una modalidad organizativa de la enseñanza universitaria en la que se establece una relacion personalizada de ayuda en el proceso formativo entre un facilitador o tutor, habitualmente una o un profesor y uno o varios estudiantes».

El tutor o tutora, más que enseñar, atiende, facilita y orienta al alumnado en su proceso formativo, pudiendo ser objeto de atención cualquiera de las facetas o dimensiones que inciden en el mismo (aspectos académicos, actitudinales, personales, sociales. . .).

Desde una perspectiva puramente académica, se diferencian dos tipos básicos de organización de las tutorías: como estrategia didáctica (tutoría docente, de asignatura o académica) y como orientación de la formación académica integral del/la estudiante (tutoría orientadora).

Nos centraremos en la tutoría como estrategia didáctica centrada en el proceso de enseñanza aprendizaje. Así la **tutoría de asignatura o académica** consiste en el establecimiento de una relación entre el profesorado y el alumnado, ya sea individual o grupalmente, con el fin de facilitarle el aprendizaje en un ámbito disciplinar completo, normalmente la materia en la que desarrolla el/la tutor/a su docencia.

Una forma limitada de entender la tutoría es contemplarla como auxiliar y soporte de la docencia ordinaria de la clase. La ayuda que se ofrece en este caso al alumnado consiste en la superación de dificultades que encuentrane en el aprendizaje, en la resolución de dudas sobre cuestiones explicadas en clases, en la obtención de fuentes bibliográficas para la profundización de algún tema... Pero el potencial de la tutoría es mucho mayor cuando en el conjunto de un programa formativo se concibe como una modalidad o estrategia o enseñanza planificada inicialmente para el desarrollo de determinadas competencias por parte de los y las estudiantes (selección de fuentes, comunicación, elaboración y presentación de informes...) y en combinación planificada con otras modalidades organizativas (clases teóricas y prácticas, seminario/taller, trabajo en grupo, trabajo autónomo...). Adquiere así entidad propia como modalidad de enseñanza, convirtiéndose en elemento central para el seguimiento y supervisión de prácticamente todos los métodos de enseñanza que promueven el aprendizaje autónomo de los estudiantes (aprendizaje basado en problemas, aprendizaje orientado a los proyectos, contratos de aprendizaje...).

Esto supone que cada docente actúa como tutor/a de su materia para todos el alumnado que la cursa, debiendo estar dispuesto a atender a los y las estudiantes en problemas de índole académico-administrativo, personal o social, en cuanto afecten directamente a su desarrollo académico.

Con la tutoría docente, de asignatura o académica pretendemos, en definitiva, optimizar el proceso de aprendizaje del estudiante en un ámbito disciplinar concreto. En nuestro caso constituirá un complemento ideal para el seminario/taller y para el seguimiento de las actividades a desarrollar en la unidad/servicio de hospitalización.

6.4.5.2. Medios técnicos de la enseñanza

Los medios didácticos y recursos técnicos son componentes incuestionables en cualquier acto docente e investigador en la vida universitaria. Hoy en día, es difícil pensar en una enseñanza con la voz y la pizarra como elementos exclusivos de comunicación didáctica. Como afirman Cebrián y Francés M (1994), los medios y recursos están constitutivamente unidos con los demás elementos del programa docente, determinando a éstos y siendo orientados, diseñados y producidos en función de éstos. Es decir, los objetivos, los contenidos, las metodologías, etc., determinan, en gran medida, el papel de los medios y recursos en la enseñanza. Y viceversa, los medios y recursos, ofrecen formas particulares para transmitir y reconstruir el conocimiento, evaluar los procesos, desarrollar las estrategias metodológicas, etc.

Tal es así, que esta consideración integradora de los medios y recursos didácticos, conjuntamente con los demás elementos del currículum, constituyen una entidad que no puede parcializarse para su estudio sin que pierda, por ello, su verdadero sentido dinamizador y comunicador en los procesos de enseñanza-aprendizaje.

Los recursos didácticos deben adoptar un papel ajustado y no «de estrella» en el aula. Nunca deben ser sustitutos del profesorado, ya que las relaciones humanas deben ser el eje fundamental de la educación como proceso socializador, de construcción de experiencias de aprendizaje individuales y colectivas en la clase.

El uso más común de los medios técnicos de la enseñanza es como elemento exclusivamente transmisor de datos e información. Sin embargo, en un proceso constructivo del conocimiento hay que dar cabida a un uso de medios más dinamizador. Previamente a la enumeración de los medios que utilizaremos, hemos de tener en cuenta las funciones pedagógicas que éstos tienen, para poder utilizarlos de la forma más adecuada.

Estas funciones pedagógicas básicas se pueden agrupar en tres órdenes:

a) Función motivadora. Constituye el primer efecto del uso de los medios técnicos, y va a ofrecer un contenido «más real» y atractivo. Indudablemente representa un factor positivo, motivante y alentador para un aprendizaje más favorable.

b) Función portadora de contenido. Los medios técnicos constituyen un apoyo básico para la presentación del contenido, favoreciendo los procesos de aprendizaje necesarios para alcanzar unos determinados objetivos.

c) Función estructurante. Dirigida a guiar las actividades, con intención de provocar determinadas experiencias de aprendizaje. Es la función que más va a orientar en el proceso de enseñanza-aprendizaje.

A grandes rasgos, los recursos didácticos que podemos emplear en nuestra actividad docente son:

1. Documentos de lectura que faciliten el proceso de enseñanza-aprendizaje: libros, artículos de revistas, fichas, periódicos, láminas, etc., tanto en formato impreso como digital.
2. Material audiovisual. Comprende todo el material que estimule el aprendizaje mediante percepciones auditivas, visuales o mixtas: proyección de diapositivas, pizarra electrónica, cañón de vídeo, monitor de televisión, cámara de vídeo de sobremesa, modelos tridimensionales, ordenador. Estas tecnologías ofrecen multitud de posibilidades para tratar las informaciones y reproducirlas en los códigos ya conocidos.
3. Materiales de simulación. Se incluye aquí maniquíes, modelos anatómicos, simuladores de diversas técnicas (punción, sondaje, etc.).
4. Material de ejecución. Incluye todo aquel material destinado a producir algo, como por ejemplo, escalas e instrumentos de valoración, ejercicios o problemas a resolver, material fungible (sondas, catéteres, jeringas, etc.).
5. Tecnologías de la información y comunicación. Internet ofrece una multitud de recursos y herramientas que enriquecen el proceso educativo. La abrumadora cantidad de información escrita e iconográfica incentiva la función informativa. El correo electrónico, los foros o listas de discusión y los *blog* facilitan la función comunicativa. Además resulta muy útil como soporte didáctico para el aprendizaje, al permitir tutorías telemáticas, acceso a materiales didácticos *on line*, videoconferencias, telebiblioteca para acceder a documen-

tación informatizada, etc. La Universitat de València cuenta con un Aula Virtual que facilita el uso de todas estas herramientas.

Además de todo ello quisiéramos destacar el importante papel que juega en las asignaturas de tipo *Practicum* el uso de un MANUAL DE PRÁCTICAS que sirva para guiar la actividad del alumnado en las diferentes unidades/servicios donde realice su estancia y para coordinar la labor del profesorado responsable de la asignatura y el profesorado asociado de ciencias de la salud.

En nuestro caso el *Manual de la asignatura Practicum IV* consituirá un documento/guía de apoyo para el alumnado en el que se proporcionará información sobre los objetivos a alcanzar, la metodología a utilizar, la organización de la asignatura (reuniones, seminarios/taller, tutorías, entrega de trabajos...), las normas a tener en cuenta para el desarrollo de las prácticas y la correcta presentación de los trabajos planteados, etc. En resumen, proporcionará una visión global sobre el desarrollo de la asignatura y facilitará la planificación del proceso de aprendizaje.

Por otro lado, el documento incluirá diversas fichas de evaluación mediante las que, tanto el profesorado asociado de ciencias de la salud como del profesorado responsable valorarán la adquisición de conocimientos, el desempeño de habilidades y las actitudes. Esta fichas se confeccionarán sobre la base de los criterios de evaluación que más adelante mencionaremos, utilizando para su registro escalas tipo Likert.

De entre las actividades previstas en el *Manual* quisiéramos destacar la cumplimentación de un «diario reflexivo» y en el «seguimiento de un episodio asistencial».

Respecto al `diario reflexivo`, se trata de que cada estudiante elabore de manera regular y sistemática un informe personal en torno a temas de interés o preocupación, pudiendo contener observaciones, sentimientos, reacciones, interpretaciones, reflexiones, pensamientos, hipótesis y explicaciones. Este diario servirá como ejercicio de intervención reflexiva cotidiana, facilitará la autoformación y el conocimiento del pensamiento del alumno, al tiempo que permitirá una evaluación formativa.

En el caso del *Practicum* permitirá reflexionar sobre las diferentes respuestas humanas a problemas similares, y analizar los elementos que componen la práctica de enfermería, las secuencias y pasos en cada proceso y la variabilidad de los resultados, beneficiando la relación con las personas, objeto de atención.

En palabras de Siles González et al. (2009), este diario reflexivo activa el proceso de reflexión-acción en las prácticas clínicas, evidenciando los problemas surgidos en las prácticas, fundamentando el proceso de toma de decisiones y facilitando la visión holística de la realidad mediante la integración de la teoría y de la práctica, pudiendo ser utilizado como un instrumento de valoración de las actividades en las prácticas clínicas, y al mismo tiempo, presenta el potencial pedagógico de potenciar la observación y el análisis reflexivo de las prácticas clínicas.

En cuanto al **seguimiento de un episodio asistencial** se plantea un trabajo inicialmente de carácter individual y posteriormente grupal.

Cada estudiante, siguiendo las directrices estipuladas en el *Manual* efectuará el estudio de una persona afectada por un proceso patológico que ha sido atendida en la unidad o servicio donde realice las prácticas y en el que haya participado de forma directa. El o la estudiante deberá recabar una serie de datos sobre la persona y el proceso asistencial, sistematizar y analizar la información, y proponer un plan de cuidados que contemple una atención integral e integrada, en todos los niveles asistenciales.

A modo de ejemplo, la información se podrá sistematizar teniendo en cuenta los siguientes puntos:

- Introducción.
- Descripción de la Historia Natural de la patología, elaborando un trabajo sobre epidemiología, factores de riesgo, niveles de prevención, etc.
- Orientación a la persona y familia. Elaboración de documentos y guiones de charlas educativas a las personas y familias afectas, realizando una búsqueda de las características de la comunicación existente. En este apartado, se debe realizar una sesión con los enfermos y sus familias (grupo de apoyo, etc.).
- Informe sobre medidas asistenciales y terapéuticas utilizadas. Acceso al sistema, recursos existentes, posibilidades terapéuticas (indicaciones y complicaciones, etc.), métodos diagnósticos, etc.

- Plan de cuidados a las personas afectas (y familia). Implicaciones en función del nivel asistencial, jerarquización de actividades, etc. Elaborar un plan de enseñanza y reincorporción a la comunidad.
- Informe orientador a la persona y familia con los recursos existentes en el Área de Salud.

Ya casi hacia el final de la estancia en el centro hospitalario el grupo de estudiantes que ha compartido la misma unidad o servicio elegirá uno de los episodios asistenciales y lo preparará para una defensa pública utilizando los medios audiovisuales que considere convenientes.

Antes de terminar esta sección quisieramos dedicar unas líneas a las tecnologías de la información y comunicación, en concreto al AULA VIRTUAL.

El Aula Virtual de la Universitat de València va a facilitar la organización del trabajo y la actualización frecuente de contenidos, ofreciendo nuevas posibilidades de acción docente y mayores alternativa. Constituye una herramienta eficaz y un elemento de comunicación directa y en tiempo real que permite interacciones más complejas y completas entre el profesorado y el alumnado por medio de trabajo en equipo, etc.

Por otro lado, permitirá realizar un seguimiento contínuo del trabajo del alumnado, diversificando las actividades que se le puedan encomendar, facilitando posibilidad de interacción a distancia desde diversos lugares y respetando la privacidad entre el docente y el discente.

Dentro de las herramientas comunicativas que nos permite el Aula Virtual cabe mencionar:

1. Tutorías virtuales.
2. Autocuestionarios evaluativos. El Aula Virtual permite el diseño de cuestionarios autoevaluativos donde el alumnado puede conocer la respuesta correcta y los errores cometidos. También permite concretar la fecha de activación y desactivación del ejercicio, determinar el tiempo en que el estudiante púede realizarlo, etc.
3. Foro. Es una excelente herramienta de comunicación entre el profesorado y el alumnado y entre los propios alumnos entre sí. Permite mantener una comunicación de manera organizada y registrada entre todos los/las participantes. Abrir un debate pone a disposición

del alumnado un espacio donde intercambiar opiniones y conocimiento general de la materia, siempre basadas en el razonamiento científico.

4. *Blog.* Se trata de una aplicación que facilita la comunicación entre los miembros del grupo. Consiste en un sitio web donde se recopilan cronológicamente los mensajes de uno o de varios autores sobre un tema en particular, a modo de diario personal. Aunque es similar al Foro en la forma de presentación de un tema y respuestas a éste, el *blog* utiliza un sistema de gestión de contenidos más similar a un periódico. Es más dinámico que el Foro y muy participativo, aunque de carácter personal.

5. Videojuegos educativos. Las experiencias del uso de Juegos Educativos o de simulación previas o durante el período de práctica estimulan el aprendizaje de conocimiento y la revisión de los conceptos teórico prácticos. El uso de plataformas como *e-Adventure* (http://e-adventure.e-ucm.es) permite al docente la elaboración de contenidos sin necesidad de conocimientos específicos de programación y disponer de herramientas para el seguimiento y la evaluación del alumnado.

6.4.6. Organización de la asignatura

El plan de estudios del título de Grado en Enfermería por la Universitat de València asigna a la materia *Practicum IV* una carga lectiva de 18 créditos ECTS, que por su equivalencia en horas (30 horas de trabajo del alumnado por cada crédito ECTS) supone 540 horas. Esta carga lectiva se distribuye a lo largo del periodo que dura la asignatura de la siguiente forma: 80 % de presencialidad alumno/a–profesor/a (432 horas), de las cuales aproximadamente el 80 % (342 horas) se realizan en forma de estancias en unidades clínicas, a cargo del profesorado asociado de ciencias de la salud, y las otras 90 horas a cargo del profesorado responsable de la asignatura bajo la modalidad de seminarios/talleres (70 horas) y tutorías académicas (20 horas).

El período lectivo para el *Practicum IV* se ha fijado para el segundo cuatrimestre del cuarto curso de Grado. Si consideramos una dedicación de 6 horas al día en el Hospital, en horario de mañana (de 8 a 14 horas) o de tarde (de 15 a 21 horas), las 342 horas de presencialidad suponen 57 días de estancia, que se ocuparán de lunes a viernes, quitado el día que se dedicará al seminarios/taller en la EUIP.

Dado la carga lectiva de la asignatura, la especificidad de los servicios en que se realizan las prácticas e incluso la diferente organización del trabajo en función del Hospital, es necesario mantener una formación guiada, supervisada y evaluada de forma coordinada tanto entre los profesores responsables como de los profesionales que intervienen en la docencia práctica en las instituciones sanitarias.

A continuación ofreceremos una breve explicación acerca de cómo se pretenden llevar a cabo y en qué secuencia las distintas actividades contempladas durante el periodo en que se desarrolle la asignatura *Practicum IV*. En la Figura 11 se muestra la secuencialidad de la organización de las actividades, desde las reuniones iniciales de programación hasta las de evaluación, con los actores que participan en cada momento del proceso de senseñanza-aprendizaje y los lugares donde se desempeñan.

Pasaremos a continuación a describir dicha organización.

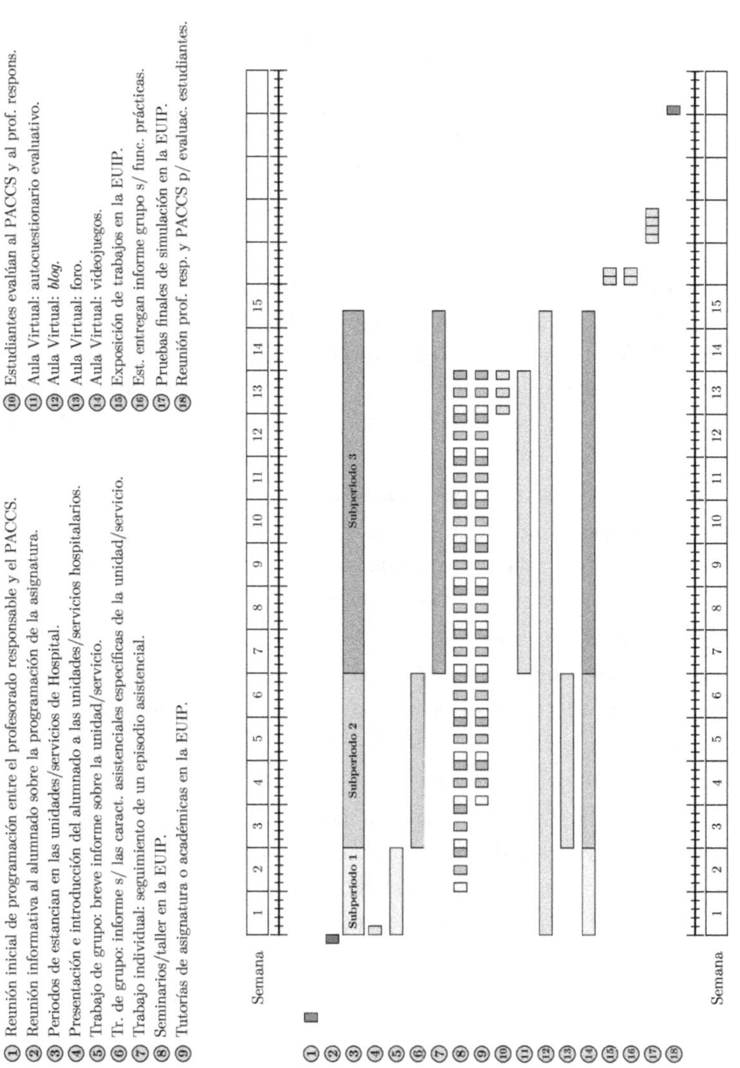

Figura 11: Esquema de la organización del *Practicum IV*.

6.4.6.1. Reuniones de programación de la asignatura en la EUIP

Las reuniones iniciales de programación van a realizarse en dos niveles.

1) Reunión de programación entre el profesorado responsable y el profesorado asociado de ciencias de la salud

Previo al inicio de la actividad docente se planificará una reunión con todos los profesores y profesoras asociados/as de ciencias de la salud (o asistenciales) del Departament d'Infermeria que participan en el *Practicum IV* con el fin de informar sobre la organización académica del curso, los subperiodos, el calendario de actividades y el horario de la asignatura. Se aprovechará para explicar el funcionamiento del Aula Virtual y para facilitarles el listado de estudiantes a su cargo, así como para revisar y clarificar los objetivos y competencias.

Se solicitará al PACCS que comunique a la mayor brevedad posible los seis talleres que se propongan realizar al grupo de alumos/as a su cargo en función de la especificidad de la unidad o servicio donde éstos vayan a estar. En la Tabla 33 se muestra un listado con los talleres más habituales que suelen resultar de gran interés para el alumnado según la unidad hospitalaria.

Además de lo anterior, se informará al PACCS de los seminarios/taller que vaya a impartir el profesorado responsable y que tendrán lugar en la sala de prácticas de la EUIP, así como de los trabajos que el alumnado deberá elaborar a partir de los mismos.

Se les solicitará que fijen el horario de tutorías de atención al alumnado y que elaboren un listado provisional de profesionales que van a colaborar en la docencia de la asignatura. También que se programe la recepción del alumnado en el Hospital el primer día de prácticas.

Finalmente, se les informará acerca de los diferentes niveles de evaluación y procedimientos a emplear, y del protocolo a seguir en caso de que el alumnado se accidente.

Con todo ello el profesorado responsable actualizará el *Manual de prácticas* que se entregará al alumnado y al PACCS.

Unidad/servicio	Taller
Quirófano	—Lavado quirúrgico de manos y montaje de campo estéril. —Desinfección y esterilización de material. —Preparación y seguimiento de cirugía laparoscópica. —Material específico de cirugías especiales (traumatología, oftalmología, etc.). —Toma de biopsias y muestras.
UCI/Reanimación	—Uso de monitores y tecnologías. —Utilización de bombas de perfusión continua. —Actuación ante la hipotermia postresucitación. —Valoración nutricional en UCI. —Taller sobre marcapasos. —Estrategias para la comunicación de malas noticias.
Urgencias	—Taller de suturas. —Taller de inmovilizaciones. —Taller de RCP avanzada. —Drenaje de abcesos y hematomas subungueales. —Toma de muestras.
Diálisis	—Montaje de máquina de diálisis. —Educación alimentaria al paciente con IRC. —Accesos venosos en diálisis. —Adaptación farmacológica en la persona con diálisis. —Taller de transplante renal.

Tabla 33: Listado de talleres que suele proponer el profesorado asociado de ciencias de la salud, según la unidad o sevicio hospitalario donde se ubique el alumnado.

2) Reunión informativa al alumnado sobre la programación de la asignatura

El día anterior al primer día lectivo de estancia en el Hospital el profesorado responsable de la asignatura mantendrá reuniones con el alumnado matriculado en la misma, una con los del turno de mañanas y otra con los del turno de tarde. En ellas se procederá a:

1. Entregar el *Manual de prácticas* actualizado.
2. Informar a las y los estudiantes sobre la programación general de las prácticas: subperiodos, calendario, horario, distribución por centros y unidades/servicios, etc.

3. Indicar a grandes rasgos las actividades a realizar en las unidades/servicios de cada Hospital, destacando si fuera pertinente alguna de sus particularidades.
4. Explicar los objetivos, la metodología y el plan de trabajo a seguir.
5. Informar de los talleres a realizar en el Hospital de la mano del PACCS y establecer las directrices generales para la realización de los mismos.
6. Informar acerca de los seminarios/taller y las tutorías de asignatura o académicas a realizar por el profesorado responsable en la EUIP.
7. Informar del horario de tutorías para la atención del alumnado, tanto del profesorado responsable como del PACCS.
8. Presentar los documentos de apoyo a los seminarios/taller.
9. Presentar el Aula Virtual y las modalidades de docencia a través de la misma.
10. Informar sobre los requisitos para la entrega del trabajo final.
11. Presentar los distintos tipos de evaluación tanto por parte del profesorado como por las/los estudiantes.

Asimismo, el profesorado responsable informará sobre la obligatoriedad de la asistencia a las unidades y servicios de prácticas, a los seminarios/taller y a las tutorías académicas. Únicamente se permite un 5 % de días de **`falta justificada no recuperable`** (3 días) en lo referente a la estancia en el Hospital. Si por algún motivo el o la estudiante faltara a las prácticas lo comunicará al profesor/a asociado/a asistencial que tenga asignado y éste al profesorado responsable de la asignatura. En caso necesario, y si procede, el PACCS y los profesionales colaboradores de la Unidad acordarán con el profesor responsable de la asignatura la recuperación de las faltas de asistencia, teniendo en cuenta el horario y calendario establecido en la organizacion del calendario académico (OCA) para el grupo de matrícula al que pertenece el o la estudiante.

Cada grupo de estudiantes elegirá un miembro como representante para que actúe como **`interlocutor`** con el profesorado responsable. Este representante asumirá las tareas de coordinación y trabajo en equipo, se responsabilizará de la documentación entregada y de mantenerla localizada y en buen estado, de remitir los trabajos al profesorado a través del Aula Virtual, de solicitar tutorías de atención al alumnado, etc.

Por otra parte, el profesorado responsable despejará las dudas sobre el atuendo y presencia más adecuado para desenvolverse en las unidades y servicios, destacando los aspectos de higiene personal y de seguridad laboral. También se repasará el protocolo a seguir en caso de accidente, haciendo hincapié en la punción.

Respecto al `atuendo` y `presencia`, el alumnado deberá seguir las normas de uniformidad y aspecto personal exigidas por l'Escola Universitària d'Infermeria i Podologia, acordes con las directrices emanadas por la institución hospitalaria. En este sentido, el alumnado deberá acudir con el pijama y/o bata de trabajo, y se llevará la tarjeta identificativa facilitada por la EUIP en lugar visible y en todo momento en que se esté dentro de recinto hospitalario. También se recomienda una cuidadosa higiene personal y llevar el pelo recogido, las uñas cortas y sin pintar, y las manos y muñecas libres de adornos y joyas. El calzado debe procurar una buena sujeción al pie, para evitar resbalamientos y facilitar la transpiración.

Es conveniente que cada estudiante acuda a la unidad o servicio hospitalario con un reloj con segundero, e imprescindible con un bolígrafo de al menos dos colores (azul y rojo) y una libreta pequeña para tomar notas. El fonendoscopio personal es opcional, pero recomendable.

En cuanto a la `actuación en caso de accidente`, ante cualquier contingencia el o la estudiante deberán informar lo antes posible al PACCS y/o al profesorado responsable de la asignatura, quienes le recordarán los pasos a seguir según el protocolo establecido por la EUIP. En cualquier caso, se debe notificar el accidente en la Secretaría de la EUIP y cumplimentar los documentos pertinentes que allí se facilitan.

En 2009 se firmó un convenio de colaboración entre la Consellería de Sanitat, la Agencia Valenciana de Salud y la Universitat de València, para la asistencia a los/las estudiantes de la Universidad que durante las prácticas en hospitales universitarios u otros centros sanitarios públicos o asociados de la Generalitat sufran un accidente u otra contingencia con material biológico potencialmente infeccioso.

En la estipulación segunda se especifica el alcance del convenio en los siguientes términos:

1. Recibirán atención con carácter inmediato en los centros sanitarios donde realicen las prácticas, todos los/las estudiantes independientemente de su edad y situación laboral
2. Cuando el/la estudiante se accidente, con riesgo biológico, pondrá en conocimiento del responsable de la asignatura de prácticas el hecho ocurrido. Este suceso activará el protocolo, anexo al convenio, de actuación vigente por exposición accidental con material biológico potencialmente infeccioso, el resto de cobertura correrá a cargo de la protección sanitaria del que disponga.
3. El/la estudiante recogerá en la secretaría del centro en el que esté matriculado los deocumentos que presentará en el INSS (Instituto Nacional de la Seguridad Social)
4. Se cumplimentará el parte de accidente y se remitirá al Servei de Seguretat, Salut i Qualitat Ambiental de la Universitat de València.

Al hilo del tema de los accidentes, se subrayará la suma importancia del control de los residuos. Una de las primeras tareas del alumando al incorporarse a la unidad o servicio deberá ser informarse del ciclo que seguirán los residuos que se generen, así como en qué contenedor específico deben depositarse.

Antes de concluir la reunión se insistirá al alumnado que cualquier duda, problema, suceso o eventualidad que se plantee u observe durante la realización de las prácticas lo consulte con el profesorado asociado de ciencies de la salud y/o el profesional colaborador, y si procede con el profesorado responsable de las prácticas. Esto incluye problemas relacionados con los pacientes o con los compañeros y compañeras de grupo.

6.4.6.2. Organización del plan de trabajo en el Hospital

El primer día de incorporación del alumnado a las unidades y servicios del Hospital el profesorado asociado de ciencias de la salud deberá:

a) Explicar la organización de la unidad o servicio hospitalario y las características de los pacientes ingresados.

b) Presentar al alumnado al Equipo de Salud y asignarles los profesionales colaboradores.

c) Realizar la evaluación diagnóstica del estado de conocimientos y habilidades del alumnado.

d) Revisar y matizar las actividades a desarrollar a lo largo de los tres subperiodos de permanencia en el hospital.

e) Efectuar una breve presentación de los talleres que se van a desarrollar en la unidad correspondientes y comunicar el horario de las tutorías de atención al alumnado.

f) Establecer un plazo para la recogida de la ficha de evaluación que le ha de entregar cada estudiante (máximo una semana), debidamente identificada y con foto y número de teléfono de contacto.

El horario de inicio de la jornada de prácticas se establece a las 8 o a las 15 horas, coincidiendo con el cambio de turno en el que el personal de Enfermería saliente informa al entrante de las novedades producidas. Se exige por lo tanto puntualidad al alumnado para que esté presente en este momento tan importante para la planificación del trabajo de la sala. Igualmente se exige el cumplimiento completo del horario de permanencia en la unidad o servicio (6 horas/jornada).

La organización del plan trabajo en los tres subperiodos antes mencionados será como sigue:

Primer periodo (1ª-2ª semana)

En las primeras dos semanas el objetivo fundamental es la toma de contacto con la unidad y familiarizarse con el proceso de trabajo, conocer las características especiales de las personas enfermas, acostumbrarse al uso del diferente aparataje, identificar las dependencias y zonas de la sala, etc.

Este periodo se concibe como un proceso de aprendizaje y descubrimiento en el que el alumnado irá cumpliendo gradualmente con los objetivos comunes y específicos de la asignatura. En él se espera que el alumnado maneje los documentos que componen la historia clínica y los registros de enfermería, distinga las características de las personas atendidas (patologías más frecuentes, estado de conciencia, etc.) y comience a relacionarse con el resto de miembros del equipo de salud, participando progresivamente en la dispensación de cuidados.

Con ese fin se plantea que el grupo de alumnas y alumnos de cada unidad o servicio elabore un un breve informe en el que debe constar:

1. Nombre del Hospital y de la unidad/servicio.
2. Características de la plantilla existente en la unidad o servicio.
3. Descripción de la planta física de la unidad con elaboración de un plano en el que se detallen las diferentes estancias.
4. Descripción de las características del proceso de trabajo: acogida al paciente en el servicio, toma de constantes, preparación de la medicación, identificación del paciente, distribución horaria, etc.
5. Comentarios acerca de los documentos utilizados, del sistema de archivos, de la accesibilidad a la historia clínica.
6. Control de *stocks*: forma de solicitar los pedidos, días de pedido, sistema de almacenaje y reposición, etc. Personal encargado de realizarlo.
7. Comentarios sobre la revisión del carro de curas: ubicación, características, áreas del carro de curas, composición de cada una de las zonas.
8. Comentarios sobre la revisión del carro de urgencias: composición, ubicación, características, composición, encargado de revisión y periodicidad.

Durante los primeros días de estancia en la unidad o servicio de prácticas el alumnado deberá tener en cuenta una serie de recomendaciones que el PACCS se encargará de recordar y hacer notar, puesto que van a repercutir en la puntuación que emita. Por ejemplo:

1. Las prácticas son más efectivas si se conoce a fondo la Unidad, la dinámica de trabajo, el personal, etc.
2. Durante la realización de los primeras actuaciones de enfermería el nerviosismo es prácticamente inevitable. Si bien esto no debe ser motivo de excesiva preocupación para el/la estudiante (permanecer alerta ante las nuevas experiencias estimula la atención), éste no debe realizarse ninguna actividad para la que no se considere preparado/a y nunca sin la presencia del personal de enfermería graduado, particularmente en lo que se refiere a las técnicas invasivas o que puedan suponer riesgo de infección para el paciente o el alumno/a.

3. El alumnado debe preguntar todas las dudas que les surjan, tanto sobre la realización de técnicas como la cumplimentación de registros u otras tareas de gestión. En muchas ocasiones, la formulación de preguntas es el único modo de llegar al conocimiento de lo que se desea. En cualquier unidad el alumnado que muestra ansia de saber y curiosidad es preferido por los profesionales, antes que el pasivo que se limita a aceptar cualquier tarea, siempre y cuando se la hayan ofrecido. La iniciativa también forma parte del trabajo de Enfermería.

4. Se pueden y deben establecer relaciones cordiales con los pacientes. Se la persona enferma o sus familiares percibe sensaciones de suficiencia y altivez por parte del personal sanitario que le atiende, en el mejor de los casos se retrae, negándose a colaborar. Otros, por el contrario, exponen sus quejas de forma mucho más expresiva. Ello implica que las relaciones deben basarse en la sinceridad. La confianza en las relaciones facilitará la disminución de los nervios iniciales, y posibilitará que la tolerancia y comprensión ante el alumnado inexperto.

5. Las relaciones con los compañeros y los profesionales de la unidad o sevicio deben ser asimismo cordiales. Sin embargo, no debe descargarse todo el peso de la cordialidad sobre éstos. Para que las relaciones vayan por buen camino, es necesario adoptar un papel tolerante y activo, tomando decisiones, aunque éstas sean supervisadas por el personal de la planta.

6. Se debe aprovechar cualquier ocasión para hacer educación sanitaria tanto a los pacientes como a los familiares.

7. En todas las unidades hay oportunidad de realizar exploraciones o actividades en las que el personal de enfermería participa activamente. La preparación general de dichas técnicas es en muchos casos similar a otras realizadas en otras unidades, por lo que es conveniente observar y registrar atentamente su preparación y realización en el diario de prácticas.

8. Tras llegar a la unidad o servicio, el alumnado debe hacerse partícipe en la planificación del trabajo diario, organización de actividades, etc., si es que quiere familiarizarse con los registros de enfermería y elaborar su propia recogida de datos.

9. Por ultimo: inspirar confianza a los pacientes (que no te vean nervioso/a) y preparar todo antes de realizar algo y leer las historias clínicas. El apoyo psicológico también es importante: jamás se debe olvidare que son personas y que tienen sentimientos. Hay que ponerse en su lugar.

Segundo periodo (3ª-6ª semana)

Una vez familiarizado el alumnado con el servicio, el siguiente paso consistirá en asignar un paciente a cada estudiante para que revise su historia clínica y efectúe un estudio de caso, mostrando siempre el debido respeto conforme marca la Ley 1/2003 de Derechos e información al paciente. Se iniciará con ello en la atención directa a las personas, siempre bajo la supervisión del PACCS o del enfermero/a colaborador.

Las actividades a plantear al alumnado para trabajo en grupo son las siguientes:

1. Enumeración y somera descripción de los documentos que forman parte del episodio asistencial en la unidad/servicio en que se encuentra el grupo de alumos/as (posibilidad de añadir una copia sin rellenar).
2. Redactado con la descripción del proceso asistencial y la valoración realizada durante el ingreso de un paciente en la unidad:
    a) Procedencia, registro, etc.
    b) Ingreso solo o acompañado.
    c) Atención a la persona.
        1) Valoración inicial: motivo de ingreso, antecedentes, sintomatología, tiempo de evolución.
        2) Valoración física de la persona. Monitorización, procedimientos realizados, etc.
        3) Utilización de escalas de valoración: Ramsay, Glasgow, Braden, Barthel, Norton, etc. Indicaciones y criterios de actuación en función de la puntuación.
    d) Atención brindada a la familia. Posibilidad de acompañamiento, información que se le ofrece, periodicidad de la misma.
3. Revisión de los fármacos más utilizados en la unidad, clasificación de los mismos por grupos terapéuticos.
4. Elaboración de una base de datos informatizada o de un fichero tradicional con la información de los fármacos más utilizados en la unidad. Se contemplarán, al menos, los siguientes datos:
    a) Principio activo
    b) Nombre comercial
    c) Forma farmacéutica

   d) Vía de administración
   e) Pauta: dosis y periodicidad
   f) Indicaciones
   g) Efectos secundarios
   h) Horarios de administración
   i) Preparación o diluciones especiales del fármaco.
   j) Otros aspectos:

5. Redactado con la valoración neurológica de un paciente, razonando qué importancia hay que otorgar a cada uno de los aspectos y qué cuidados de enfermería se precisan en función del resultado de la valoración.

6. Redactado con información y reflexiones sobre la sedación: indicaciones, fármacos utilizados, etc.

7. Redactado con las reflexiones sobre las ventajas que presenta el sistema de triage para el usuario, el profesional y el centro hospitalario. Habrá que enumerar y describir las posibles variaciones y categorías de dolor torácico y adulto con fiebre.

Tercer periodo (7ª-última semana)

Siguiendo el proceso secuencial de adquisición de conocimientos y competencias en este tercer periodo se potenciará la autonomía de los/las estudiantes en el proceso integral de atención a las personas. Para ello se plantea que asuma el cuidado y la atención de un paciente de forma autónoma y aplique el plan de cuidados, siempre bajo el tutelaje de un o una profesional colaborador o del PACCS.

El trabajo a realizar de forma individual por cada estudiante consistirá pues en el `seguimiento de un episodio asistencial`, desde su inicio hasta el alta hospitalaria, el cual deberá plasmar en un documento o informe. En dicho informe deberá quedar reflejado lo siguiente:

1. Datos del paciente. En este apartado se hará constar:

   a) Identificación. Se anotará únicamente: las iniciales, la fecha de nacimiento, el sexo y población de residencia.

   b) Procedencia (domicilio, iniciativa propia, SAMU, otro servicio del hospital, paciente programado, etc.).
   c) Motivo de ingreso (diagnóstico médico y sintomatología referida).
   d) Alergias.
   e) Antecedentes previos.
   f) Medicación previa.
   g) Persona que proporciona la información.

2. Exploración física inicial.
3. Entrevista inicial. Se tendrá en cuenta el modelo de valoración que se emplee en la unidad o servicio, o en su defecto alguno de los modelos conceptuales aprendidos en la Escuela de Enfermería.
4. Pruebas diagnósticas. Se adjuntará un anexo donde se incluya una tabla con las «pruebas diagnósticas» más frecuentemente realizadas en el servicio. En la tabla se contemplará:
   a) Nombre de la prueba.
   b) Descripción del procedimiento.
   c) Consejos o información a proporcionar a la persona.
   d) Características del consentimiento informado.
   e) Preparación previa.
   f) Información que proporciona.
   g) Coste estimado.
5. Tratamiento administrado.
6. Análisis crítico y razonado de los datos.
7. Educación sanitaria proporcionada al paciente y a los familiares.
8. Planificación de objetivos coordinados con la persona y la familia.
9. Planificación de objetivos y actividades en todos los niveles asistenciales.
10. Informe de alta, incluyendo planificación de intervenciones, actividades, etc.

Para la cumplimentación del informe el alumnado deberá necesariamente haber revisado los protocolos y manuales de procedimientos generales y específicos existentes en el centro o en la unidad/servicio (por ejemplo, lavado de manos, valoración del dolor, etc.). En otro anexo del informe el alumno/a incluirá una breve explicación sobre qué protocolos y procedimientos han sido utilizados y de qué manera en el episodio asistencial. Asimismo, razonará si echa en falta algún tipo de protocolo y los motivos por los que no se aplica en la unidad. Sería recomendable realizar el seguimiento de la persona atendida y su familia tras el alta hospitalaria, por lo que, tras el visto bueno del profesorado responsable de las asignaturas *Practicum II* y *IV*, sería recomendable el seguimiento en otros niveles asistenciales.

Previsión de plazas de prácticas para el alumnado en los Centros y servicios hospitalarios

En el momento de la matrícula el alumnado podrá elegir el lugar donde realizar las prácticas de la asignatura *Practicum IV* de entre el conjunto de unidades o servicios hospitalarios que le oferte la EUIP. La ocupación de estos servicios ha sido previamente concertada con los responsables de Conselleria de Sanidad y/o la Dirección y el responsable de docencia de cada Hospital.

La Tabla 34 muestra las plazas previstas necesarias para el desarrollo de la asignatura *Practicum IV*.

Profesorado asociado de ciencias de la salud

Como ya dijimos, el Departament d'Infermeria cuenta con un conjunto de profesores asociados de ciencias de la salud que tienen plaza asistencial en las unidades o servicios donde acuden los y las estudiantes y que se encargan del control y seguimiento de sus actividades.

En la Tabla 35 se muestra el listado de PACCS designados por el Departament d'Infermeria que participa en la asignatura de la actual Diplomatura que equivale al *Practicum IV* de Grado.

6.4.6.3. Seminarios/taller en la sala de prácticas de la EUIP

En función del temario de la asignatura expuesto en la sección 6.4.4 se plantea la realización de 12 seminarios/taller a lo largo del periodo de prácticas, a razón de uno a la semana (aproximadamente), a partir de la segunda semana de estancia en el Hospital.

En la Tabla 36 se reproduce un listado con la denominación de los seminarios/taller que constituyen el programa de la asignatura.

Cada seminario/taller tendrá una duración de tres horas y, como anteriormente se dijo, se plantea para 6 grupos grupos de 40 estudiantes (L_1, L_2, L_3, L_4, L_5, L_6).

Durante los primeros 40 minutos el profesorado responsable efectuará una exposición al tema (a modo de exposición magistral) de manera que el conteni-

Centro	Unidad/ Servicio	Turno	
		Mañanas	Tardes
Hospital Clínic Universitari	Quirófanos	10	9
	Urgencias	10	9
	Reanimación UCI	10	10
	Diálisis	4	4
	UHD	4	4
Hospital General Universitari	Quirófanos	9	8
	Urgencias	10	10
	Reanimación UCI	10	9
	Diálisis	4	4
	UHD	4	4
Hospital Universitari Dr. Peset	Quirófanos	8	7
	Urgencias	8	8
	Reanimación UCI	8	8
	Diálisis	4	4
	UHD	4	4
Hospital de Sagunt	Servicios especiales	10	7
H. Lluís Alcanyís (Xàtiva)	Servicios especiales	10	7
H. F. de Borja (Gandia)	Servicios especiales	10	7
TOTAL		137	123
		260	

Tabla 34: Previsión de plazas de prácticas para la asignatura *Practicum IV*

do guarde estrecha relacion y sea complementario al recibido en las asignaturas teóricas. En los 20 minutos siguientes introducirá una situación asistencial

Centro	**Iniciales PACCS**	**Unidad/Servicio localización PACCS**	**Teléfono de la sala**
Hospital Clínic Universitari	H. V. G.	Quirófanos	963989900
	A. R. A.	Urgencias	963862600
	JM. G. L.	Reanimación	963862600
		UCI	
Hospital General Universitari	J. G. M.	Reanimación	961972000
	Mª T. J. R.	Reanimación Cardiaca	961972000
	A. P. P.	Quirófanos	961972000
	Mª J. S. S.	Urgencias	961972000
Hospital Universitari Dr. Peset	A. R. M.	UCI	961622300
	J. P. C.	UMCE	961622339
	F. V. D.	Quirófano	961622300
Hospital de Sagunt	J. F. N.	UCI	962659400
H. Lluís Alcanyís (Xàtiva)	J. M. G.	Urgencias	962289500
H. F. de Borja (Gandia)	R. E. S.	Urgencias	962959200

Tabla 35: Profesorado asociado de ciencias de la salud del Departament d'Infermeria para hacerse cargo de la asignatura *Practicum IV*.

Número	Seminarios/taller	Horas
1	Monitorización del paciente	3 h
2	Shock	3 h
3	Quemaduras	3 h
4	Cuidados intraoperatorios	3 h
5	Cardiopatía isquémica	3 h
6	Muerte cerebral y mantenimiento del donante	3 h
7	Ventilación mecanica	3 h
8	Hemodiálisis	3 h
9	Triage «Manchester»	3 h
10	Estomas	3 h
11	Catéter venoso central y nutrición parenteral	3 h
12	Drenaje torácico	3 h
	TOTAL	36 h

Tabla 36: Seminarios/taller del *Practicum IV*.

o un caso clínico y explicará el procedimiento para desarrollar la parte del taller.

A continuación, el grupo de 40 estudiantes se dividirá en subgrupos de 10, dedicando 20 minutos a analizar el contenido expuesto por el profesorado responsable, cumplimentar la ficha o fichas correspondientes donde redactarán la opinión, la impresión o la resolución de la situación expuesta, y ensayar con el aparataje y/o maniquí de simulación la manera de realizar correctamente el procedimiento.

En los siguientes 20 minutos uno o varios miembros de uno de los subgrupos de 10 estudiantes hará una demostración del procedimiento ante el resto de la clase. Cada subgrupo tomará la decisión de qué compañeros/as se encargarán de la demostración, procurando el profesorado que todo el alumnado haya participado al menos una o dos veces en estas demostraciones. Esta dinámica de demostración se repetirá con los otros tres grupos, ocupando un total de 80 minutos.

En los veinte minutos finales se realizará una puesta en común entre todo el grupo de la clase analizando los posibles errores y omisiones cometidos por los intervinientes en las demostraciones, permitiendo al grupo darse cuenta de los mismos y reflexionar sobre las consecuencias que puedan derivar, así como proponer soluciones para evitarlos.

En cuanto a la impartición de los seminarios/taller a lo largo de una semana tipo, nos proponemos que los grupos de la mañana, pongamos el L_1, L_2 y L_3, los realicen los lunes, miércoles y viernes, respectivamente, de 10 a 13 horas. Los grupos de la tarde (L_4, L_5 y L_6), los mismos días de 15 a 18 horas.

El día en que se imparta el último seminario/taller de cada subgrupo L un representante de la Comisión de Evaluación del Departament d'Infermeria entregará al alumnado los cuestionarios para que se evalúe la actividad docente tanto del profesorado asociado de ciencias de la salud y como del profesorado responsable de la asignatura. Recogidos los cuestionarios se entegarán en el Departament d'Infermeria para que los haga llegar al Gabinet d'Avaluació i Diagnòstic Educatiu de la Univesitat de València.

6.4.6.4. Tutorías de asignatura o académicas

Estas tutorías se centran en la materia o *corpus* de conocimientos y tienen como finalidad posibilitar un mejor aprendizaje del alumnado. En ellas, el profesorado se desenvuelve orientando al estudiante en diferentes vertientes (académica, curricular, vocacional o profesional, etc.), enseñándole a organizar sus tareas y tiempo, ayundándole a detectar sus necesidades o carencias ante un problema o situación académica y orientando hacia la posible solución.

En nuestro caso, estas tutorías estarán orientadas a dar soporte a la actividad que desarrolle el alumnado en la unidad o servicio del Centro de prácticas, tanto en lo que se refiere a la actividad asistencial como los trabajos solictados por el profesorado responsable, así como el trabajo no presencial o el desarrollado a través del Aula Virtual.

Se plantean 10 tutorías académicas de dos horas de duración por cada subgrupo U_i, que coincidirán con los días de los diez últimos seminarios/taller. Así, por ejemplo, el grupo L_1 que acudiría al seminario/taller un lunes de 10 a 13 horas, tendría asignada la tutoría académica el mismo día de 15 a 17 horas. Y el grupo L_4 que acudiría un lunes de 15 a 18 horas, tendría la tutoría académica ese día de 11 a 13 horas.

6.4.6.5. Actividades complementarias a realizar por el alumnado durante el periodo de prácticas a través del Aula Virtual

A lo largo del periodo de de prácticas se requerirá que el alumnado utilice con frecuencia el Aula Virtual. La aplicación informática sobre la que ésta está montada permite un uso docente para la realización de:

1. Actividades de apoyo y seguimiento del proceso de enseñanza-aprendizaje, como:
   a) Tutoría virtuales, alternativas y preferibles a la petición de aclaración de dudas mediante correo electrónico.
   b) Autocuestionario evaluativo respecto del contenido de la asignatura visto hasta el momento (seminarios/taller, actividad en la unidad/servicio). Se planteará desde el final del segundo periodo de prácticas (semana 7ª de permanencia en el Hospital, aproximadamente) hasta el último seminario/taller. En la Figura 12 se muestra un ejemplo de autocuestionario evaluativo.

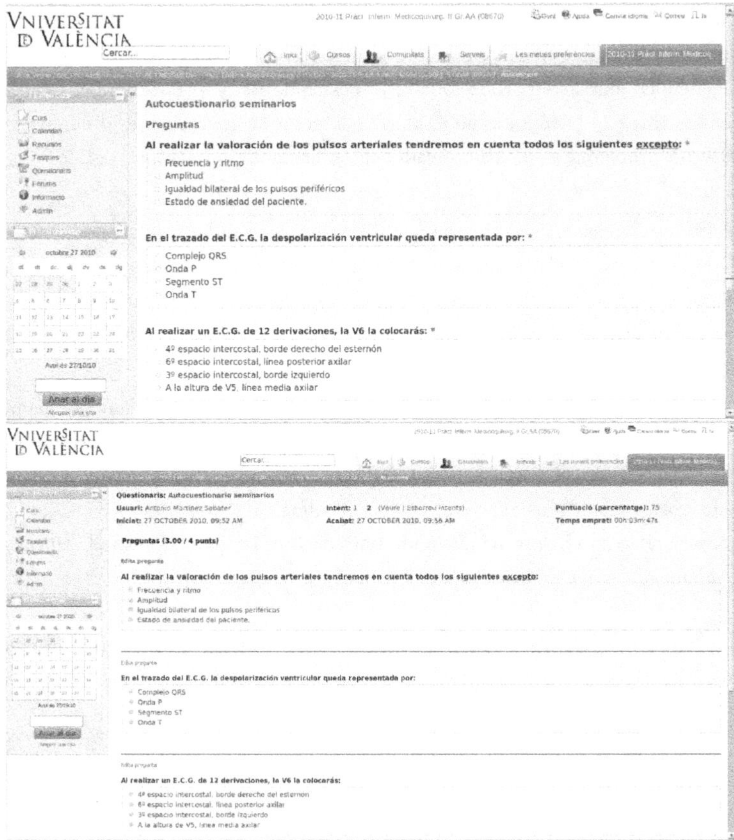

Figura 12: Ejemplo de autocuestionario evaluativo en el Aula Virtual de la Universitat de València.

2. Actividades para incentivar el interés por la asignatura, como:

   a) *Blog*. Será de carácter privado alumno/a-profesorado, activándose el primer día del periodo de la asignatura con el fin de que pueda ser utilizado como alternativa al diario reflexivo del estudiante, y manteniéndose hasta el día siguiente de la finalización de la estancia en las unidades/servicios de prácticas.

   b) Foros. Se activará un foro al principio del segundo superiodo de prácticas (semana 3ª) y se mantendrá hasta el final del mismo (6ª semana). La temática del foro dependerá del interés que muestre el alumnado por algún tema concreto, por ejemplo: uso de protocolos y guías clínicas en unidades especiales, infecciones nosocomiales, patologías emergentes, gestión de calidad en cuanto a errores en la medicación, etc. Cada alumno/a ha de realizar al menos dos intervenciones razonadas, valorándose que la aportación (información suministrada, bibliografía, etc.) resulte de interés para el resto de compañeros y compañeras. En la Figura 13 se muestra un ejemplo de autocuestionario evaluativo.

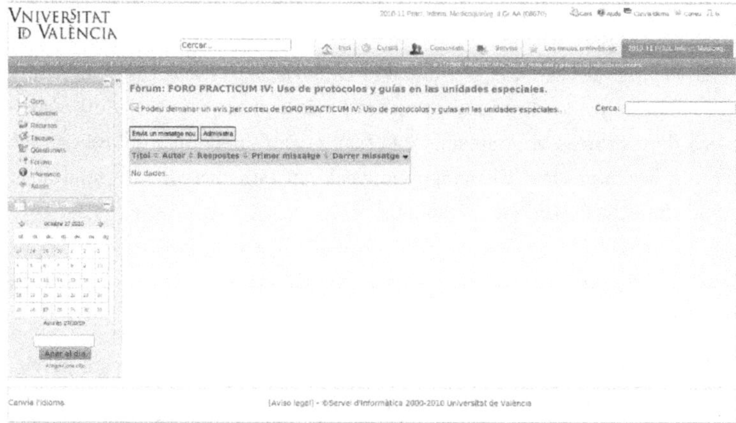

Figura 13: Ejemplo de foro en el Aula Virtual de la Universitat de València.

c) Videojuegos. Se plantean tres videojuegos de simulación con la siguiente temática: reconocimiento de material quirúrgico, pruebas exploratorias y preparación del paciente para pruebas de diversa índole. Cada videojuego se activará al principio de cada subperiodo de prácticas (semanas 1ª, 3ª y 7ª) y el alumnado dispondrá de ellos hasta el final de los mismos, respectivamente. En la Figura 14 se muestra un ejemplo de videojuego accesible a través de la página de Internet: http://bmv.uv.es/.

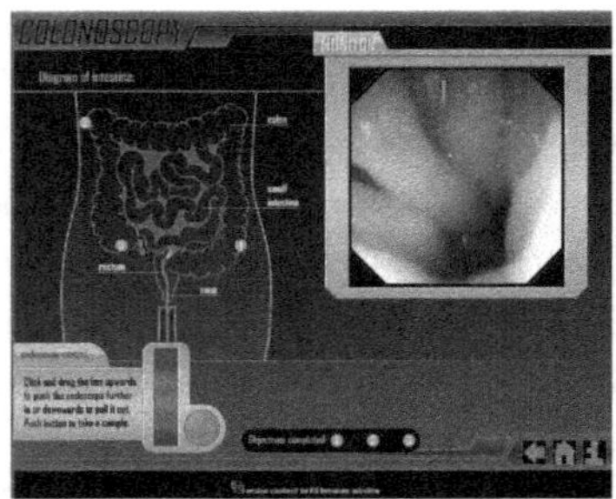
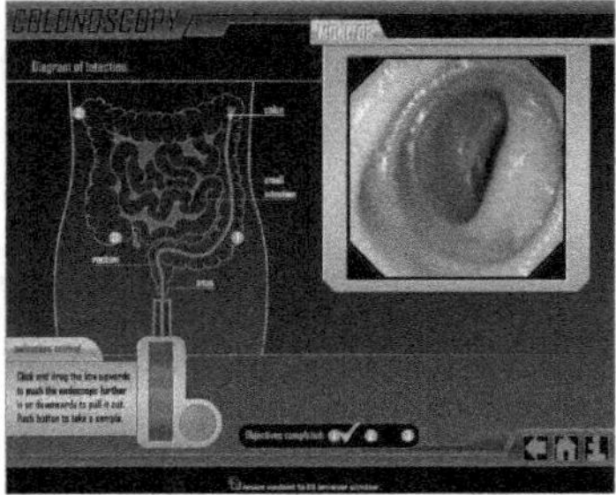

Figura 14: Ejemplo de videojuego disponible a través de Internet.

El tiempo que dedique el alumnado en su interacción a través del Aula Virtual lo vamos a considerar como **actividad presencial**, dado la naturaleza de las tareas programadas y el seguimiento individual del acceso que permite la plataforma. El tiempo empleado en estas actividades tendrá un reconocimiento máximo de 27 horas.

6.4.6.6. Exposición de trabajos en la EUIP, finalizado el periodo de prácticas

Al final del periodo de estancia del alumnado en el Hospital está previsto que expongan por grupos el trabajo sobre **seguimiento de un episodio asistencial** que hayan seleccionado de entre los trabajos individuales realizados. Este trabajo deberá ser entregado al profesorado responsable siguiendo las normas de presentación indicadas en el *Manual de las prácticas* tres días antes de que la fecha de la exposición.

A la sesión de exposición de los trabajos deben acudir los y las estudiantes de cada Hospital de la ciudad (Clínico, General y Dr. Peset) u Hospitales comarcales (Sagunt, Lluís Alcanyís y F de Borja) y según turnos. De este modo se conformarán los subgrupos que quedan reflejados en la Tabla 37, tanto del turno de la mañana como el de tarde.

Cada subgrupo dispondrá de media hora para la exposición del caso seleccionado y 15 minutos para preguntas dirigidas desde el auditorio, debiendo estar presente todo el alumnado de ese grupo (E_i) durante todas las exposiciones. Esto significa 3 horas de presencialidad para el alumnado y 12 para el profesorado, durante dos días.

<table>
<tr><th>Turno</th><th>Hospital</th><th>Quirófano</th><th>Urgencias</th><th>Ream. UCI</th><th>Dialisis / UHD</th><th>Total</th><th>Grupo</th><th>Día</th><th>Horario</th></tr>
<tr><td rowspan="6">Mañana</td><td>Clínic Univ.</td><td>10</td><td>10</td><td>10</td><td>4 / 4</td><td>38</td><td>E_1</td><td>1</td><td>08:00 - 11:00</td></tr>
<tr><td>General Univ.</td><td>9</td><td>10</td><td>10</td><td>4 / 4</td><td>37</td><td>E_2</td><td>1</td><td>11:30 - 14:30</td></tr>
<tr><td>Univ. Dr. Peset</td><td>8</td><td>8</td><td>8</td><td>4 / 4</td><td>32</td><td>E_3</td><td>2</td><td>08:00 - 11:00</td></tr>
<tr><td>Sagunt</td><td colspan="4">10</td><td rowspan="3">30</td><td rowspan="3">E_4</td><td rowspan="3">2</td><td rowspan="3">11:30 - 14:30</td></tr>
<tr><td>Ll. Alcanyís</td><td colspan="4">10</td></tr>
<tr><td>F Borja</td><td colspan="4">10</td></tr>
<tr><td rowspan="6">Tarde</td><td>Clínic Univ.</td><td>9</td><td>9</td><td>10</td><td>4 / 4</td><td>36</td><td>E_5</td><td>1</td><td>15:00 - 18:00</td></tr>
<tr><td>General Univ.</td><td>8</td><td>10</td><td>9</td><td>4 / 4</td><td>35</td><td>E_6</td><td>1</td><td>18:30 - 21:30</td></tr>
<tr><td>Univ. Dr. Peset</td><td>7</td><td>8</td><td>8</td><td>4 / 4</td><td>31</td><td>E_7</td><td>2</td><td>15:00 - 18:00</td></tr>
<tr><td>Sagunt</td><td colspan="4">7</td><td rowspan="3">21</td><td rowspan="3">E_8</td><td rowspan="3">2</td><td rowspan="3">18:30 - 21:30</td></tr>
<tr><td>Ll. Alcanyís</td><td colspan="4">7</td></tr>
<tr><td>F Borja</td><td colspan="4">7</td></tr>
</table>

Tabla 37: Propuesta de redistribución de grupos para la exposicón del seguimiento del episodio asistencial.

El día de la exposición de los trabajos, el grupo de estudiantes de cada unidad/servicio hará entrega del documento de evaluación sobre organización y funcionamiento de las prácticas, habiendo rellenado todos los apartados establecidos para su cumplimentación.

6.4.6.7. Pruebas finales de simulación en la sala de prácticas de la EUIP

La semana siguiente a las exposiciones del `seguimiento de un episodio asistencial` se propone realizar en la Sala de Prácticas de la EUIP pruebas de simulación con efectos evaluativos sobre diferentes procedimientos que han sido vistos a lo largo de la estancia en el Hospital (5 ó 6 talleres aproximadamente) o en los seminarios/taller (12).

En estas pruebas se espera que el/la estudiante sepa explicar la finalidad de sus actuaciones, la selección del material necesario, la preparación del paciente, los posibles riesgos y complicaciones, los procedimientos y la información a dar al paciente y a los familiares, contando para ello con 15 minutos como máximo.

La distribución de las sesiones para las pruebas de simulación se detallan en la Tabla 38. Cada estudiante elegirá por sorteo uno de los procedimientos a defender para ser evaluado (de entre los 17 ó 18 posibles).

	Día 1º			Día 2º			Día 3º			Día 4º		
Horario	SP 1	SP 2	SP 3	SP 1	SP 2	SP 3	SP 1	SP 2	SP 3	SP 1	SP 2	SP 3
08:00	1	2	3	67	68	69	133	134	135	199	200	201
08:15	4	5	6	70	71	72	136	137	138	202	203	204
08:30	7	8	9	73	74	75	139	140	141	205	206	207
08:45	10	11	12	76	77	78	142	143	144	208	209	210
09:00	13	14	15	79	80	81	145	146	147	211	212	213
09:15	16	17	18	82	83	84	148	149	150	214	215	216
09:30	19	20	21	85	86	87	151	152	153	217	218	219
09:45	22	23	24	88	89	90	154	155	156	220	221	222
10:00	25	26	27	91	92	93	157	158	159	223	224	225
10:15	28	29	30	94	95	96	160	161	162	226	227	228
10:30	31	32	33	97	98	99	163	164	165	229	230	231
10:45	34	35	36	100	101	102	166	167	168	232	233	234
12:00	37	38	39	103	104	105	169	170	171	235	236	237
12:15	40	41	42	106	107	108	172	173	174	238	239	240
12:30	43	44	45	109	110	111	175	176	177	241	242	243
12:45	46	47	48	112	113	114	178	179	180	244	245	246
13:00	49	50	51	115	116	117	181	182	183	247	248	249
13:15	52	53	54	118	119	120	184	185	186	250	251	252
13:30	55	56	57	121	122	123	187	188	189	253	254	255
13:45	58	59	60	124	125	126	190	191	192	256	257	258
14:00	61	62	63	127	128	129	193	194	195	259	260	261
14:15	64	65	66	130	131	132	196	197	198	262	263	264

Tabla 38: Propuesta de calendario y distribución del alumnado para las pruebas de simulación.

Dado la carga de trabajo que supone esta modalidad de examen, y que computa como docencia no presencial para la Universitat de València, el profesorado responsable de la asignatura solicitará la colaboración del profesosado asociado de ciencias de la salud para que participe en la evaluación de estas pruebas. Los criterios de puntuación serán consensuados con antelación.

6.4.6.8. Trabajo no presencial del alumnado

La estimacion del trabajo no presencial que el alumnado debe dedicar a la asignatura se debe considerar de forma aproximada, puesto que indefectiblemente variará de un grupo a otro, de un curso a otro, y siempre se verá influida por el componente individual.

En la asignatura *Practicum IV*, se considera que este trabajo no presencial debería invertirse en:

- Organización del trabajo en grupo.
- Búsqueda y lectura de documentos.
- Elaboración de documentos (fichas, esquemas, cuadros sinópticos).
- Ensayo de la exposición.
- Estudio y preparación de la prueba de simulación.

6.4.6.9. Reunión final entre el profesorado responsable y el PACCs para la evaluación del alumnado

Una vez corregidos los trabajos en grupo e individuales y calculadas las puntuaciones que se obtengan de todos los procesos realizados por cada estudiante, se introducirán las cifras en una base de datos preparada al efecto y se obtendrán las medias ponderadas.

Acto seguido el profesorado responsable de la asignatura concertará una reunión con el profesorado asociado de ciencias de la salud y se revisarán las puntuaciones, así como se tendrán en cuenta las aportaciones de corte cualitativo para ajustar las calificaciones. Con todo ello se emitirán las notas definitivas.

Al mismo tiempo, está reunión servirá para realizar un balance sobre el funcionamiento de la asignatura y plantear aspectos a mejorar para el próximo curso.

6.4.6.10. Resumen de la distribución del trabajo según modalidades docentes

En la tabla 39 se puede apreciar la propuesta de distribución del trabajo del alumno/a en función de las diferentes modalidades docentes y la docencia no presencial.

Recordemos que en la Figura 11 (pag. 259) se representó un esquema que sintetizaba las diversas estrategias didácticas a emplear en el *Practicum IV* y la distribución temporal de las mismas. En ella se podía apreciar la factibilidad de nuestra propopuesta de organización de la asignatura.

ACTIVIDAD	Modalidades de docencia presencial			Docencia no presencial
	S	L	U	
Asistencia a prácticas	342 h			
Sesión introductoria		4		
Seminarios y talleres		36 h		
Actividades en Aula Virtual		27 h		
Exposición de trabajos		3 h		
Tutorías de asignatura o académicas			20 h	
Preparación trabajo de grupo				24 h
Preparación seminario/taller				30 h
Elaboración de productos derivados de los trabajos				30 h
Preparación prueba de simulación				24 h
Examen (prueba de simulación)				15'
TOTAL	342 h	70 h	20 h	108 h
	432 h			
	540 h			

S: Estancia en Instituciones Sanitarias. L: Clases de laboratorio, con grupo pequeño (10-15 estudiantes). U: Tutoría guiada en grupo pequeño.

Tabla 39: Propuesta de distribución del tiempo de trabajo del alumno/a en horas, en la asignatura *Practicum IV*, según modalidades docentes.

6.5. Evaluación

La evaluación es un momento fundamental en la planificación de la docencia, y hay que interpretarla como la comprobación de la validez de las estrategias didácticas, configuradas por las opciones que se han tomado en las numerosas dimensiones de los elementos didácticos, en orden a la consecución de las metas propuestas. Es decir, la evaluación se convierte en el hecho de buscar las respuestas que ayuden a decidir si la estrategia metodológica desarrollada es adecuada o no, o en qué medida lo es, para guiar, así, un proceso de enseñanza que encauce, provoque y configure un proceso de aprendizaje que desemboque en la obtención de unos resultados de aprendizaje previamente propuestos.

Desde esta perspectiva, el gran valor de la evaluación estriba en ser un instrumento de investigación en la didáctica, que permita comprobar hipótesis de acción metodológica para ir acumulando recursos metodológicos que tienen una eficacia comprobada en la acción, e ir engrosando de esta manera el apartado de la técnica pedagógica científicamente fundamentada.

Por otra parte, la evaluación también debe estudiar los efectos y problemas que plantea su uso, tanto en los productos y procesos del aprendizaje como en la propia caracterización de los métodos didácticos.

Tipos de evaluación

Existen muchas clasificaciones en función de los criterios que se utilizan para establecerlas, que varían según se haga hincapié en la finalidad de la evaluación, en su correspondencia con las diferentes etapas de su proceso, en el predominio de las técnicas cuantitativas o cualitativas, etc. La tipología que se establece en cada caso responde muchas veces a matices terminológicos.

En nuestro caso, distinguiremos entre:

A) Evaluación del alumnado por parte del profesorado.

- A.1) Evaluación diagnóstica.
- A.2) Evaluación formativa.
  - 1) Evaluación por parte del profesorado asociado de ciencias de la salud.
    - I) Integración del alumnado en la unidad/servicio hospitalario.
    - II) Control de asistencia.
    - III) Cumplimiento de actividades en la unidad/servicio hospitalario.
  - 2) Evaluación por parte del profesorado responsable de la asignatura.
    - I) Conocimientos, habilidades y actitudes en los seminarios/taller.
    - II) Tutoría de asignatura o académica y diario reflexivo.
    - III) Actividades en el Aula Virtual (individual).
    - IV) Exposición del seguimiento de un episodio asistencial (en grupo).

3) Evaluación de la prueba de simulación (profesorado responsable y/o PACCS).

A.3) Evaluación sumativa.

B) Evaluación por parte del alumnado.

B.1) Evaluación de la organización y funcionamiento de las prácticas.

B.2) Evaluación del profesorado por parte del alumnado.

1) Evaluacion al profesorado responsable de la asignatura.

2) Evaluación al profesorado asociado de ciencias de la salud.

6.5.1. Evaluación del alumnado por parte del profesorado

La evaluación del alumnado de esta asignatura requiere necesariamente la coordinación entre el profesorado responsable de la asignatura y el profesorado asociado de ciencias de la salud, e incluso la coordinación entre estos últimos y los profesionales que han compartido las enseñanzas prácticas con los y las estudiantes.

Las competencias se evaluarán teniendo en cuenta los objetivos que se propone la asignatura, tanto en lo que se refiere a conocimientos como habilidades instrumentales, expresivas y creativas. Cada actividad prescrita como evaluable en el *Manual de prácticas* será valorada por el profesorado con una puntuación numérica teniéndose en cuenta los criterios estipulados al efecto (por ejemplo, preparación de material, ejecución de la técnica, manipulación del registro, información al paciente, etc.). El *Manual* llevará incorporado una serie de documentos en forma de tablas evaluatorias del proceso de aprendizaje, con el fin de conseguir una evaluación lo más objetiva posible.

Se tendrá en cuenta, además, las consideraciones que haga el profesorado asociado de ciencias de la salud fruto de la la observación directa y/o de la información proporcionada por los profesionales colaboradores, que se plasmarán en un breve informe sobre al alumno/a que se entregará al profesorado responsable al finalizar el periodo de prácticas.

El profesorado responsable de la materia será quien se encargue de la evaluación con carácter acreditativo, teniendo en cuenta los principios de la evaluación formativa y la evaluación sumativa.

6.5.1.1. Evaluación diagnóstica

La evaluación diagnóstica se aplicará al inicio del período de la asignatura, con la finalidad de obtener un cuadro de los conocimientos y habilidades que los/as estudiantes poseen y de aquellos que carecen, y que son indispensables para realizar las prácticas en los servicios especiales.

En este sentido, en la reunión del primer día en que el alumnado se incopore a la unidad o servicio hospitalario el profesorado asociado de ciencias de la salud les solicitará que señalen aquellos procedimientos que hayan realizado y consideren que dominan, de entre los realizados en anteriores *Practicum* (sirva como ejemplo el listado de la Tabla 28, pág. 194). Esto permitirá una mejor planificación de la tarea docente del PACCS para cubrir las carencias, de manera que el grupo de estudiantes alcance un punto de partida lo más homogéno posible.

6.5.1.2. Evaluación formativa

La evaluación formativa comprenderá tanto la evaluación de las actividades desarrolladas en la unidad o servicio de prácticas, como la de las actividades planteadas a raíz de los seminarios/taller, productos elaborados, exposiciones, simulaciones, etc.

En la evaluación formativa se considerarán los resultados y procesos intermedios, y es fundamental para regular el desarrollo del periodo de prácticas y corregir la marcha de la programación. Mediante su aplicación constante, el profesorado podrá obtener una idea clara acerca del rendimiento del/la estudiante y de lo adecuado que resultan las actividades, materiales y cargas horarias dispuestas.

Para establecer los acuerdos encomendados a la evaluación formativa se debe tener en cuenta que los seminarios/taller y las actividades prácticas a realizar deben interrelacionarse de tal forma que se vaya obteniendo, cada vez más plenamente, una visión de totalidad. Para ello se requerirá la elaboración de unos productos determinados, dependiendo de los contenidos y en relación con las actividades que se propongan.

En el Anexo A.1 se puede observar los documentos que contienen los criterios de desempeño, las evidencias de conocimiento y comprensión y las evidencias requeridas para la evaluación de las competencias asignadas a la asignatura establecidas en el el documento *Formulario de solicitud* para la verificación del título.

1) Evaluación por parte del profesorado asociado de ciencias de la salud

El profesorado asociado de ciencias de la salud, junto con los profesionales colaboradores de las unidades y servicios del Hospital, serán los encargados de esta parte de la evaluación formativa. Ellos y ellas son quienes mantienen una relación más directa con el grupo de estudiantes a lo largo del período de prácticas. Son, por tanto, los más indicados para valorar el aprendizaje de las actividades de atención integral a la salud que, día a día, se realizan en la unidad. Su situación les permite observar, asimismo, cómo evolucionan las habilidades y destrezas en el alumnado, cualidades difíciles de calibrar de otra manera.

He aquí algunos de los aspectos fundamentales a valorar.

I) La integración del alumnado en la unidad/servicio hospitalario, valorándose aspectos como:

- La capacidad de organización.
- La originalidad.
- La iniciativa y el interés.
- Las relaciones humanas.
- La responsabilidad.
- La confianza en los demás.
- Las aportaciones personales de carácter reflexivo, etc.

II) El control de asistencia, que será llevado a cabo por el profesorado asociado de ciencias de la salud mediante la comprobación de la firma diaria del alumnado en una ficha personalizada. Como ya se dijo, se permite hasta un 5 % de ausencias justificadas (3 días), con posibilidad de recuperar más faltas de asistencia previa autorización por parte del PACCS y estando informado el profesorado responsable.

III) El cumplimiento de las actividades en la unidad/servicio hospitalario, según el plan de trabajo especificado en el *Manual de prácticas*.

Para esta evaluación, que se realizará al final del período de prácticas, se tendrá en cuenta:

(a) La participación en los talleres propuestos por el PACCS. Se solicitará a este profesorado que de cada taller el alumnado presente una breve memoria a modo de ficha en la que conste, al menos, los siguientes apartados:

1. Nombre del taller.
2. Indicaciones del procedimiento.
3. Material necesario para la ejecucion del procedimiento.
4. Descripción pormenorizada de la técnica empleada.
5. Información y preparación del paciente.
6. Riesgos de la técnica.
7. Referencias bibliográficas que sustenten el procedimiento.

(b) La demostración práctica que realice el o la estudiante de las técnicas básicas o procedimientos asistenciales aplicados a la atención del paciente y la planificación de los cuidados de enfermería, además de la correcta cumplimentación de los documentos utilizados para el registro de las actividades de enfermería.

(c) La calidad de los productos que debe elaborar el alumnado, bien en grupo o de forma individual, como resultado de las actividades planteadas a desarrollar en la unidad o servicio hospitalario, tales como:

1. Breve informe sobre la unidad/servicio (trabajo en grupo)
2. Informe sobre las características asistenciales específicas de la unidad/servicio (trabajo en grupo)
3. Seguimiento de un episodio asistencial (trabajo individual)

2) Evaluación por parte del profesorado responsable de la asignatura

El profesorado responsable de la asignatura, por su parte, se encargará de valorar los siguientes aspectos:

I) Los conocimientos aprendidos y las habilidades y actitudes demostradas en los seminarios/taller.

Se valorará aquí la ficha redactada en grupo sobre la opinión, la impresión o la resolución de la situación expuesta o caso clínico.

La demostración que ejecute uno de los miembros del grupo se valorará teniendo en cuenta si ha sido capaz de:

a) Identificar el procedimiento a realizar, explicitando la finalidad el mismo, los pasos a seguir previo a la ejecución, la preparación del paciente, las posibles complicaciones y riesgos y los cuidados al paciente posteriores al procedimiento.

b) Identificar y preparar el material necesario.

c) Realiza correctamente el procedimiento, indicando en cada momento qué se realiza y por qué.

d) Recoger el material utilizado, explicando el modo de limpieza y/o colocación en los recipietes de seguirdad.

La puntuación de la demostración se aplicará a todos los miembros del grupo.

A la ficha antes mencionada el grupo de estudiantes deberá añadir una síntesis sobre las reflexiones finales de los posibles errores y omisiones cometidos por todos los grupos.

La asistencia a los seminarios/taller es de carácter obligatorio e impostergable.

II) Tutoría de asignatura o academica y diario reflexivo

La asistencia a las tutorías de asignatura o académicas es también de carácter obligatorio e impostergable.

En ellas se valorará que el alumnado lleve al día los trabajos a desarrollar en las unidades/servicios hospitalarios. Se pondrá especial atención en la cumplimentación del diario reflexivo insistiendo en que se valorará del mismo la exposición clara de los conceptos e ideas, la capacidad de presentar una crítica constructiva de las actividades y la propuesta de líneas de mejora.

III) Las actividades en el Aula Virtual

El autocuestionario evaluativo emite una puntuación por sí mismo.

En el foro se valorará la participación en función de las aportaciones realizadas, no sólo en número sino la calidad en las mismas. Es decir, el interés suscitado al resto de los intervinientes y al profesorado, la aportación de referencias bibliográficas que sustenten las afirmaciones vertidas, etc.

En cuanto al juego virtual, la aplicación informática permite notificar al profesorado si el o la estudiante ha conseguido superar con éxito la prueba.

IV) La exposición del seguimiento de un episodio asistencial.

Para la valoración del informe que presente el grupo de estudiantes sobre el seguimiento del episodio asistencial seleccionado se tendrá en cuenta lo siguiente:

a) La presentación: mecanografiado, tipo de letra, paginado, márgenes, índice, bibliografía, anexos adjuntados al final y su referencia en el texto.

b) El contenido: valorándose definición de los objetivos terminales, intermedios y operativo de la situación patológica, teniendo en cuenta la Historia Natural de la Enfermedad, las actuaciones y conductas a realizar a partir de la atención integral a la persona y los niveles de prevención.

Para la valoración de la exposición se tendrá en cuenta:

a) Presentación inicial.

b) Captación de la atención del auditorio (mirar al auditorio, entonación de la voz).

c) Adopción de posturas inadecuadas.

d) La claridad en la organización de la exposición y en el desarrollo del discurso. Fluidez en el lenguaje.

e) El ajuste al tiempo máximo de exposición.

f) Los recursos didácticos utilizados y la destreza en su uso.

g) La ubicación con respecto a los medios audiovisuales empleados.

h) Las aportaciones y reflexiones para despertar el debate.

La asistencia a las exposiciones y a las simulaciones es de caracáter obligatorio e impostergable.

3) Evaluación de la prueba de simulación (profesorado responsable y/o PACCS)

Como colofón se plantea una prueba presencial de simulación en la sala de prácticas de la EUIP. Con ella se pretende valorar el conocimiento, habilidades y actitudes del alumnado frente a situaciones simuladas que representen la práctica diaria.

En este caso se tendrá en cuenta idénticos criterios que los mencionados en la demostración del seminario/taller, sólo que la puntuación será individual para cada alumno/a:

1. Identificar el procedimiento a realizar, explicitando la finalidad el mismo, los pasos a seguir previo a la ejecución, la preparación del paciente, las posibles complicaciones y riesgos y los cuidados al paciente posteriores al procedimiento.
2. Identificar y preparar el material necesario.
3. Realiza correctamente el procedimiento, indicando en cada momento qué se realiza y por qué.
4. Recoger el material utilizado, explicando el modo de limpieza y/o colocación en los recipietes de seguirdad.

6.5.1.3. Evaluación sumativa

La evaluación sumativa debe proporcionar al profesorado y al alumnado la información base para la asignación de una calificación con fines de acreditación. La propia programación establece los momentos que pueden ser propicios para efectuar evaluaciones sumativas de los contenidos y de las actividades realizadas en las unidades/servicios de prácticas.

Respecto al sistema de calificaciones, la obtención del reconocimiento de los créditos de una asignatura comportará haber superado las pruebas de evaluación correspondientes, expresándose el nivel de aprendizaje con calificaciones numéricas.

El resultado de cada alumno se cuantificará en una escala de 1 a 10 con un decimal, tal y como especifica la *Normativa de calificaciones de la Unviersitat de València*, al que se le debe añadir la cualificación cualitativa que corresponda:

- 0,0 – 4,9 → Suspenso.
- 5,0 – 5,9 → Aprobado.
- 7,0 – 8,9 → Notable.
- 9,0 – 10 → Excelente y matrícula de honor.

Para la obtención de la calificación definitiva se tendrá en cuenta la ponderación otorgada a cada una de las actividades evaluables del *Practicum IV* que han sido mencionadas en anteriores secciones. En la Tabla 40 puede observarse cómo queda la distribución de dicha ponderación.

Evaluación por parte del profesorado asociado de ciencias de la salud		45 %	
Integración del alumnado en la unidad/servicio hospitalario	I		5 %
Control de asistencia	I		5 %
Cumplimiento de actividades en la unidad/servicio hospitalario			
Participación en los talleres propuestos por el PACCS	I		10 %
Demostración práctica de las técnicas o procedimientos en la unidad/servicio	I		10 %
Calidad de los productos elaborados por el alumnado			
Breve informe sobre la unidad/servicio	G		2 %
Informe sobre las características asistenciales específicas de la unidad/servicio	G		5 %
Seguimiento de un episodio asistencial	I		8 %
Evaluación por parte del profesorado responsable de la asignatura		45 %	
Conocimientos, habilidades y actitudes en los seminarios/taller			
Ficha resumen del seminario/taller y síntesis con reflexión	G		3 %
Demostración (preparación en grupo y presentada por un miembro)	G		7 %
Tutoría de asignatura o académica	I		
Diario reflexivo (o *blog*)	I		10 %
Actividades en el Aula Virtual			
Autocuestionario evaluativo	I		2 %
Foro	I		6 %
Juego virtual	I		2 %
Exposición del seguimiento de un episodio asistencial			
Informe del caso	G		5 %
Exposición del caso	G		10 %
Evaluación de la prueba de simulación (profesorado responsable y/o PACCS)	I	10 %	10 %
Total		100 %	100 %

I: puntuación individual. G: puntuación grupal.

Tabla 40: Propuesta de ponderación para la puntuación de las actividades evaluables en el *Practicum IV*.

6.5.2. Evaluación por parte del alumnado

La evaluación por parte del alumnado puede ser de gran utilidad para mejorar la calidad de la docencia en las prácticas.

De las múltiples facetas a evaluar, nos interesa destacar tres: la evaluación de la organización y el funcionamiento de las prácticas, la labor docente del profesorado asociado de ciencias de la salud y la del profesorado responsable de la asignatura.

6.5.2.1. Evaluación de la organización y funcionamiento de las prácticas

El día del último seminario/taller se le recordará al alumnado que deben entregar el informe de evaluación sobre la organización y funcionamiento de las prácticas, tal y como se les solicitó en la reunión que tuvo lugar antes de incorporarse a los centros de prácticas.

Dicho informe debe ser cumplimentado por los y las estudiantes que hayan compartido las prácticas en la misma unidad/servicio hospitalario, y se entregará el día en que se hagan las exposiciones del seguimiento del episodio asistencial.

En el informe deberá constar una valoración cualitativa de la organización y funcionamiento de las prácticas teniendo en cuenta los siguientes criterios (a título orientativo):

1. Organización del plan de trabajo (distribución del alumnado, rotatorio de actividades,etc.).

2. Cumplimiento de los objetivos planteados.

3. Dificultades encontradas en la realización de las actividades.

4. Opinión sobre la duración de las prácticas.

5. Propuestas acerca de cómo mejorar las prácticas.

6. Relación entre lo impartido en la teoría y lo realizado en las prácticas.

7. Otros aspectos a considerar.

6.5.2.2. Evaluación del profesorado por parte del alumnado

El día en que se imparta el último seminario/taller de cada subgrupo L un representante de la Comisión de Evaluación del Departament d'Infermeria entregará al alumnado los cuestionarios para que se evalúe la actividad docente tanto del profesorado asociado de ciencias de la salud (Figura 15) como del profesorado responsable de la asignatura (Figura 16). Recogidos los cuestionarios se entegarán en el Departament d'Infermeria para que los haga llegar al Gabinet d'Avaluació i Diagnòstic Educatiu de la Univesitat de València.

VNIVERSITAT DE VALÈNCIA
UNITAT DE QUALITAT

QÜESTIONARI ESTUDIANTS PRÀCTIQUES CLÍNIQUES/ CUESTIONARIO ESTUDIANTES PRÁCTICAS CLÍNICAS

Marqueu Així/ Marcad así ○○●   Així no Marqueu/ Así no marcad

Benvolgut/da alumne/a:
La Universitat de València està desenvolupant una sèrie d'accions dirigides a l'avaluació de la seua qualitat. La informació que ens pugueu aportar sobre la vostra experiència en la Universitat ens serà molt útil per millorar-la. Agraïm la vostra col·laboració en aquest procés de reflexió.
Estimado/a estudiantes:
La Universitat de València está desarrollando una serie de acciones dirigidas a la evaluación de su calidad. La información que nos podáis aportar sobre vuestra experiencia en la Universidad nos será muy útil para mejorarla. Agradecemos vuestra colaboración en este proceso de reflexión.

Hospital/ Hospital:__________ **Servei/ Servicio:**__________ **Assignatura de pràctiques/ Asignatura de prácticas:**__________

N/C: No sap/no contesta/ no sabe /no contesta 1: Molt en desacord/Muy en desacuerdo 2: En desacord/ En desacuerdo 3: Neutral/Neutral 4: D'acord/De acuerdo 5: Molt d'acord/Muy de acuerdo

DESENVOLUPAMENT DE LES PRÀCTIQUES CLÍNIQUES							DESARROLLO DE LAS PRÁCTICAS CLÍNICAS
	No sap/no contesta/ No sabe/no contesta	Molt en desacord/ Muy en desacuerdo	En desacord/ En desacuerdo	Neutral/ Neutral	D'acord/ De acuerdo	Molt d'acord/ Muy de acuerdo	
	N/C	1	2	3	4	5	
1 Has rebut informació prèvia i adequada sobre les pràctiques que estàs desenvolupant.	○	○	○	○	○	○	1 Has recibido información previa y adecuada sobre las prácticas que estás realizando.
2. El professor/a explica amb claredat cada cas clínic.	○	○	○	○	○	○	2. El profesor/a explica con claridad cada caso clínico.
3. Quan el professor/a de pràctiques explica, ho relaciona, si és possible, amb continguts teòrics.	○	○	○	○	○	○	3. Cuando el profesor/a de prácticas explica, lo relaciona, si es posible, con contenidos teóricos.
4. El professor/a respon amb claredat les preguntes que li fem.	○	○	○	○	○	○	4. El profesor/a responde con claridad las preguntas que le realizamos.
5. El temps dedicat a les diferents activitats és correcte en funció dels objectius previstos.	○	○	○	○	○	○	5. El tiempo dedicado a las diferentes actividades es correcto en función de los objetivos previstos.
6. Les pràctiques estan plantejades perquè afavorisquen al màxim la participació dels estudiants.	○	○	○	○	○	○	6. Las prácticas están planteadas para que favorezcan al máximo la participación de los estudiantes.
ACTIVITATS DESENVOLUPADES DURANT LES PRÀCTIQUES							ACTIVIDADES DESARROLLADAS DURANTE LAS PRÁCTICAS
	N/C	1	2	3	4	5	
7. Durant les pràctiques has realitzat anamnesis i exploracions.	○	○	○	○	○	○	7. Durante las prácticas has realizado anamnesis y exploraciones.
8. Has definit problemes de salut i has formulat hipòtesis.	○	○	○	○	○	○	8. Has definido problemas de salud y has formulado hipótesis.
9. Has desenvolupat els diferents procediments clínics.	○	○	○	○	○	○	9. Has desarrollado los diferentes procedimientos clínicos.
10. Has avaluat pacients durant les pràctiques.	○	○	○	○	○	○	10. Has evaluado pacientes durante las prácticas.
11.Has elaborat històries clíniques.	○	○	○	○	○	○	11.Has elaborado historias clínicas.
12. Has aplicat tècniques i procediments bàsics de diagnosi, analitzant e interpretant els resultats.	○	○	○	○	○	○	12. Has aplicado técnicas y procedimientos básicos de diagnosis, analizando e interpretando los resultados.
MATERIALS I PROGRAMA							MATERIALES Y PROGRAMA
	N/C	1	2	3	4	5	
13. Els aspectes organitzatius i contextuals de les pràctiques (localització, horaris, calendari...) són adequats.	○	○	○	○	○	○	13. Los aspectos organizativos y contextuales de las prácticas (localización, horarios, calendario...) son adecuados.
14. Els recursos/equipaments disponibles per a la realització de les pràctiques són adequats.	○	○	○	○	○	○	14. Los recursos/equipamientos disponibles para la realización de las prácticas son adecuados.
15. El professor/a raona i explica el programa de pràctiques.	○	○	○	○	○	○	15. El profesor/a razona y explica el programa de prácticas.
16. Les pràctiques s'han iniciat en la data i condicions adequades.	○	○	○	○	○	○	16. Las prácticas se han iniciado en la fecha y condiciones adecuadas.
ACTITUD AMB ELS ESTUDIANTS							ACTITUD CON LOS ESTUDIANTES
	N/C	1	2	3	4	5	
17. El professor/a ha complit amb les seues obligacions docents amb els estudiants.	○	○	○	○	○	○	17. El profesor/a ha cumplido con sus obligaciones docentes con los estudiantes.
18. El professor/a és respectuós amb els estudiants.	○	○	○	○	○	○	18. El profesor/a es respetuoso con los estudiantes.
19. És accessible i està disposat a ajudar als estudiants.	○	○	○	○	○	○	19. Es accesible y está dispuesto a ayudar a los estudiantes.
20. El professor/a t'ha involucrat en les activitats assistencials del servei.	○	○	○	○	○	○	20. El profesor/a te ha involucrado en las actividades del servicio.

Figura 15: Cuestionario para que el alumnado evalúe al PACCS.

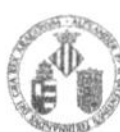

UNIVERSITAT DE VALÈNCIA
GABINET D'AVALUACIÓ I DIAGNÒSTIC EDUCATIU

PRÀCTIQUES/*PRÁCTICAS*

Aquest qüestionari té per objecte millorar la qualitat de la docència. Els resultats obtinguts es posaran a disposició de la comunitat universitària. És molt important que les respostes siguen sinceres i responsables, i que no s'indique res quan no es tinga opinió sobre algun tema.

Este cuestionario está encaminado a mejorar la calidad de la docencia. Los resultados obtenidos se pondrán a disposición de la comunidad universitaria. Es muy importante responder con la mayor sinceridad y responsabilidad, pudiendo dejar de marcar cuando no se tenga opinión sobre algún tema.

Codi del Professor: *Código del Profesor:* | Codi de l'assignatura: *Código de la asignatura:* | Grup: *Grupo:*

Titulació: *Titulación:*

centenes	0	1	2	3	4	5	6	7	8	9	*centenas*
desenes	0	1	2	3	4	5	6	7	8	9	*decenas*
unitats	0	1	2	3	4	5	6	7	8	9	*unidades*

Reps les classes en: *Recibes las clases en:*
Castellà/*Castellano* Valencià/*Valenciano*

En l'imprès de matrícula demanares la docència en: *En el impreso de matrícula pediste la docencia en:*
Castellà/*Castellano* Valencià/*Valenciano*

No contesta *No contesta*	Molt en desacord *Muy en desacuerdo*	En desacord *En desacuerdo*	Neutral *Neutral*	D'acord *De acuerdo*	Molt d'acord *Muy de acuerdo*
N/C	**1**	**2**	**3**	**4**	**5**

PEL QUE FA AL PROFESSOR		*POR PARTE DEL PROFESOR*
Desenvolupament de la classe		***Desarrollo de la clase***
1. Quan explica les pràctiques, les relaciona, si és possible, amb continguts teòrics.	N/C 1 2 3 4 5	*1. Al explicar las prácticas, las relaciona, si es posible, con contenidos teóricos.*
2. Explica amb claredat cada pràctica.	N/C 1 2 3 4 5	*2. Explica con claridad cada práctica.*
3. L'estructura de la pràctica és clara, lògica i organitzada, i se'n subratllen els aspectes més rellevants.	N/C 1 2 3 4 5	*3. La estructura de la práctica es clara, lógica y organizada, subrayándose los aspectos más relevantes.*
4. El temps dedicat a cada pràctica està ben equilibrat i el ritme és l'adequat.	N/C 1 2 3 4 5	*4. El tiempo dedicado a cada práctica está bien equilibrado y el ritmo es adecuado.*
5. Respon amb precisió les preguntes que li fem.	N/C 1 2 3 4 5	*5. Responde con precisión las preguntas que le hacemos.*
6. Les pràctiques són plantejades de manera que afavoreixen al màxim la participació dels estudiants.	N/C 1 2 3 4 5	*6. Las prácticas están planteadas de forma que favorezcan al maximo la participación de los estudiantes.*
Materials i programa		***Materiales y programa***
7. El material de pràctiques és adequat per a l'aprenentatge.	N/C 1 2 3 4 5	*7. El material de prácticas es adecuado para el aprendizaje.*
8. Raona i explica els continguts del programa.	N/C 1 2 3 4 5	*8. Razona y explica los contenidos del programa.*
9. El programa impartit fins a la data fa preveure que es desenvoluparà completament.	N/C 1 2 3 4 5	*9. El programa impartido hasta la fecha hace prever que se desarrollará al completo.*
Actitud amb els estudiants		***Actitud hacia los estudiantes***
10. És respectuós amb els estudiants.	N/C 1 2 3 4 5	*10. Es respetuoso hacia los estudiantes.*
11. Es accesible i està disposat a ajudar-nos.	N/C 1 2 3 4 5	*11. Es accesible y está dispuesto a ayudarnos.*
12. La comunicació professor-estudiant és fluida i espontània.	N/C 1 2 3 4 5	*12. La comunicación profesor-estudiante es fluida y espontánea.*
GLOBAL		*GLOBAL*
13. Recomanaria aquesta assignatura a un altre estudiant.	N/C 1 2 3 4 5	*13. Recomendaría esta asignatura a otro estudiante.*
14. Recomanaria aquest professor/a a un altre estudiant.	N/C 1 2 3 4 5	*14. Recomendaría este profesor/a a otro estudiante.*

Figura 16: Cuestionario para que el alumnado evalúe al profesorado responsable del *Practicum*

Referencias

IJ ALFARO. Seminarios y talleres. En: De Miguel Díaz, M (coord.) *Metodologías de enseñanza y aprendizaje para el desarrollo de competencias*. Madrid: Alianza Editorial, 2009.

A ANDER EGG. *Hacia una pedagogía autogestionaria*. Buenos Aires: Humanitas, 1989.

David P AUSUBEL. *Psicología educativa: un punto de vista cognoscitivo*. México: Trillas, 2000. (Primera edición en castellano, 1977).

HS BARROWS. A taxonomy of problem-based learning methods. *Medical Education*, 20(6):481–6, 1986.

MA BENAVENT, E FERRER, y C FRANCISCO. *Fundamentos de Enfermería*. Madrid, Valencia: DAE, 2000.

Josep M BRICALL. *Informe Universidad 2000*. Conferencia de Rectores de las Universidades Españolas (CRUE), 2000. URL http://www.ua.es/up/bricall/bricall/bricall2.html.

M CEBRIÁN y FRANCÉS M. *Medios y recursos didácticos en el ámbito universitario*. Valencia: Servei de Formación Permanent. Universitat de València, 1994.

Alma Dea CERDÁ MICHEL. *El perfil profesional en la elaboración del curriculum*. Unidad de Formación de Recursos Humanos y Evaluación Académica del Departamento de Pedagogía Aplicada de la Escuela Nacional de Estudios Profesionales Zaragoza. México DF. Febrero 1982. (Documento mimeografiado), 1982.

M DE MIGUEL DÍAZ et al. *Metodologías de enseñanza para el desarrollo de competencias. Orientaciones para el profesorado universitario ante el Espacio Europeo de Educación Superior*. Madrid: Alianza Editorial, 2006.

Jacques DELORS et al. *La educación encierra un tesoro*. Madrid: Santillana. Ediciones UNESCO, 1996. URL http://www.unesco.org/education/pdf/DELORS_S.PDF.

E EHRENREICH y D ENGLISH. *Brujas, comadronas y enfermeras.* Barcelona: LaSal, 1984.

K EXLEY y R DENNIS. *Enseñanza en pequeños grupos en Educación Superior.* Madrid: Narcea, 2007.

Julio FRENK. La nueva Salud Pública. En: OPS. *La crisis de la Salud Pública: reflexiones para el debate.* Washington: OPS-OMS. Publicación núm. 58., 1992.

V GARCÍA HOZ. *Técnicas de trabajo cooperativo en la enseñanza universitaria.* Madrid: ICE de la Universidad Complutense. Instituto de Pedagogía del ISIC, 1972.

Jürgen HABERMAS. *Towards a Rationally Society.* London: Heinemann, 1970.

M IRIGORIN y F VARGAS. *Competencia laboral: manual de conceptos, métodos y aplicaciones en el sector salud.* Montevideo: Cinterfor. OIT., 2002.

EC JARILLO SOTO y MG ARROYAVE LOAIZA. El conocimiento de la salud y las ciencias sociales. *Rev Esp Salud Pública*, 69:265–76, 1995.

K LEAHYI y H COBB. *Enfermería de salud de la comunidad.* México DF: La Prensa Médica Mexicana, 1981.

J MARTÍNEZ BONAFÉ. *Planificación didáctica y profesionalidad docente.* València: Servei de Publicacions de la Universitat de València, 1993.

P MORALES y V LANDA. Aprendizaje basado en problemas. *Theoria*, 13:145–57, 2004. URL http://redalyc.uaemex.mx/redalyc/pdf/299/29901314.pdf.

Joseph D NOVAK. *Teoría y práctica de la educación.* Madrid: Alianza Universidad, 1982.

Joseph D NOVAK y D Bob GOWIN. *Aprendiendo a aprender.* Barcelona: Martínez Roca, 1988.

OMS. *Salud 21: Salud para todos en el siglo XXI.* Madrid: Ministerio de Sanidad y Consumo. OMS., 1999.

R POLETTI. *Cuidados de Enfermería.* Barcelona: Rol de Enfermería, 1980.

Juan Ignacio POZO. *Teorías cognitivas del aprendizaje.* Madrid: Morata, 1996.

A PÉREZ BOULLOSA. Tutorías. En: De Miguel Díaz, M (coord.) *Metodologías de enseñanza y aprendizaje para el desarrollo de competencias.* Madrid: Alianza Editorial, 2009.

A RAMOS LÓPEZ, E BARBERÁ HEREDIA, C CANDELA AGULLÓ, M LÓPEZ FUENTES, y M SARRIÓ CATALÁ. *Diversidad en la Universidad: una estrategia de futuro. Guía de buenas prácticas.* Valencia: Universitat Politècnica de València, Generalitat Valenciana, Uiversitat de València, Forem PV, CCOO, Asocicación para el Desarrollo Empresarial., s/a.

G RUBIO NOMBELA. Caridad, asistencia y seguridad social. Ponencia en «Problemas fundamentales de Beneficencia y Asistencia Social». Ministerio de la Gobernación. Madrid. Citado en: Las Heras, P y Cortajarena, E. (1985) *Introducción al bienestar social.* Madrid: Siglo XXI, 1967.

AM SANCHEZ GARCÍA y A MERELLES TORMO. La investigacion en salud. En: Mazarrasa et al. *Salud Pública y Enfermería Comunitaria.* Madrid: McGraw-Hill/Interamericana, 2003.

AM SANCHEZ GARCÍA, L MAZARRASA ALVEAR, y A MERELLES TORMO. La evolución del modelo sanitario español y sus repercusiones en la profesión de enfermería. En: Mazarrasa et al. *Salud Pública y Enfermería Comunitaria.* Madrid: McGraw-Hill/Interamericana, 2003a.

AM SANCHEZ GARCÍA, A MERELLES TORMO, y L MAZARRASA ALVEAR. Salud Pública y Enfermería Comunitaria. En: Mazarrasa et al. *Salud Pública y Enfermería Comunitaria.* Madrid: McGraw-Hill/Interamericana, 2003b.

J SILES GONZÁLEZ, MC SOLANO RUIZ, E FERRER HERNÁNDEZ, MM RIZO BAEZA, M CASTELL MOLINA, MA FERNÁNDEZ MOLINA, M NÚÑEZ DEL CASTILLO, I CASABONA MARTÍNEZ, y MARTÍNEZ RIERA JR. Valoración del tiempo y esfuerzo empleado por los alumnos de enfermería en la consecución de objetivos durante sus prácticas clínicas. Una aplicación del diario de prácticas clínicas como instrumento de reflexión en la acción. En: Siles gonzález, J y Solano Ruiz M C (coord.) *Antropología educativa de los cuidados: una etnografía del aula y las prácticas clínicas.* Alcoy: Marfil. Universidad de Alicante, 2009.

J Ventosa Esquinaldo. *Historia de la Enfermería Española.* Ciencia 3, Madrid, 1984.

C Yániz Álvarez de Eulate y L Villardón Gallego. *Planificar desde competencias para promover el aprendizaje. El reto de la sociedad del conocimiento.* Bilbao: Universidad de Deusto. Cuadernos monograficos del ICE, núm.12, 2006.

A. Anexos

A.1. Tablas con unidades de competencia, criterios de desempeño, evidencias y guía de evaluación

Unidad de competencia: Promover y respetar el derecho de participación, información, autonomía y el consentimiento informado en la toma de decisiones de las personas atendidas, acorde con la forma en que viven su proceso de salud-enfermedad y muerte.

Orientación profesional: Facilitar los derechos de participación, información, autonomía y consentimiento informado en la toma de decisiones en función de la forma en que vive el paciente el proceso de salud-enfermedad y muerte.

Criterios de desempeño

- La información dada a la persona y familia está de acuerdo con la patología, proporcionando educación y consejos sobre cuidados personales.
- La información dada al paciente incluye indicaciones y contraindicaciones.
- Se proporciona información sobre el uso correcto de medicamentos y las características, preparación e indicaciones de las pruebas diagnósticas y terapéuticas.
- Valora la percepción del proceso de salud y enfermedad.
- Tiene en cuenta la perspectiva de género dentro del proceso de salud-enfermedad.
- Utiliza medios de comunicación claros para facilitar la comprensión de la persona enferma y la familia.
- El lenguaje utilizado es claro y asegura que se comprenden las instrucciones dadas.

Evidencias requeridas para la evaluación

Desempeño directo	Evidenc. de producto
–Comparación de las instrucciones dadas a las familias. –Preguntas al profesional responsable sobre las indicaciones dadas. –Preguntas a la persona y a la familia sobre las indicaciones recibidas.	–Valoración de los medios utilizados para facilitar la comprensión. –Realización de la sesión de orientación. –Valoración del registro en el diario reflexivo. –Valoración del Plan de Cuidados realizado.

Campo de aplicación

- Hospitales.
- Centro de Salud.

Evidenc. de conocimiento y comprensión

- Técnicas de comunicación.
- Indicaciones y contraindicaciones según patologías.
- Tecnología educativa.
- Valoración integral de las personas.
- Adaptación de la información a la perspectiva de género.

Guía de evaluación:

- Observación directa en la práctica clínica.
- Pregunta a las personas atendidas y a profesionales.
- Valoración de los documentos realizados (actividades, trabajo final, etc.).
- Valoración del diario reflexivo.
- Análisis de la información proporcionada en la prueba de simulación.

<table>
<tr><td colspan="2">Unidad de competencia: Mantener y actualizar la competencia profesional, prestando especial importancia al aprendizaje de manera autónoma de nuevos conocimientos y técnicas y a la motivación por la calidad en la atención a la salud.</td></tr>
<tr><td colspan="2">Orientación profesional: Reflexiona sobre las características de la atención prestada y la importancia dentro de todos los ámbitos asistenciales, realizando planificación integral de actividades con el fin de mejorar el nivel de salud de las personas y de la comunidad y al mismo tiempo, aplicando el conocimiento adquirido en la práctica de enfermería.</td></tr>
<tr><td>Criterios de desempeño
–Realiza acciones formativas y mantiene una reflexión activa sobre su trabajo, para mejorar la atención sanitaria.
–Busca información actualizada sobre los procedimientos a realizar.
–Demuestra conocer la indicación y la finalidad de cada una de las actividades realizadas.
–Favorece el uso responsable y seguro del medicamento y/o los dispositivos de soporte a los cuidados y apoyo terapéutico.
–Lleva a cabo actividades educativas, de detección precoz de riesgos y de prevención para promover y mantener la salud.
–Lleva a cabo actividades encaminadas a evitar posibles acontecimientos adversos y aumentar la seguridad en su desempeño profesional.
–Demuestra habilidad en la utilización de Guías Clínicas, distinguiendo los objetivos de la actuación preventiva, asistencial y rehabilitadora.
–Demuestra conocer la importancia de la atención integral y la relación con la mejora en la calidad asistencial.</td><td>Evidencias requeridas para la evaluación
<table><tr><td>Desempeño directo</td><td>Evidenc. de producto</td></tr><tr><td>–Valoración mediante tutorías del proceso reflexivo sobre el trabajo.
–Preguntas a los profesionales y miembros del equipo.
–Comparación de la planificación de actividades con el proceso de historia natural de la enfermedad.
–Seguimiento del proceso asistencial del alumno/a.</td><td>–Valoración de los medios utilizados para facilitar la comprensión.
–Realización de la sesión de orientación.
–Valoración del registro en el diario reflexivo.
–Documentos realizados en el trabajo final.
–Búsquedas bibliográficas realizadas.
–Valoración del Plan de Cuidados realizado.</td></tr></table></td></tr>
<tr><td>Campo de aplicación
–Hospitales.
–Centro de Salud.
–Comunidad.
–Asociaciones de personas enfermas
–Grupos de Autoayuda</td><td>Evidenc. de conocimiento y comprensión
–Técnicas de comunicación.
–Indicaciones y contraindicaciones según patologías.
–Tecnología educativa.
–Valoración integral de las personas.
–Organización asistencial.
–Procedimientos de enfermería y cuidados integrales en situaciones especiales: Cuidados perioperatorios, atención de urgencias, etc.
–Adaptación de la información a la perspectiva de género.</td></tr>
<tr><td colspan="2">Guía de evaluación:
– Observación de la asistencia clínica prestada por el alumno/a.
– Formulación de preguntas al equipo.
– Análisis de las actividades programadas y discusión en tutorías.
– Valoración del diario reflexivo.
– Análisis de la información proporcionada en la prueba de simulación.</td></tr>
</table>

Unidad de competencia: Basar las intervenciones de enfermería en la evidencia científica y en los medios disponibles.

Orientación profesional: El/la alumno/a realiza sus intervenciones en función de la evidencia científica y realiza las intervenciones en función de los medios disponibles haciendo un uso adecuado de estos.

Criterios de desempeño	**Evidencias requeridas para la evaluación**	
	Desempeño directo	Evidenc. de producto
–Conoce y lleva a la práctica las intervenciones cuya evidencia científica está demostrada, siendo capaz de buscar la validez de las intervenciones. –Conoce las características del servicio y los medios que se dispone, haciendo un uso adecuado de los recursos.	–Valoración mediante tutorías del proceso reflexivo sobre el trabajo. –Preguntas a los profesionales y miembros del equipo. –Seguimiento del proceso asistencial del alumno/a.	–Valoración de los Actividades realizadas en la Guía de la Asignatura –Valoración del registro en el diario reflexivo. –Documentos realizados en el trabajo final. –Búsquedas bibliográficas realizadas. –Valoración del Plan de Cuidados realizado.

Campo de aplicación	**Evidenc. de conocimiento y comprensión**
–Hospitales. –Centro de Salud. –Comunidad: –Asociaciones de personas enfermas –Grupos de Autoayuda	–Conoce el nivel de evidencia científica de cada una de las actuaciones asistenciales, basándose en revisiones sistemáticas y otros estudios en la bibliografía. –Demuestra conocer ela finalidad de cada una de las actuaciones desarrolladas en el ámbito asistencial. –Conoce y hace un uso adecuado de los recursos existentes. –Identifica y/o moviliza los recursos, para ayudar a la persona en su proceso de recuperación y mejorar su bienestar e integración en la comunidad. –Es capaz de realizar una atención de calidad con los medios que se dispone. –Valora adecuadamente a las personas con el fin de individualizar la atención. –Demuestra conocer la utilidad e indicación de las diferentes técnicas diagnósticas y terapéuticas.

Guía de evaluación:

- Observación de la asistencia clínica prestada por el alumno/a.
- Formulación de preguntas al equipo.
- Análisis de las actividades programadas y discusión en tutorías.
- Valoración del diario reflexivo.
- Análisis de la información proporcionada en la prueba de simulación.

Unidad de competencia: Planificar y prestar cuidados de enfermería dirigidos a las personas, familia o grupos, orientados a los resultados en salud evaluando su impacto, a través de guías de práctica clínica y asistencial, que describen los procesos por los cuales se diagnostica, trata o cuida un problema de salud.

Orientación profesional: Planifica los cuidados dirigidos a las personas, familias o grupos orientados a los resultados en salud, basándose en guías de práctica clínica y asistencial, y orientados hacia la atención integral de la persona y la familia.

Criterios de desempeño

- Valora a las personas basándose en la concepción integral de las personas.
- Realiza una planificación de las intervenciones teniendo en cuenta la atención integral a la persona, familia y comunidad.
- Identifica las necesidades de formación y apoyo del cuidador principal, educando y apoyando a la cuidadora principal.

Evidencias requeridas para la evaluación

Desempeño directo	Evidenc. de producto
–Comparación de las instrucciones dadas a las familias. –Preguntas al profesional responsable sobre las indicaciones dadas. –Valoración mediante tutorías del proceso reflexivo sobre el trabajo. –Seguimiento del proceso asistencial del alumno/a. –Preguntas a la persona y a la familia sobre las indicaciones recibidas.	–Valoración de los medios utilizados para facilitar la comprensión. –Exposición seminarios: documentos elaborados. –Valoración del registro en el diario reflexivo. –Valoración de las Actividades del Cuaderno. –Valoración del Trabajo Final. –Valoración del Plan de Cuidados realizado.

Campo de aplicación

- Hospitales.
- Centro de Salud.
- Comunidad: asociaciones de Enfermos, etc.

Evidenc. de conocimiento y comprensión

- Valora los antecedentes personales del individuo, incluyendo hábitos, vida laboral, condiciones de vida, etc.
- Demuestra conocer la importancia de las condiciones socioeconómicas y las características diferenciadoras del género en el proceso salud-enfermedad.
- Aplica y realiza los procedimientos de enfermería en función de los Manuales de procedimientos y Guías clínicas. –Utiliza los protocolos y guías clínicas disponibles en el Proceso de Atención.
- Distingue las características del Plan de Salud de la Comunitat Valenciana, reconociendo los indicadores demográficos, sociales y sanitarios que influyen en el nivel de salud de la población.
- Identifica las necesidades formativas del cuidador/a principal.
- Educa/apoya a la cuidadora principal

Guía de evaluación:

- Observación directa en la práctica clínica.
- Pregunta a las personas atendidas y a profesionales.
- Valoración de los documentos realizados (actividades, trabajo final, etc.).
- Análisis de las actividades programadas y discusión en tutorías.
- Análisis de la información proporcionada en la prueba de simulación.

Unidad de competencia: Promover y respetar el derecho de participación, información, autonomía y el consentimiento informado en la toma de decisiones de las personas atendidas, acorde con la forma en que viven su proceso de salud-enfermedad y muerte.

Orientación profesional: Facilitar los derechos de participación, información, autonomía y consentimiento informado en la toma de decisiones en función de la forma en que vive el paciente el proceso de salud-enfermedad y muerte.

Criterios de desempeño	Evidencias requeridas para la evaluación
–La información dada a la persona y familia está de acuerdo con la patología, proporcionando educación y consejos sobre cuidados personales. –La información dada al paciente incluye indicaciones y contraindicaciones. –Se proporciona información sobre el uso correcto de medicamentos y las características, preparación e indicaciones de las pruebas diagnósticas y terapéuticas. –Valora la percepción del proceso de salud y enfermedad. –Tiene en cuenta la perspectiva de género dentro del proceso de salud-enfermedad. –Utiliza medios de comunicación claros para facilitar la comprensión de la persona enferma y la familia. –El lenguaje utilizado es claro y asegura que se comprenden las instrucciones dadas.	**Desempeño directo:** –Comparación de las instrucciones dadas a las familias. –Preguntas al profesional responsable sobre las indicaciones dadas. –Preguntas a la persona y a la familia sobre las indicaciones recibidas. **Evidenc. de producto:** –Valoración de los medios utilizados para facilitar la comprensión. –Realización de la sesión de orientación. –Valoración del registro en el diario reflexivo. –Valoración del Plan de Cuidados realizado.
Campo de aplicación	**Evidenc. de conocimiento y comprensión**
–Hospitales. –Centro de Salud.	–Técnicas de comunicación. –Indicaciones y contraindicaciones según patologías. –Tecnología educativa. –Valoración integral de las personas. –Adaptación de la información a la perspectiva de género.

Guía de evaluación:

- Observación directa en la práctica clínica.
- Pregunta a las personas atendidas y a profesionales.
- Valoración de los documentos realizados (actividades, trabajo final, etc.).
- Valoración del diario reflexivo.
- Análisis de la información proporcionada en la prueba de simulación.

Unidad de competencia: Realizar los cuidados de enfermería basándose en la atención integral de la salud, la cooperación multidisciplinar, la integración de los procesos y la continuidad asistencial, en coordinación con todos los niveles de la atención sanitaria y de otros recursos y servicios sociosanitarios.

Orientación profesional: Realiza actividades de carácter comunitario adaptadas a las necesidades de la población, valorando e identificando las necesidades de la persona con proceso crónico de manera integral y establece un plan de cuidados individualizado, garantizando la continuidad de los cuidados en los distintos ámbitos asistenciales.

Criterios de desempeño

- –Participa en las actividades de evaluación del estado de salud.
- –Realiza una valoración integral de la persona, elaborando un juicio clínico.
- –Participa en actividades de promoción y prevención.
- –Elabora un plan de cuidados individualizado, participando en la prestación de los cuidados programados.
- –Conoce el Informe de Condiciones de Salud (Ley de Dependencia).
- –Realiza el seguimiento de un Alta Hospitalarial.
- –Evalúa el plan de cuidados.

Evidencias requeridas para la evaluación

Desempeño directo	Evidenc. de producto
–Valoración mediante tutorías del proceso reflexivo sobre el trabajo. –Preguntas a los profesionales y miembros del equipo sobre los procedimientos realizados. –Seguimiento del proceso asistencial del alumno/a. –Observación directa de la realización de procedimientos.	–Valoración de los medios utilizados para facilitar la comprensión. –Actividades del Cuaderno propuestas en la Guía de la Asignatura. –Exposición seminarios: documentos elaborados. –Documentos realizados en el trabajo final. –Exposición seminarios: documentos elaborados. –Valoración del Plan de Cuidados realizado.

Campo de aplicación

- –Hospitales.
- –Centro de Salud.
- –Comunidad.
- –Asociaciones de personas enfermas

Evidenc. de conocimiento y comprensión

- –Clasifica a las personas en función de su grado de dependencia.
- –Realiza la valoración del estado de salud (valorando hábitos tóxicos, riesgo de caídas, etc.)
- –Fomenta un estilo de vida saludable.
- –Participa en talleres grupales de educación para la salud y en actividades de promoción de la salud.
- –Organización asistencial.
- –Realiza una valoración integral de la persona utilizando las escalas adecuadas.
- –Identifica problemas de autonomía, diagnóstico enfermero y problemas de colaboración, incluyendi en el plan de cuidados los resultados esperados e indicadores (NOC) y las intervenciones y actividades (NIC) para conseguirlos.
- –Presta los cuidados directos programados, incluyendo actividades educativas y/o consejos y valorando la evolución de los indicadores.
- –Es capaz de realizar un informe de alta individualizado y adaptado a las necesidades de la persona, familia y comunidad, valorando y continuando el plan de cuidados iniciado en el hospital.
- –Valoración integral de las personas.
- –Organización asistencial.
- –Procedimientos de enfermería y cuidados integrales en situaciones especiales: Cuidados perioperatorios, atención de urgencias, etc.
- –Adaptación de la información a la perspectiva de género.

Guía de evaluación:

- Valoración de las actividades eductativas planificadas y elaboradas.
- Formulación de preguntas al equipo.
- Análisis de las actividades programadas y discusión en tutorías.
- Observación directa de la práctica asistencial.
- Análisis de la información proporcionada en la prueba de simulación.

Unidad de competencia: Establecer una comunicación veraz, eficaz y respetuosa con pacientes, familia, grupos sociales, otros profesionales y medios de comunicación, tanto de forma oral como escrita, y fomentar la educación para la salud.	
Orientación profesional: El/la alumno/a establece una comunicación eficaz y respetuosa con pacientes y familia y con el resto de miembros del equipo de salud.	
Maneja con destreza y habilidad técnicas de comunicación en las relaciones interpersonales en los procesos de entrevista, negociación y resolución de conflictos Maneja habilidades de comunicación y trabajo en equipo. **Criterios de desempeño** –Maneja con destreza y habilidad técnicas de comunicación en las relaciones interpersonales en los procesos de entrevista, negociación y resolución de conflictos. –Maneja con destreza y habilidad técnicas de comunicación en las relaciones interpersonales en los procesos de entrevista, negociación y resolución de conflictos.	**Evidencias requeridas para la evaluación** Desempeño directo: –Comparación de las instrucciones dadas a las familias. –Observación directa de la integración en el equipo de trabajo. –Preguntas a los miembros del equipo Evidenc. de producto: –Material elaborado para la comunicación con las personas. –Realización de la sesión de orientación. –Valoración del Plan de Cuidados realizado y las actividades socilicitadas.
Campo de aplicación –Hospitales. –Centro de Salud. –Asociaciones de personas enfermas.	**Evidenc. de conocimiento y comprensión** –Demuestra capacidad para una comunicación efectiva con personas, familias y grupos sociales, incluyendo aquellos con dificultades de comunicación. –Es capaz de permitir que los pacientes y sus cuidadores expresen su preocupaciones e intereses y que puedan responder adecuadamente, representando adecuadamente la perspectiva del paciente –Se integra en el equipo asistencial. –Es capaz de trabajar en equipo, dirigiendo y coordinando si es necesario. –Colabora con otros profesionales del equipo asistencial.
Guía de evaluación: – Observación directa en la práctica clínica. – Pregunta a las personas atendidas y a profesionales. – Valoración de las actividades eductativas planificadas y elaboradas. – Valoración de las actividades eductativas planificadas y elaboradas. – Observación directa de la práctica asistencial. – Análisis de la información proporcionada en la prueba de simulación.	

Unidad de competencia: Mantener y actualizar la competencia profesional, prestando especial importancia al aprendizaje de manera autónoma de nuevos conocimientos y técnicas y a la motivación por la calidad en la atención a la salud.

Orientación profesional: Reflexiona sobre las características de la atención prestada y la importancia dentro de todos los ámbitos asistenciales, realizando planificación integral de actividades con el fin de mejorar el nivel de salud de las personas y de la comunidad y al mismo tiempo, aplicando el conocimiento adquirido en la práctica de enfermería.

Criterios de desempeño

- Realiza acciones formativas y mantiene una reflexión activa sobre su trabajo, para mejorar la atención sanitaria.
- Busca información actualizada sobre los procedimientos a realizar.
- Demuestra conocer la indicación y la finalidad de cada una de las actividades realizadas.
- Favorece el uso responsable y seguro del medicamento y/o los dispositivos de soporte a los cuidados y apoyo terapéutico.
- Lleva a cabo actividades educativas, de detección precoz de riesgos y de prevención para promover y mantener la salud.
- Lleva a cabo actividades encaminadas a evitar posibles acontecimientos adversos y aumentar la seguridad en su desempeño profesional.
- Demuestra habilidad en la utilización de Guías Clínicas, distinguiendo los objetivos de la actuación preventiva, asistencial y rehabilitadora.
- Demuestra conocer la importancia de la atención integral y la relación con la mejora en la calidad asistencial.

Evidencias requeridas para la evaluación

Desempeño directo	Evidenc. de producto
–Valoración mediante tutorías del proceso reflexivo sobre el trabajo. –Preguntas a los profesionales y miembros del equipo. –Comparación de la planificación de actividades con el proceso de historia natural de la enfermedad. –Seguimiento del proceso asistencial del alumno/a.	–Valoración de los medios utilizados para facilitar la comprensión. –Realización de la sesión de orientación. –Valoración del registro en el diario reflexivo. –Documentos realizados en el trabajo final. –Búsquedas bibliográficas realizadas. –Valoración del Plan de Cuidados realizado.

Campo de aplicación

- Hospitales.
- Centro de Salud.
- Comunidad.
- Asociaciones de personas enfermas.
- Grupos de Autoayuda.

Evidenc. de conocimiento y comprensión

- Técnicas de comunicación.
- Indicaciones y contraindicaciones según patologías.
- Tecnología educativa.
- Valoración integral de las personas.
- Organización asistencial.
- Procedimientos de enfermería y cuidados integrales en situaciones especiales: Cuidados perioperatorios, atención de urgencias, etc.
- Adaptación de la información a la perspectiva de género.

Guía de evaluación:

- Observación de la asistencia clínica prestada por el alumno/a.
- Formulación de preguntas al equipo.
- Análisis de las actividades programadas y discusión en tutorías.
- Valoración del diario reflexivo.
- Análisis de la información proporcionada en la prueba de simulación.

<table>
<tr><td colspan="2">Unidad de competencia: Conocer, valorar críticamente y saber utilizar las fuentes de información clínica, biomédica y sanitaria, para obtener, organizar, interpretar y comunicar la información científica y epidemiológica.</td></tr>
<tr><td colspan="2">Orientación profesional: El/la alumno/a conoce las fuentes de información clínica, biomédica y sanitaria.</td></tr>
<tr><td>Criterios de desempeño
-El/la alumno/a conoce y utiliza las fuentes de información clínica, biomédica y sanitaria.</td><td>Evidencias requeridas para la evaluación
<table><tr><td>Desempeño directo</td><td>Evidenc. de producto</td></tr><tr><td>–Valoración mediante las sesiones de seguimiento y tutoria.</td><td>–Referencias bibliográficas en los documentos elaborados.</td></tr></table></td></tr>
<tr><td>Campo de aplicación
–Hospitales.
–Centro de Salud.</td><td>Evidenc. de conocimiento y comprensión
–Utiliza las fuentes primarias y secundarias.
–Realiza la lectura y análisis crítico de textos científicos.
–Maneja y realiza búsquedas efectivas de bases de datos de bibliografía científica.
–Es capaz de diseñar estrategias que permitan llevar a cabo una práctica clínica basada en la evidencia.
–Distingue las enfermedades más prevalentes en la comunidad permitiendo la planificación asistencial.
–Realiza citas bibliográficas siguiendo las normas APA y Vancouver.</td></tr>
<tr><td colspan="2">Guía de evaluación:
– Valoración de las fuentes bibliográficas utilizadas en los documentos elaborados.
– Valoración de las estrategias de búsqueda en las sesiones de tutorización.</td></tr>
</table>

<table>
<tr><td colspan="2">Unidad de competencia: Mantener y actualizar la competencia profesional, prestando especial importancia al aprendizaje de manera autónoma de nuevos conocimientos y técnicas y a la motivación por la calidad en la atención a la salud.</td></tr>
<tr><td colspan="2">Orientación profesional: Reflexiona sobre las características de la atención prestada y la importancia dentro de todos los ámbitos asistenciales, realizando planificación integral de actividades con el fin de mejorar el nivel de salud de las personas y de la comunidad y al mismo tiempo, aplicando el conocimiento adquirido en la práctica de enfermería.</td></tr>
<tr><td>Criterios de desempeño
–Realiza acciones formativas y mantiene una reflexión activa sobre su trabajo, para mejorar la atención sanitaria.
–Busca información actualizada sobre los procedimientos a realizar.
–Demuestra conocer la indicación y la finalidad de cada una de las actividades realizadas.
–Favorece el uso responsable y seguro del medicamento y/o los dispositivos de soporte a los cuidados y apoyo terapéutico.
–Lleva a cabo actividades educativas, de detección precoz de riesgos y de prevención para promover y mantener la salud.
–Lleva a cabo actividades encaminadas a evitar posibles acontecimientos adversos y aumentar la seguridad en su desempeño profesional.
–Demuestra habilidad en la utilización de Guías Clínicas, distinguiendo los objetivos de la actuación preventiva, asistencial y rehabilitadora.
– Demuestra conocer la importancia de la atención integral y la relación con la mejora en la calidad asistencial.</td><td>Evidencias requeridas para la evaluación
<table><tr><th>Desempeño directo</th><th>Evidenc. de producto</th></tr><tr><td>–Valoración mediante tutorías del proceso reflexivo sobre el trabajo.
–Preguntas a los profesionales y miembros del equipo.
–Comparación de la planificación de actividades con el proceso de historia natural de la enfermedad.
–Seguimiento del proceso asistencial del alumno/a.</td><td>–Valoración de los medios utilizados para facilitar la comprensión.
–Realización de la sesión de orientación.
–Valoración del registro en el diario reflexivo.
–Documentos realizados en el trabajo final.
–Búsquedas bibliográficas realizadas.
–Valoración del Plan de Cuidados realizado.</td></tr></table></td></tr>
<tr><td>Campo de aplicación
–Hospitales.
–Centro de Salud.
–Comunidad.
–Asociaciones de personas enfermas.
–Grupos de Autoayuda.</td><td>Evidenc. de conocimiento y comprensión
–Técnicas de comunicación.
–Indicaciones y contraindicaciones según patologías.
–Tecnología educativa.
–Valoración integral de las personas.
–Organización asistencial.
–Procedimientos de enfermería y cuidados integrales en situaciones especiales: Cuidados perioperatorios, atención de urgencias, etc.
–Adaptación de la información a la perspectiva de género.</td></tr>
<tr><td colspan="2">Guía de evaluación:
– Observación de la asistencia clínica prestada por el alumno/a.
– Formulación de preguntas al equipo.
– Análisis de las actividades programadas y discusión en tutorías.
– Valoración del diario reflexivo.
– Análisis de la información proporcionada en la prueba de simulación.</td></tr>
</table>

Unidad de competencia: Promover y respetar el derecho de participación, información, autonomía y el consentimiento informado en la toma de decisiones de las personas atendidas, acorde con la forma en que viven su proceso de salud-enfermedad y muerte.

Orientación profesional: Facilitar los derechos de participación, información, autonomía y consentimiento informado en la toma de decisiones en función de la forma en que vive el paciente el proceso de salud-enfermedad y muerte.

Criterios de desempeño	**Evidencias requeridas para la evaluación**	
	Desempeño directo	Evidenc. de producto
–La información dada a la persona y familia está de acuerdo con la patología, proporcionando educación y consejos sobre cuidados personales. –La información dada al paciente incluye indicaciones y contraindicaciones. –Se proporciona información sobre el uso correcto de medicamentos y las características, preparación e indicaciones de las pruebas diagnósticas y terapéuticas. –Valora la percepción del proceso de salud y enfermedad. –Tiene en cuenta la perspectiva de género dentro del proceso de salud-enfermedad. –Utiliza medios de comunicación claros para facilitar la comprensión de la persona enferma y la familia. –El lenguaje utilizado es claro y asegura que se comprenden las instrucciones dadas.	–Comparación de las instrucciones dadas a las familias. –Preguntas al profesional responsable sobre las indicaciones dadas. –Preguntas a la persona y a la familia sobre las indicaciones recibidas.	–Valoración de los medios utilizados para facilitar la comprensión. –Realización de la sesión de orientación. –Valoración del registro en el diario reflexivo. –Valoración del Plan de Cuidados realizado.

Campo de aplicación	**Evidenc. de conocimiento y comprensión**
–Hospitales. –Centro de Salud.	–Técnicas de comunicación. –Indicaciones y contraindicaciones según patologías. –Tecnología educativa. –Valoración integral de las personas. –Adaptación de la información a la perspectiva de género.

Guía de evaluación:

- Observación directa en la práctica clínica.
- Pregunta a las personas atendidas y a profesionales.
- Valoración de los documentos realizados (actividades, trabajo final, etc.).
- Valoración del diario reflexivo.
- Análisis de la información proporcionada en la prueba de simulación.

Unidad de competencia: Mantener y actualizar la competencia profesional, prestando especial importancia al aprendizaje de manera autónoma de nuevos conocimientos y técnicas y a la motivación por la calidad en la atención a la salud.

Orientación profesional: Reflexiona sobre las características de la atención prestada y la importancia dentro de todos los ámbitos asistenciales, realizando planificación integral de actividades con el fin de mejorar el nivel de salud de las personas y de la comunidad y al mismo tiempo, aplicando el conocimiento adquirido en la práctica de enfermería.

Criterios de desempeño

- Realiza acciones formativas y mantiene una reflexión activa sobre su trabajo, para mejorar la atención sanitaria.
- Busca información actualizada sobre los procedimientos a realizar.
- Demuestra conocer la indicación y la finalidad de cada una de las actividades realizadas.
- Favorece el uso responsable y seguro del medicamento y/o los dispositivos de soporte a los cuidados y apoyo terapéutico.
- Lleva a cabo actividades educativas, de detección precoz de riesgos y de prevención para promover y mantener la salud.
- Lleva a cabo actividades encaminadas a evitar posibles acontecimientos adversos y aumentar la seguridad en su desempeño profesional.
- Demuestra habilidad en la utilización de Guías Clínicas, distinguiendo los objetivos de la actuación preventiva, asistencial y rehabilitadora.
- Demuestra conocer la importancia de la atención integral y la relación con la mejora en la calidad asistencial.

Evidencias requeridas para la evaluación

Desempeño directo	Evidenc. de producto
–Valoración mediante tutorías del proceso reflexivo sobre el trabajo. –Preguntas a los profesionales y miembros del equipo. –Comparación de la planificación de actividades con el proceso de historia natural de la enfermedad. –Seguimiento del proceso asistencial del alumno/a.	–Valoración de los medios utilizados para facilitar la comprensión. –Realización de la sesión de orientación. –Valoración del registro en el diario reflexivo. –Documentos realizados en el trabajo final. –Búsquedas bibliográficas realizadas. –Valoración del Plan de Cuidados realizado.

Campo de aplicación

- Hospitales.
- Centro de Salud.
- Comunidad.
- Asociaciones de personas enfermas.
- Grupos de Autoayuda.

Evidenc. de conocimiento y comprensión

- Técnicas de comunicación.
- Indicaciones y contraindicaciones según patologías.
- Tecnología educativa.
- Valoración integral de las personas.
- Organización asistencial.
- Procedimientos de enfermería y cuidados integrales en situaciones especiales: Cuidados perioperatorios, atención de urgencias, etc.
- Adaptación de la información a la perspectiva de género.

Guía de evaluación:

- Observación de la asistencia clínica prestada por el alumno/a.
- Formulación de preguntas al equipo.
- Análisis de las actividades programadas y discusión en tutorías.
- Valoración del diario reflexivo.
- Análisis de la información proporcionada en la prueba de simulación.

Unidad de competencia: Aplicar las tecnologías de la información y de la comunicación en las actividades clínicas, terapéuticas, preventivas, de promoción de la salud y de investigación.

Orientación profesional: Aplicar las tecnologías de la información y de la comunicación en todas las actividades y niveles de atención.

Criterios de desempeño	Evidencias requeridas para la evaluación	
	Desempeño directo	Evidenc. de producto
–Utiliza de forma adecuada las tecnologías de información y comunicación.	–Valoración de presentaciones de casos clínicos. –Preguntas al profesional responsable sobre las indicaciones dadas. –Seguimiento prácticas clínicas.	–Documentos elaborados. –Registros realizados.

Campo de aplicación	Evidenc. de conocimiento y comprensión
–Hospitales. –Centro de Salud. –Domicilio.	–Conoce y utiliza los documentos de la historia clínica. –Registra y documenta todas las actividades realizadas. –Utiliza los recursos adecuados para comunicar la información. –Utiliza adecuadamente los paquetes básicos informáticos del servicio. –Cumplimenta adecuadamente los registros de la historia clínica

Guía de evaluación:
- Observación directa en la práctica clínica.
- Valoración documentos elaborados y registrados.
- Valoración documentos adjuntados en Trabajo Final y en Guía de la Asignatura.

<table>
<tr><td colspan="3">Unidad de competencia: Reconocer las situaciones de riesgo vital y saber ejecutar maniobras de soporte vital básico y avanzado.</td></tr>
<tr><td colspan="3">Orientación profesional: Conoce las situaciones de riesgo vital, distinguiendo y ejecutando las maniobras de soporte en cada caso.</td></tr>
<tr><td rowspan="2">Criterios de desempeño
-Valora y detecta los signos y síntomas de riesgo vital.
-Ejecuta maniobras de soporte en situaciones de riesgo.</td><td colspan="2">Evidencias requeridas para la evaluación</td></tr>
<tr><td>Desempeño directo
-Observación de la práctica asistencial.
-Preguntas a los profesionales y miembros del equipo.
-Observación en la prueba de simulación.</td><td>Evidenc. de producto
-Valoración de los medios utilizados para facilitar la comprensión.
-Ejercicios del aula virtual.
-Valoración del registro en el diario reflexivo.
-Material elaborado en la Guía de la Asignatura</td></tr>
<tr><td>Campo de aplicación
-Hospitales.
-Centro de Salud.
-Comunidad.
-Domicilios.</td><td colspan="2">Evidenc. de conocimiento y comprensión
-Realiza un control adecuado de los signos vitales (monitorización, etc.).
-Conoce los signos y síntomas de alarma de una situación de urgencia: hipotensión, hipoglucemia, etc.
-Conoce la sintomatología y señales de alarma de las diferentes patologías y síndromes.
-Aplica los conocimientos para realizar la asistencia inicial de urgencia, manteniendo la calma dentro del equipo.
-Conoce el material y equipo necesario para la atención urgente en las situaciones de riesgo.</td></tr>
<tr><td colspan="3">Guía de evaluación:
- Observación de la asistencia clínica prestada por el alumno/a.
- Formulación de preguntas al equipo.
- Análisis de las actividades programadas y discusión en tutorías.
- Valoración del diario reflexivo.
- Análisis de la información proporcionada en la prueba de simulación.</td></tr>
</table>

<table>
<tr><td colspan="2">Unidad de competencia: Promover y respetar el derecho de participación, información, autonomía y el consentimiento informado en la toma de decisiones de las personas atendidas, acorde con la forma en que viven su proceso de salud-enfermedad y muerte.</td></tr>
<tr><td colspan="2">Orientación profesional: Facilitar los derechos de participación, información, autonomía y consentimiento informado en la toma de decisiones en función de la forma en que vive el paciente el proceso de salud-enfermedad y muerte.</td></tr>
<tr><td>Criterios de desempeño
–La información dada a la persona y familia está de acuerdo con la patología, proporcionando educación y consejos sobre cuidados personales.
–La información dada al paciente incluye indicaciones y contraindicaciones.
–Se proporciona información sobre el uso correcto de medicamentos y las características, preparación e indicaciones de las pruebas diagnósticas y terapéuticas.
–Valora la percepción del proceso de salud y enfermedad.
–Tiene en cuenta la perspectiva de género dentro del proceso de salud-enfermedad.
–Utiliza medios de comunicación claros para facilitar la comprensión de la persona enferma y la familia.
–El lenguaje utilizado es claro y asegura que se comprenden las instrucciones dadas.</td><td>Evidencias requeridas para la evaluación
<table><tr><td>Desempeño directo</td><td>Evidenc. de producto</td></tr><tr><td>–Comparación de las instrucciones dadas a las familias.
–Preguntas al profesional responsable sobre las indicaciones dadas.
–Preguntas a la persona y a la familia sobre las indicaciones recibidas.</td><td>–Valoración de los medios utilizados para facilitar la comprensión.
–Realización de la sesión de orientación.
–Valoración del registro en el diario reflexivo.
–Valoración del Plan de Cuidados realizado.</td></tr></table></td></tr>
<tr><td>Campo de aplicación
–Hospitales.
–Centro de Salud.</td><td>Evidenc. de conocimiento y comprensión
–Técnicas de comunicación.
–Indicaciones y contraindicaciones según patologías.
–Tecnología educativa.
–Valoración integral de las personas.
–Adaptación de la información a la perspectiva de género.</td></tr>
<tr><td colspan="2">Guía de evaluación:
– Observación directa en la práctica clínica.
– Pregunta a las personas atendidas y a profesionales.
– Valoración de los documentos realizados (actividades, trabajo final, etc.).
– Valoración del diario reflexivo.
– Análisis de la información proporcionada en la prueba de simulación.</td></tr>
</table>

Unidad de competencia: Conocer los cuidados paliativos y control del dolor para prestar cuidados que alivien la situación de los enfermos avanzados terminales.

Orientación profesional: Conoce los elementos básicos y distintivos de los cuidados paliativos (gestión del dolor, gestión de los síntomas, apoyo social, psicológico, emocional, espiritual y en la dispensación de cuidados).

Criterios de desempeño

–Realiza cuidados integrales a la persona y familia en el marco de una situación de terminalidad.

Evidencias requeridas para la evaluación

Desempeño directo	Evidenc. de producto
–Observación directa en la práctica asistencial. –Preguntas a los profesionales y miembros del equipo. –Pregunta al personal del equipo asistencial. –Seguimiento del proceso asistencial del alumno/a.	–Valoración de los medios utilizados para facilitar la comprensión. –Valoración del registro en el diario reflexivo. –Documentos realizados en el trabajo final. –Valoración del Plan de Cuidados realizado.

Campo de aplicación

–Hospitales.
–Centro de Salud.
–Domicilio.
–Asociaciones de personas enfermas.
–Grupos de Autoayuda.

Evidenc. de conocimiento y comprensión

–Conoce y utiliza las herramientas de valoración del dolor.
–Conoce y utiliza los tratamientos farmacológicos y no farmacológicos para el tratamiento del dolor.
–Interviene para mejorar la calidad de vida en pacientes en situación crítica y/o terminal.
–Realiza atención al duelo y prevención del duelo disfuncional.
–Tiene en cuenta la diversidad cultural y utiliza estrategias de intermediación.
–Valora e identifica las necesidades de la persona de manera integral y establece un plan de cuidados individualizado.
–Establece vínculos estables y continuados con el paciente, que favorecen la continuidad de los cuidados.

Guía de evaluación:

- Observación de la asistencia clínica prestada por el alumno/a.
- Formulación de preguntas al equipo asistencial.
- Análisis de las actividades programadas y discusión en tutorías.
- Valoración del diario reflexivo.
- Análisis de la información proporcionada en la prueba de simulación.

www.ingramcontent.com/pod-product-compliance
Lightning Source LLC
La Vergne TN
LVHW010427230826
846092LV00009BA/1076

* 9 7 8 8 4 6 8 6 1 0 7 3 3 *